AME科研时间系列医学图书005

胃癌

主　编：季加孚

副主编：Hyung-Ho Kim

Guy D. Eslick

中南大学出版社
www.csupress.com.cn

AME
Publishing Company

ASVIDE
AME Surgical Video Database

丁香园
WWW.DXY.CN

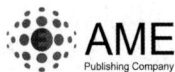

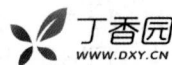

图书在版编目（CIP）数据

胃癌 / 季加孚主编 . —长沙：中南大学出版社，2015.4

ISBN 978 - 7 - 5487 - 1448 - 4

I. ①胃... II. ①季... III. ①胃癌 - 诊疗 IV. ① R735.2

中国版本图书馆 CIP 数据核字（2015）第 088052 号

AME 科研时间系列医学图书 005
胃癌

季加孚主编

□丛书策划	汪道远　　昌　兰	
□责任编辑	郭　驰　　陈海波　　李　媚	
□责任校对	刘　琴　　赵蓉芳	
□责任印制	易建国　　潘飘飘	
□版式设计	朱三萍　　林子钰	
□出版发行	中南大学出版社	
	社址：长沙市麓山南路	邮编：410083
	发行科电话：0731-88876770	传真：0731-88710482
□印　　装	湖南鑫成印刷有限公司	

□开　　本	720×1000　B5	□印张 34.5	□字数 676 千字	□插页
□版　　次	2015 年 5 月第 1 版	□2015 年 5 月第 1 次印刷		
□书　　号	ISBN 978 - 7 - 5487 - 1448 - 4			
□定　　价	285.00 元			

主编

季加孚　北京大学肿瘤医院

副主编

Hyung-Ho Kim　Seoul National University College of Medicine, Seoul, Korea
Guy D. Eslick　The Sydney Medical School Nepean, Penrith, NSW, Australia

主编助理

Sang-Hoon Ahn　Seoul National University College of Medicine, Seoul, Korea
步召德　北京大学肿瘤医院

编委（以姓氏笔画为序）：

于吉人　浙江大学附属第一医院
王海江　新疆医科大学附属肿瘤医院
孙益红　复旦大学附属中山医院
李　非　首都医科大学宣武医院
李国新　南方医科大学南方医院
何显利　第四军医大学西京医院
何裕隆　中山大学附属第一医院
余佩武　第三军医大学附属西南医院
张忠涛　首都医科大学友谊医院
陈　凛　中国人民解放军总医院（301 医院）
所　剑　吉林大学第一医院
郑民华　上海交通大学医学院附属瑞金医院
胡　祥　大连医科大学第一附属医院
徐泽宽　南京医科大学第一附属医院
徐惠绵　中国医科大学附属第一医院
黄炯强　广州医科大学附属第一医院
梁　寒　天津市肿瘤医院
韩方海　中山大学附属第二医院
程向东　浙江省中医院
燕　敏　上海交通大学医学院附属瑞金医院
薛英威　哈尔滨医科大学附属肿瘤医院

作者

Daniela Adua
Medical Oncology, S. Orsola-Malpighi
Hospital, Bologna, Italy

Sang-Hoon Ahn
Department of Surgery, Seoul National
University College of Medicine, Seoul,
Korea; Department of Surgery, Seoul
National University Bundang Hospital,
Seongnam, Korea

Heike Allgayer
Department of Experimental Surgery,
Universitätsmedizin Mannheim, Medical
Faculty Mannheim, Ruprechts-Karls-
University of Heidelberg, Germany;
Molecular Oncology of Solid Tumors,
DKFZ (German Cancer Research
Center), Heidelberg, Germany

Khaldoun Almhanna
Department of Gastrointestinal Oncology,
H. Lee Moffitt Cancer Center & Research
Institute, Tampa, USA

Tomiyasu Arisawa
Department of Gastroenterology,
Kanazawa Medical University, Ishikawa,
Japan

N. Faruk Aykan
Department of Medical Oncology,
Istanbul University Oncology Institue,
Istanbul, Turkey

Gian Luca Baiocchi
Department of Clinical and Experimental
Sciences, Surgical Clinic, University of
Brescia, Brescia, Italy

Emre Balik
Department of General Surgery, Istanbul
Medical Faculty, Istanbul University, Turkey

Arun Kumar Barad
Department of General Surgery, RIMS,
Imphal, Manipur, India

Robert Barnes
Anatomic Pathology, AmeriPath Central
Florida Orlando, Memorial Hospital,
Jacksonville, USA

Sandro Barni
Oncology Department, Medical Oncology
Unit, Azienda Ospedaliera Treviglio,
Treviglio (BG), Italy

Eugene H. Blackstone
Professor of Surgery, Cleveland Clinic
Lerner College of Medicine of Case
Western Reserve University, Cleveland,
Ohio, USA; Department of Thoracic
and Cardiovascular Surgery, Heart and
Vascular Institute, Cleveland Clinic,
Cleveland, Ohio, USA

Moisés Blanco-Calvo
Biomedical Research Institute of La
Coruña, INIBIC; and Clinical Oncology
Department, La Coruña University
Hospital, CHUAC, La Coruña, Spain

Giovanni Blandino
Translational Oncogenomic Unit, Italian
National Cancer Institute "Regina Elena",
Rome, Italy

Tim Bright
Flinders University Department of
Surgery, Flinders Medical Centre, Bedford
Park, Australia

Zhaode Bu
Department of Gastrointestinal Surgery,
Beijing Cancer Hospital and Institute,
Peking University School of Oncology,
Key laboratory of Carcinogenesis and
Translational Research (Ministry of
Education), Beijing, China

Xiao-Peng Cai
Department of Tumor Surgery, Zhongnan
Hospital of Wuhan University, Wuhan,
China

Yantao Cai
Shanghai Huashan Hospital, No.12
Middle Urumqi Road, Shanghai, China

Emel Canbay
NPO to support Peritoneal Surface
Malignancy Treatment, Oosaka, Japan

Valeria Canu
Translational Oncogenomic Unit, Italian
National Cancer Institute "Regina Elena",
Rome, Italy

Liang Cao
Department of Gastrointestinal Surgery,
First Affiliated Hospital of Dalian Medical
University, Dalian, China

Yi Cao
Gastrointestinal Surgery, First Affiliated
Hospital of Nanchang University,
Nanchang, China

Stefano Cascinu
Medical Oncology, Università Politecnica
delle Marche, Azienda Ospedaliero-
Universitaria Ospedali Riuniti Umberto I,
Ancona, Italy

Emanuel Cavazzoni
University of Perugia, Section of General
and Emergency Surgery, "Santa Maria
della Misericordia Hospital", Via Dottori,
06132, Perugia, Italy

Po-Chih Chang
Department of Bariatric and Metabolic
International Surgery Centre, Eda
Hospital, Kaohsiung City, Taiwan

Dong-Min Chang
First Affiliated Hospital of Medical
College of Xi'an Jiaotong University,
Xi'an, China

Ian Chau
Department of Medicine, Royal Marsden
Hospital, London, UK

Xiao-Yan Chen
The First Affiliated Hospital of
Guangzhou Medical University,
Guangzhou, China

Xin-Zu Chen
Department of Gastrointestinal Surgery,
West China Hospital, Sichuan University,
Chengdu, China

Luchuan Chen
Department of Tumor Surgery, Fujian
Provincial Cancer Hospital, Fuzhou,
China

Zongyou Chen
Shanghai Huashan Hospital, No. 12
Middle Urumqi Road, Shanghai, China

Xiaogeng Chen
Department of Tumor Surgery, Fujian
Provincial Hospital, Fuzhou, China

Yan Chen
Department of Gastrointestinal Surgery,
The First Hospital, Jilin Medical
University, Changchun, China

Jie Chen
Department of Gastrointestinal Surgery,
The Second Clinical Medical College
(Shenzhen People's Hospital), Jinan
University, Shenzhen, China

Tao Chen
Department of General Surgery, Nanfang
Hospital, Southern Medical University,
Guangzhou, China

Mingyi Chen
Department of Pathology and Laboratory
Medicine, University of California Davis
Medical Center, Sacramento, USA

Hsin-Wei Chen
National Institute of Infectious Diseases
and Vaccinology, National Health
Research Institutes, Miaoli, Taiwan;
Graduate Institute of Immunology, China
Medical University, Taichung, Taiwan

Xiangdong Cheng
Department of Abdominal Surgery,
Zhejiang Cancer Hospital, Hangzhou,
China

Xia Cheng
Department of General Surgery, Nanfang
Hospital, Southern Medical University,
Guangzhou, China

Hyun Cheol Chung
Yonsei Cancer Center, Yonsei University
College of Medicine, Yonsei University
Health System, Korea

Arianna Coniglio
Surgical Clinic, Department of Clinical
and Experimental Sciences, University of
Brescia, Brescia, Italy

Michael R. Cox
The Whiteley-Martin Research Centre,
Discipline of Surgery, The Sydney
Medical School Nepean, Penrith, New
South Wales, Australia

David Cunningham
Department of Medicine, Royal Marsden
Hospital, London and Surrey, UK

Domenico D'Ugo
Department of Surgical Sciences, Catholic
University, Rome, Italy

Cheng-Xue Dang
First Affiliated Hospital of Medical
College of Xi'an Jiaotong University,
Xi'an, China

Filippo de Braud
Department of Medical Oncology,
Fondazione IRCCS Istituto Nazionale
Tumori, Milan, Italy

Maulik Dhandha
Department of Internal Medicine,
Division of Gastroenterology, resence
Saint Francis Hospital, University of
Illinois at Chicago, Evanston, USA

Francesca Di Fabio
Medical Oncology, S. Orsola-Malpighi
Hospital, Bologna, Italy

Bárbara do Nascimento Borges
Socio-environmental and Hydric
Resources Institute, Federal Rural
University of Amazonia, Belém, Pará, Brazil

Danilo do Rosário Pinheiro
Master Program of Animal Health and
Production, Federal Rural University of
Amazonia, Belém, Pará, Brazil

Yuichiro Doki
Department of Gastroenterological
Surgery, Graduate School of Medicine,
Osaka University, Osaka, Japan

Ruizeng Dong
Department of Abdominal Surgery,
Zhejiang Cancer Hospital, Hangzhou,
China

Ping Dong
Xin Hua Hospital Affiliated to Shanghai
Jiao Tong University School of Medicine,
Shanghai, China

Ruizeng Dong
Department of Abdominal Surgery,
Zhejiang Cancer Hospital, Hangzhou,
China

Annibale Donini
University of Perugia, Section of General
and Emergency Surgery, "Santa Maria
della Misericordia Hospital", Via Dottori,
06132, Perugia, Italy

Jiang Du
PLA General Surgery Center, Southwest
Hospital of the Third Military Medical
University, Chongqing, China

Yian Du
Department of Abdominal Surgery,
Zhejiang Cancer Hospital, Hangzhou,
China

Nassim El Hajj
Gastroenterology, Memorial Hospital,
Jacksonville, USA

Ayse Basak Engin
Department of Toxicology, Faculty
of Pharmacy, Gazi University, 06330,
Hipodrom-Ankara, Turkey

Guy D. Eslick
The Whiteley-Martin Research Centre,
Discipline of Surgery, The Sydney
Medical School Nepean, Penrith, New
South Wales, Australia

Luca Pio Evoli
University of Perugia, Section of General
and Emergency Surgery, "Santa Maria
della Misericordia Hospital", Via Dottori,
06132, Perugia, Italy

Liqiao Fan
The Fourth Affiliated Hospital of Hebei
Medical University, Shijiazhuang, China

Chao-Gang Fan
Nanjing General Hospital of Nanjing
Military Region (Jinling Hospital),
Nanjing, China

Sachio Fushida
Department of Surgery, Kanazawa
University, Kanazawa, Japan

Venu Ganipisetti
Department of Internal Medicine,
Division of Gastroenterology, resence
Saint Francis Hospital, University of
Illinois at Chicago, Evanston, USA

Maria Gazouli
Department of Basic Medical Science, Laboratory of Biology, School of Medicine, University of Athens, Athens, Greece

Rui Ge
Affiliated Hospital of Qinghai University, Xining, China

Ayham Ghinagow
Department of Bariatric and Metabolic International Surgery Centre, Eda Hospital, Kaohsiung City, Taiwan

Stefano Maria Giulini
Surgical Clinic, Department of Clinical and Experimental Sciences, University of Brescia, Brescia, Italy

Walter R. Glaws
Department of Internal Medicine, Division of Gastroenterology, resence Saint Francis Hospital, University of Illinois at Chicago, Evanston, USA

Luigina Graziosi
University of Perugia, Section of General and Emergency Surgery, "Santa Maria della Misericordia Hospital", Via Dottori, 06132, Perugia, Italy

Jeffrey Gregg
Department of Pathology and Laboratory Medicine, University of California Davis Medical Center, Sacramento, USA

Susan Groshen
Department of Preventive Medicine, University of Southern California/Norris Comprehensive Cancer Center, Keck School of Medicine, Los Angeles, USA

Mine Gulluoglu
Pathology, Istanbul Medical Faculty, Istanbul University, Istanbul, Turkey

Hankun Hao
Shanghai Huashan Hospital, No. 12 Middle Urumqi Road, Shanghai, China

Hiriyur S. Harsha
Department of General Surgery, JSS Medical College, Mysore, Karnataka, India

Liang He
Department of Gastrointestinal Surgery, The first Hospital, Jilin Medical University, Changchun, China

Andrew Hendifar
Division of Medical Oncology, Sharon Carpenter Laboratory, University of Southern California/Norris Comprehensive Cancer Center, Keck School of Medicine, Los Angeles, USA

Shigeo Hisamori
Department of Surgery, Graduate School of Medicine Kyoto University, Kyoto, Japan

Shane Hopkins
Department of Radiation Medicine, Roswell Park Cancer Institute, Buffalo, New York, USA

Jun-Te Hsu
Department of General Surgery, Chang Gung Memorial Hospital at Linkou, Chang Gung University College of Medicine, Taoyuan, Taiwan

Bing Hu
Anatomic Pathology, AmeriPath Central
Florida Orlando, Memorial Hospital,
Jacksonville, USA

Yanfeng Hu
Department of General Surgery, Nanfang
Hospital, Southern Medical University,
Guangzhou, China

Jian-Kun Hu
Department of Gastrointestinal Surgery,
West China Hospital, Sichuan University,
Chengdu, China

Xiang Hu
Department of Gastrointestinal Surgery,
First Affiliated Hospital of Dalian Medical
University, Dalian, China

Chih-Kun Huang
Department of Bariatric and Metabolic
International Surgery Centre, Eda
Hospital, Kaohsiung City, Taiwan; The
First Affiliated Hospital of Guangzhou
Medical University, Guangzhou, China

Chang-Ming Huang
Department of Gastric Surgery, Fujian
Medical University Union Hospital,
Fuzhou, China

Qiang Huang
Department of General Surgery, Anhui
Provincial Hospital Affiliated to Anhui
Medical University, Hefei, China

Ling Huang
Department of Abdominal Surgery,
Zhejiang Cancer Hospital, Hangzhou,
China

Hoon Hur
Department of Surgery, Ajou University
School of Medicine, Suwon, Korea

Haruaki Ishibashi
NPO to support Peritoneal Surface
Malignancy Treatment, Oosaka, Japan

Hideshi Ishii
Department of Frontier Science for
Cancer and Chemotherapy, Graduate
School of Medicine, Osaka University,
Osaka, Japan

Vikram K. Jain
The Royal Marsden Hospital, London
and Surrey, London, UK

Yi-Yin Jan
Department of General Surgery, Chang
Gung Memorial Hospital at Linkou,
Chang Gung University College of
Medicine, Taoyuan, Taiwan

Oh Jeong
Department of Surgery, Chonnam
National University Hwasun Hospital,
South Korea

Jiafu Ji
Department of Gastrointestinal Surgery,
Beijing Cancer Hospital and Institute,
Peking University School of Oncology,
Key laboratory of Carcinogenesis and
Translational Research (Ministry of
Education), Beijing, China

Nan Jia
The Fourth Affliated Hospital of Hebei
Medical University, Shijiazhuang, China

Yixing Jiang
Penn State College of Medicine, Penn
State Cancer Institute, 500 University
Drive, Hershey, USA

Xun Jiang
Shanghai Tenth People's Hospital,
Shanghai, China

Mengmeng Jiang
Gastrointestinal Surgery, First Affiliated
Hospital of Nanchang University,
Nanchang, China

Zhigang Jie
Gastrointestinal Surgery, First Affiliated
Hospital of Nanchang University,
Nanchang, China

Paola Jimenez
Department of Oncology, National
Cancer Institute, Bogotá, Colombia,
France

Mi Ran Jung
Department of Surgery, Chonnam
National University Hwasun Hospital,
South Korea

Wei-Ming Kang
Department of General Surgery, Peking
Union Medical College Hospital, Chinese
Academy of Medical Sciences and Peking
Union Medical College, Beijing, China

Hasan Karanlik
Department of General Surgery, Istanbul
University Oncology Institue, Istanbul,
Turkey

Gun Min Kim
Yonsei Cancer Center, Yonsei University
College of Medicine, Yonsei University
Health System, Korea

Hyung-Ho Kim
Department of Surgery, Seoul National
University College of Medicine, Seoul,
Korea; Department of Surgery, Seoul
National University Bundang Hospital,
Seongnam, Korea

Byung Sik Kim
Department of Gastric Surgery, Asan
Medical Center, Ulsan University School
of Medicine, Seoul, Korea

Hee Sung Kim
Department of Gastric Surgery, Asan
Medical Center, Ulsan University School
of Medicine, Seoul, Korea

Sathish Krishnan
Department of Internal Medicine,
Division of Gastroenterology, resence
Saint Francis Hospital, University of
Illinois at Chicago, Evanston, USA

Chrisann Kyi
Department of Medicine and Center for
Advanced Digestive Care, New York-
Presbyterian Hospital, Weill Cornell
Medical Center, New York, USA

Nancy Lammert
Anatomic Pathology, AmeriPath Central
Florida Orlando, Memorial Hospital,
Jacksonville, USA

Mariceli Baia Leão Barros
Molecular Biology Laboratory, Biological
Science Institute, Federal University of
Pará, Belém, Pará, Brazil

Cosima Lenz
Department of Preventive Medicine, University of Southern California/Norris Comprehensive Cancer Center, Keck School of Medicine, Los Angeles, USA

Felicitas Lenz
Division of Medical Oncology, Sharon Carpenter Laboratory, University of Southern California/Norris Comprehensive Cancer Center, Keck School of Medicine, Los Angeles, USA

Heinz-Josef Lenz
Department of Preventive Medicine, University of Southern California/ Norris Comprehensive Cancer Center, Keck School of Medicine, Los Angeles, USA; Division of Medical Oncology, Sharon Carpenter Laboratory, University of Southern California/Norris Comprehensive Cancer Center, Keck School of Medicine, Los Angeles, USA

Ziyu Li
Department of Gastrointestinal Surgery, Beijing Cancer Hospital and Institute, Peking University School of Oncology, Key laboratory of Carcinogenesis and Translational Research (Ministry of Education), Beijing, China

Kelvin Kaiwen Li
Digestive Disease Centre, Department of General Surgery, Tan Tock Seng Hospital, Singapore

Guoxin Li
Department of General Surgery, Nanfang Hospital, Southern Medical University, Guangzhou, China

Ping Li
Department of Gastric Surgery, Fujian Medical University Union Hospital, Fuzhou, China

Yong Li
The Fourth Affliated Hospital of Hebei Medical University, Shijiazhuang, China

Wen-Han Li
First Affiliated Hospital of Medical College of Xi'an Jiaotong University, Xi'an, China

Guo-Li Li
Nanjing General Hospital of Nanjing Military Region (Jinling Hospital), Nanjing, China

Yang Li
Nanjing General Hospital of Nanjing Military Region (Jinling Hospital), Nanjing, China

Weihua Li
Department of Tumor Surgery, Fujian Provincial Hospital, Fuzhou, China

Zhengrong Li
Gastrointestinal Surgery, First Affiliated Hospital of Nanchang University, Nanchang, China

Han Liang
Tianjin Cancer Hospital, Huan Hu Xi Lu, Tiyuan Bei, Hexi District, Tianjin, China

Wei Liang
Department of General Surgery, Anhui Provincial Hospital Affiliated to Anhui Medical University, Hefei, China

Khong-Hee Lim
Digestive Disease Centre, Department of
General Surgery, Tan Tock Seng Hospital,
Singapore

Jian-Xian Lin
Department of Gastric Surgery, Fujian
Medical University Union Hospital,
Fuzhou, China

Liangqing Lin
Gastrointestinal Surgery, First Affiliated
Hospital of Nanchang University,
Nanchang, China

Ted C. Ling
Department of Radiation Medicine, Loma
Linda University Medical Center, Loma
Linda, USA

Hao Liu
Department of General Surgery, Nanfang
Hospital, Southern Medical University,
Guangzhou, China

Ning Liu
Affiliated Hospital of Qinghai University,
Xining, China

Wenju Liu
Fujian Provincial Tumor Hospital,
Fuzhou, China

Shifu Liu
Fujian Yongan Municipal Hospital,
Sanming, China

Yi Liu
Gastrointestinal Surgery, First Affiliated
Hospital of Nanchang University,
Nanchang, China

Laura Lorenzon
Faculty of Medicine and Psychology,
Surgical and Medical Department of
Translational Medicine, University
of Rome "La Sapienza", Sant'Andrea
Hospital, Rome, Italy

Jun Lu
Department of Gastric Surgery, Fujian
Medical University Union Hospital,
Fuzhou, China

Liesheng Lu
Shanghai Tenth People's Hospital,
Shanghai, China

Xiao Luo
PLA General Surgery Center, Southwest
Hospital of the Third Military Medical
University, Chongqing, China

Lijie Luo
Department of Gastrointestinal Surgery,
Guangdong Provincial Hospital of
Traditional Chinese Medicine (the Second
Affiliated Hospital, Guangzhou University
of Traditional Chinese Medicine),
Guangzhou, China

Georg Lurje
Division of Medical Oncology, Sharon
Carpenter Laboratory, University
of Southern California/Norris
Comprehensive Cancer Center, Keck
School of Medicine, Los Angeles, USA

Zhi-Qiang Ma
Department of General Surgery, Peking
Union Medical College Hospital, Chinese
Academy of Medical Sciences and Peking
Union Medical College, Beijing, China

Iruru Maetani
Division of Gastroenterology and
Hepatology, Department of Internal
Medicine, Toho University Ohashi
Medical Center, Tokyo, Japan

Claudia Maggi
Medical Oncology Department,
Fondazione IRCCS Istituto Nazionale
Tumori, Milan, Italy

Kirubakaran Malapan
Department of Bariatric and Metabolic
International Surgery Centre, Eda
Hospital, Kaohsiung City, Taiwan

Sanjeet Kumar Mandal
Department of Radiotherapy, RIMS,
Imphal, Manipur, India

Munetaka Masuda
Department of Surgery, Yokohama
City University, School of Medicine,
Yokohama, Japan

Aurelia Meloni-Ehrig
Molecular Pathology, AmeriPath Central
Florida, Orlando, USA

Qing-Bin Meng
Department of General Surgery, Peking
Union Medical College Hospital, Chinese
Academy of Medical Sciences and Peking
Union Medical College, Beijing, China

Lei Meng
First Affiliated Hospital of Medical
College of Xi'an Jiaotong University,
Xi'an, China

Wei Miao
Affiliated Hospital of Qinghai University,
Xining, China

Anna Minchom
Department of Medicine, Royal Marsden
Hospital, London and Surrey, London, UK

Masaki Mori
Department of Gastroenterological
Surgery, Graduate School of Medicine,
Osaka University, Osaka, Japan

Tingyu Mou
Department of General Surgery, Nanfang
Hospital, Southern Medical University,
Guangzhou, China

Vinayak Nagaraja
The Whiteley-Martin Research Centre,
Discipline of Surgery, The Sydney
Medical School Nepean, Penrith, New
South Wales, Australia

Yan Ning
Division of Medical Oncology, Sharon
Carpenter Laboratory, University
of Southern California/Norris
Comprehensive Cancer Center, Keck
School of Medicine, Los Angeles, USA

Kazutaka Obama
Department of Surgery, Graduate School
of Medicine Kyoto University, Kyoto,
Japan

Naoki Ohmiya
Department of Gastroenterology, Fujita
Health University School ofMedicine,
Toyoake, Japan

Hiroshi Okabe
Department of Surgery, Graduate School of Medicine Kyoto University, Kyoto, Japan

Takashi Oshima
Department of Surgery, Yokohama City University, School of Medicine, Yokohama, Japan

Kai Pan
Department of Gastrointestinal Surgery, The Second Clinical Medical College (Shenzhen People's Hospital), Jinan University, Shenzhen, China

Malav P. Parikh
Department of Internal Medicine, Division of Gastroenterology, resence Saint Francis Hospital, University of Illinois at Chicago, Evanston, USA

Do Joong Park
Department of Surgery, Seoul National University College of Medicine, Seoul, Korea; Department of Surgery, Seoul National University Bundang Hospital, Seongnam, Korea

Young Kyu Park
Department of Surgery, Chonnam National University Hwasun Hospital, South Korea

Aditya Pathak
Department of Gastrointestinal Medical Oncology, The University of Texas MD Anderson Cancer Center, Houston, USA

Fausto Petrelli
Oncology Department, Medical Oncology Unit, Azienda Ospedaliera Treviglio, Treviglio (BG), Italy

Alexandria T. Phan
Department of Gastrointestinal Medical Oncology, The University of Texas MD Anderson Cancer Center, Houston, USA

Filippo Pietrantonio
Medical Oncology Department, Fondazione IRCCS Istituto Nazionale Tumori, Milan, Italy

Sara Pini
Medical Oncology, S. Orsola-Malpighi Hospital, Bologna, Italy

Carmine Pinto
Medical Oncology, S. Orsola-Malpighi Hospital, Bologna, Italy

Alexandra Pohl
Division of Medical Oncology, Sharon Carpenter Laboratory, University of Southern California/Norris Comprehensive Cancer Center, Keck School of Medicine, Los Angeles, USA

Nazario Portolani
Surgical Clinic, Department of Clinical and Experimental Sciences, University of Brescia, Brescia, Italy

Feng Qian
PLA General Surgery Center, Southwest Hospital of the Third Military Medical University, Chongqing, China

Terence Jin-Lin Quek
Digestive Disease Centre, Department of General Surgery, Tan Tock Seng Hospital, Singapore

Thomas W. Rice
Professor of Surgery, Cleveland Clinic
Lerner College of Medicine of Case
Western Reserve University, Cleveland,
USA; Department of Thoracic and
Cardiovascular Surgery, Heart and Vascular
Institute, Cleveland Clinic, Cleveland, USA

Yasushi Rino
Department of Surgery, Yokohama
City University, School of Medicine,
Yokohama, Japan

Symara Rodrigues-Antunes
Molecular Biology Laboratory, Biological
Science Institute, Federal University of
Pará, Belém, Pará, Brazil

Fabiola Lorena Rojas Llimpe
Medical Oncology, S. Orsola-Malpighi
Hospital, Bologna, Italy

Keun Won Ryu
Gastric Cancer Branch, Research Institute
and Hospital, National Cancer Center,
Republic of Korea

Seong Yeop Ryu
Department of Surgery, Chonnam
National University Hwasun Hospital,
South Korea

Sezer Saglam
Departments of Medical Oncology,
Istanbul University Oncology Institue,
Turkey

Daisuke Sakai
Department of Frontier Science for
Cancer and Chemotherapy, Graduate
School of Medicine, Osaka University,
Japan

Yoshiharu Sakai
Department of Surgery, Graduate School
of Medicine Kyoto University, Kyoto,
Japan

Burak Sakar
Departments of Medical Oncology,
Istanbul University Oncology Institue,
Turkey

Salih Samo
Department of Internal Medicine,
Division of Gastroenterology, resence
Saint Francis Hospital, University of
Illinois at Chicago, Evanston, USA

Taroh Satoh
Department of Frontier Science for
Cancer and Chemotherapy, Graduate
School of Medicine, Osaka University,
Japan

Andrea Ooi Se
Department of Bariatric and Metabolic
International Surgery Centre, Eda
Hospital, Kaohsiung City, Taiwan

Manish A. Shah
Department of Medicine and Center for
Advanced Digestive Care, New York-
Presbyterian Hospital, Weill Cornell
Medical Center, New York, USA

Fei Shan
Beijing Cancer Hospital, Peking
University School of Oncology, Beijing
Institute for Cancer Research, Beijing,
China

Qinshu Shao
Department of Gastrointestinal Surgery,
Zhejiang Provincial People's Hospital, China

Birkumar M. Sharma
Department of General Surgery, Manipur,
India

Chia-Rui Shen
Department of Medical Biotechnology
and Laboratory Science, Chang Gung
University, Taoyuan, Taiwan

Tomoyuki Shibata
Department of Gastroenterology, Fujita
Health University School ofMedicine,
Toyoake, Japan

Wallax Augusto Silva Ferreira
Molecular Biology Laboratory, Biological
Science Institute, Federal University of
Pará, Belém, Pará, Brazil

Mendel E. Singer
Department of Epidemiology and
Biostatistics, Case School of Medicine,
Case Western Reserve University,
Cleveland, USA

Th Sudhirchandra Singh
Department of General Surgery, Manipur,
India

Scott Sittler
Anatomic Pathology, AmeriPath Central
Florida Orlando, Memorial Hospital,
Jacksonville, Florida, USA

Jason M. Slater
Department of Radiation Medicine, Loma
Linda University Medical Center, Loma
Linda, California, USA

Jerry D. Slater
Department of Radiation Medicine, Loma
Linda University Medical Center, Loma
Linda, California, USA

Yong-Chun Song
First Affiliated Hospital of Medical
College of Xi'an Jiaotong University,
Xi'an, China

Hai-Bin Song
Department of Tumor Surgery, Zhongnan
Hospital of Wuhan University, Wuhan,
China

Hongjiang Song
Heilongjiang Provincial Tumor Hospital,
150 Ha Ping Road, Nangang District,
Harbin, China

Jian Suo
Department of Gastrointestinal Surgery,
The first Hospital, Jilin Medical
University, Changchun, China

Tomomitsu Tahara
Department of Gastroenterology, Fujita
Health University School ofMedicine,
Toyoake, Japan

Ker-Kan Tan
Digestive Disease Centre, Department of
General Surgery, Tan Tock Seng Hospital,
Singapore

Eiji Tanaka
Department of Surgery, Graduate School
of Medicine Kyoto University, Kyoto, Japan

Yuan Tian
The Fourth Affliated Hospital of Hebei
Medical University, Shijiazhuang, China

Guido Alberto Massimo Tiberio
Surgical Clinic, Department of Clinical
and Experimental Sciences, University of
Brescia, Brescia, Italy

Kayo Togawa
Department of Preventive Medicine,
University of Southern California/Norris
Comprehensive Cancer Center, Keck
School of Medicine, Los Angeles, USA

Shigeru Tsunoda
Department of Surgery, Graduate School
of Medicine Kyoto University, Kyoto,
Japan

Manuel Valladares-Ayerbes
Biomedical Research Institute of La
Coruña, INIBIC; and Clinical Oncology
Department, La Coruña University
Hospital, CHUAC, La Coruña, Spain

Michael Van Ness
Department of Pathology and Laboratory
Medicine, University of California Davis
Medical Center, Sacramento, USA

Anirudh Vij
Department of Bariatric and Metabolic
International Surgery Centre, Eda
Hospital, Kaohsiung City, Taiwan

Jin Wan
Department of Gastrointestinal Surgery,
Guangdong Provincial Hospital of
Traditional Chinese Medicine (the Second
Affiliated Hospital, Guangzhou University
of Traditional Chinese Medicine),
Guangzhou, China

Yanan Wang
Department of General Surgery, Nanfang
Hospital, Southern Medical University,
Guangzhou, China

Jia-Bin Wang
Department of Gastric Surgery, Fujian
Medical University Union Hospital,
Fuzhou, China

Dong Wang
The Fourth Affiliated Hospital of Hebei
Medical University, Shijiazhuang, China

Kuan Wang
Department of Gastrointestinal Surgery,
Harbin Medical University Cancer
Hospital, Harbin, China

Hailei Wang
Department of Gastrointestinal Surgery,
Harbin Medical University Cancer
Hospital, Harbin, China

Jiabin Wang
Department of Gastric Surgery, Fujian
Medical University Union Hospital,
Fuzhou, China

Ruixue Wang
PLA General Surgery Center, Southwest
Hospital of the Third Military Medical
University, Chongqing, China

Xu-Lin Wang
Nanjing General Hospital of Nanjing
Military Region (Jinling Hospital),
Nanjing, China

Jinsi Wang
Department of Tumor Surgery, Fujian
Provincial Hospital, Fuzhou, China

Cheng Wang
Affiliated Hospital of Qinghai University, Xining, China

Da-Guang Wang
Department of Gastrointestinal Surgery, The first Hospital, Jilin Medical University, Changchun, China

Zhenglin Wang
Department of Gastrointestinal Surgery, First Affiliated Hospital of Dalian Medical University, Dalian, China

Bing Wang
Department of Abdominal Surgery, Zhejiang Cancer Hospital, Hangzhou, China

Junjiang Wang
The First Division of General Surgery Department, Guangdong Academy of Medical Sciences, Guangdong Genreral Hospital, Guangzhou, China

Wei Wang
Department of Gastrointestinal Surgery, Guangdong Provincial Hospital of Traditional Chinese Medicine (the Second Affiliated Hospital, Guangzhou University of Traditional Chinese Medicine), Guangzhou, China

Jun Wang
Department of Pathology and Laboratory Medicine, Loma Linda University Medical Center, Loma Linda, USA

David I. Watson
Flinders University Department of Surgery, Flinders Medical Centre, Bedford Park, South Australia, Australia

Yuzhe Wei
Department of Gastrointestinal Surgery, Harbin Medical University Cancer Hospital, Harbin, China

Shenghong Wei
Department of Tumor Surgery, Fujian Provincial Cancer Hospital, Fu Ma Lu, Feng Ban, Fuzhou, China

Cheng Wei
Fujian Provincial Tumor Hospital, Fuzhou, China;

Thomas Winder
Division of Medical Oncology, Sharon Carpenter Laboratory, University of Southern California/Norris Comprehensive Cancer Center, Keck School of Medicine, Los Angeles, USA

Hiu Yan Wong
Departments of Medicine, Queen Mary Hospital, Hong Kong

Ningyan Wong
Digestive Disease Centre, Department of General Surgery, Tan Tock Seng Hospital, Singapore

Aiwen Wu
Department of Gastrointestinal Surgery, Beijing Cancer Hospital and Institute, Peking University School of Oncology, Key laboratory of Carcinogenesis and Translational Research (Ministry of Education), Beijing, China

Peng Xia
First Affiliated Hospital of Medical College of Xi'an Jiaotong University, Xi'an, China

Ming-Jie Xia
Department of Gastrointestinal Surgery,
The first Hospital, Jilin Medical
University, Changchun, China

Ligang Xia
Department of Gastrointestinal Surgery,
The Second Clinical Medical College
(Shenzhen People's Hospital), Jinan
University, Shenzhen, China

Jianbin Xiang
Shanghai Huashan Hospital, No.12
Middle Urumqi Road, Shanghai, China

Jian-Wei Xie
Department of Gastric Surgery, Fujian
Medical University Union Hospital,
Fuzhou, China

Bing Xiong
Department of Tumor Surgery, Zhongnan
Hospital of Wuhan University, Wuhan,
China

Zhiyuan Xu
Department of Abdominal Surgery,
Zhejiang Cancer Hospital, Hangzhou,
China

Yingwei Xue
Department of Gastrointestinal Surgery,
Harbin Medical University Cancer
Hospital, Harbin, China

Yasuhide Yamada
Gastrointestinal Oncology Division,
National Cancer Center Hospital, 5-1-1
Tsukiji, Chuo-ku, Tokyo, Japan

Peng Yan
PLA General Surgery Center, Southwest
Hospital of the Third Military Medical
University, Chongqing, China

Gary Y. Yang
Department of Radiation Medicine, Loma
Linda University Medical Center, Loma
Linda, USA

Changshun Yang
Department of Tumor Surgery, Fujian
Provincial Hospital, Fuzhou, China

Jin Yang
Department of Gastrointestinal Surgery,
Zhejiang Provincial People's Hospital,
Hangzhou, China

Xuefei Yang
Department of Gastrointestinal Surgery,
The Second Clinical Medical College
(Shenzhen People's Hospital), Jinan
University, Shenzhen, China

Litao Yang
Department of Abdominal Surgery,
Zhejiang Cancer Hospital, Hangzhou,
China

Dongyun Yang
Department of Preventive Medicine,
University of Southern California/Norris
Comprehensive Cancer Center, Keck
School of Medicine, Los Angeles, USA

Hanhui Yao
Department of General Surgery, Anhui
Provincial Hospital Affiliated to Anhui
Medical University, Hefei, China

Thomas Yau
Departments of Surgery, Queen Mary
Hospital, Hong Kong

Xin Ye
Department of General Surgery, Peking
Union Medical College Hospital, Chinese
Academy of Medical Sciences and Peking
Union Medical College, Beijing, China

Zaisheng Ye
Department of Tumor Surgery, Fujian
Provincial Cancer Hospital, Fu Ma Lu,
Feng Ban, Fuzhou, China

Ta-Sen Yeh
Department of General Surgery, Chang
Gung Memorial Hospital at Linkou,
Chang Gung University College of
Medicine, Taoyuan, Taiwan

Yutaka Yonemura
NPO to support Peritoneal Surface
Malignancy Treatment, Oosaka, Japan

Takaki Yoshikawa
Department of Gastrointestinal Surgery,
Kanagawa Cancer Center, Yokohama,
Japan; Department of Surgery, Yokohama
City University, School of Medicine,
Yokohama, Japan

Kate Young
Department of Medicine, Royal Marsden
Hospital, London and Surrey, London, UK

Jiang Yu
Department of General Surgery, Nanfang
Hospital, Southern Medical University,
Guangzhou, China

Jian-Chun Yu
Department of General Surgery, Peking
Union Medical College Hospital, Chinese
Academy of Medical Sciences and Peking
Union Medical College, Beijing, China

Xuefeng Yu
Heilongjiang Provincial Tumor Hospital,
150 Ha Ping Road, Nangang District,
Harbin, China

Hui Yu
Department of Tumor Surgery, Fujian
Provincial Cancer Hospital, Fu Ma Lu,
Feng Ban, Fuzhou, China

Xiaojun Yu
Department of Gastrointestinal Surgery,
Zhejiang Provincial People's Hospital,
Hangzhou, China

Jing-Hai Yu
Department of Gastrointestinal Surgery,
The first Hospital, Jilin Medical
University, Changchun, China

Pengfei Yu
Department of Abdominal Surgery,
Zhejiang Cancer Hospital, Hangzhou,
China

Ling Yuan
PLA General Surgery Center, Southwest
Hospital of the Third Military Medical
University, Chongqing, China

Margaret Yungbluth
Department of Pathology, Presence Saint
Francis Hospital, University of Illinois at
Chicago, Evanston, USA

Weidong Zang
Fujian Provincial Tumor Hospital,
Fuzhou, China;

Alberto Zaniboni
Oncologia, Dipartimento Oncologico,
Istituto Ospedaliero Fondazione
Poliambulanza, Brescia, Italy

Yang Zhang
Department of Gastrointestinal Surgery,
The first Hospital, Jilin Medical
University, Changchun, China

Jian Zhang
Department of Gastrointestinal Surgery,
First Affiliated Hospital of Dalian Medical
University, Dalian, China

Chi Zhang
Department of Gastrointestinal Surgery,
First Affiliated Hospital of Dalian Medical
University, Dalian, China

Jun Zhang
Department of Gastrointestinal Surgery,
the First Affiliated Hospital of Chongqing
Medical University, Chongqing, China

Guoyang Zhang
Gastrointestinal Surgery, First Affiliated
Hospital of Nanchang University,
Nanchang 330006, China
Chengwu Zhang, Affiliated Hospital of
Qinghai University, Xining, China

Qun Zhao
The Fourth Affliated Hospital of Hebei
Medical University, Shijiazhuang, China

Guodong Zhao
People's Hospital, Haikou, China

Chao-Hui Zheng
Department of Gastric Surgery, Fujian
Medical University Union Hospital,
Fuzhou, China

Yansheng Zheng
Department of Gastrointestinal Surgery,
Guangdong Provincial Hospital of
Traditional Chinese Medicine (the Second
Affiliated Hospital, Guangzhou University
of Traditional Chinese Medicine),
Guangzhou, China

Yiming Zhou
Shanghai Huashan Hospital, No.12
Middle Urumqi Road, Shanghai, China

Donglei Zhou
Shanghai Tenth People's Hospital,
Shanghai, China

Zhiqiang Zhu
Department of General Surgery, Anhui
Provincial Hospital Affiliated to Anhui
Medical University, Hefei, China

陈相军
四川大学华西医院，成都 610041

陈贵进
解放军总医院 2013 级普通外科胃肠方向
博士研究生，北京 100853

武敬君
大连医科大学肿瘤靶向治疗及综合治疗
本硕连读生，大连 116044

范博
大连医科大学附属第一医院泌尿外科，
大连 116000

金丽明
浙江中医药大学附属第一医院胃肠外科，
杭州 310018

孟庆威
哈尔滨医科大学肿瘤医院肿瘤内科，哈
尔滨 150081

赵晓华
潍坊医学院附属医院胸外科，潍坊 261031

赵爽
天津市第四中心医院检验科，天津 300140

赵雪峰
河北医科大学第四医院（河北省肿瘤医
院）外三科，石家庄 050011

姜志辉
广州军区广州总医院药剂科，广州 510010

宫超凡
北京大学肿瘤医院胃肠肿瘤微创外科硕
士研究生，北京 100142

贾友超
河北大学附属医院肿瘤内科，保定 071000

贾彦娟
甘肃省人民医院检验科，兰州 730000

顾良军
中国协和医科大学出版社，北京 100730

顾劲扬
南京大学医学院附属鼓楼医院肝胆外科，
南京 210008

徐凯
北京大学肿瘤医院胃肠肿瘤微创外科，
北京 100142

徐晓
解放军医学院博士研究生，北京 100853

徐海栋
南京军区南京总医院骨科，南京 210001

徐蔚然
北京大学国际医院肿瘤内科，北京 102206

黄世金
广西医科大学第一附属医院妇产科，南
宁 530001

黄德波
山东省泰安市肿瘤医院放疗科，泰安
271000

曹磊
江苏省人民医院集团肿瘤内科，南京
210000

符文斌
上海连胜医药科技有限公司，上海 200040

彭隽晖
广东省佛山市顺德区中医院外二科，佛
山 528300

曾红梅
中国医学科学院肿瘤医院副研究员，北
京 100021

曾维根
中国医学科学院肿瘤医院博士研究生，北京 100021

靳斌
西安市第一医院消化内科，西安 710002

熊国兵
四川省人民医院电子科技大学附属医院泌尿外科，成都 610072

樊梦娇
中国人民解放军总医院内二科，北京 100853

薛妍
第四军医大学西京医院肿瘤科，西安 710032

魏素菊
河北医科大学第四医院肿瘤内科，石家庄 050011

丛书介绍

很高兴，由AME出版社、中南大学出版社和丁香园网站联合策划的"AME科研时间系列医学图书"，如期与大家见面！

虽然学了四年零三个月医科，但是，仅仅做了三个月实习医生，就选择弃医了，不务正业，直到现在在做医学学术出版和传播这份工作。2015年，毕业十周年。想当医生的那份情结依旧有那么一点，有时候不经意间会触动到心底深处……

2011年4月，我和丁香园的创始人李天天一起去美国费城出差，参观了一家医学博物馆——马特博物馆(英语：Mütter Museum)。该博物馆隶属于费城医学院，创建于1858年，如今这里已经成为一个展出各种疾病、伤势、畸形案例，以及古代医疗器械和生物学发展的大展厅，展品逾20 000件，其中包括战争中伤者的照片、连体人的遗体、侏儒的骸骨以及人体病变结肠等。此外还有世界上独一无二的收藏，比如一个酷似肥皂的女性尸体、一个长有两个脑袋的儿童的颅骨等。该博物馆号称"The Birth of American Medicine"。走进一个礼堂，博物馆的解说员介绍宾夕法尼亚大学医学院开学典礼都会在这个礼堂举行。当时，我忍不住问了李天天一个问题：如果当初你学医的时候，开学典礼在这样的礼堂召开的话，你会放弃做医生吗？他的回答是：不会。

2013年5月，参加BMJ的一个会议，会议之后，有一个晚宴，BMJ对英国一些优秀的医疗团队颁奖，BMJ的主编和BBC电台的著名节目主持人共同主持这个年度颁奖晚宴。令我惊讶的是，BMJ给每个获奖团队的颁奖词，从未提及该团队在过去几年在什么大牛杂志上发表过什么大牛论文，而是，关注这些团队在某个领域提高医疗服务质量，减轻病患痛苦，降低医疗费用等方面所做出的贡献。

很多朋友好奇地问我，AME是什么意思？

AME的意思就是，Academic Made Easy, Excellent and Enthusiastic。2014年9月3日，我在朋友圈贴出3张图片，请大家帮忙一起从3个版本的AME宣传彩页中选出一个喜欢的。最后，上海中山医院胸外科的沈亚星医生竟然给出一个AME的"神翻译"：欲穷千里目，快乐搞学术。

AME是一个年轻的公司，拥有自己的梦想。我们的核心价值观第一条是：Patients Come First！ 以"科研(Research)"为主线。于是，2014年4月24日，我们的微信公众号上线，将其取名为"科研时间"。"爱临床，爱科研，也爱听故事。我是科研时间，这里提供最新科研资讯，一线报道学术活动，分享科研背后的故事。用国际化视野，共同关注临床科研，相约科研时间。"希望我们的AME平台，能够推动医学学术向前进步，哪怕是一小步！

如果说酒品如人品，那么，书品更似人品。希望我们"AME 科研时间系列医学图书"丛书能将临床、科研、人文三者有机结合到一起，像西餐一样，烹调出丰富的味道，搭配出一道精美的佳肴，一一呈现给各位。

汪道远
AME出版社社长

序一

过去20年间，尽管胃癌死亡率得到了显著降低，但胃癌仍是中国最常见的肿瘤之一。20年来，胃癌的治疗已经在不断进步。早诊早治被认为是提高胃癌预后的关键。然而，至今仍没有全国性的预防措施和筛查项目，以至于胃癌的早期诊断仅能依赖于机会性的检查。

近年来经济的快速发展推动了不良饮食习俗的改善和医疗技术的前沿进展，越来越多的新技术被广泛应用。例如，早期胃癌的内镜下切除以及早期胃癌的腹腔镜治疗已得到日益关注。

尽管手术仍为首要的治疗选择，但胃癌的治疗模式已经发生了显著改变：过去简单的胃切除已被旨在淋巴结清扫的根治性手术所替代；基于解剖学的手术模式正在被基于解剖学、肿瘤生物学和免疫学、联合了手术和围手术期辅助治疗的综合模式所替代，尤其是经调整的传统中医药在胃癌癌前病变的应用。胃癌防治中，多学科综合治疗体现着日益重要的作用。

由季加孚教授主编的这本新书——《胃癌》，详实地阐述了胃癌领域中的最新认识和前沿技术，并附有世界各地专家的宝贵经验。从预防、早期发现、早期诊断到治疗，从精美的外科视频到基础研究，本书均为读者展现了栩栩如生的画面。

我十分荣幸获邀为此胃癌领域的巨著作序，在这里我向编辑以及作者们祝贺本书的成功。我希望研究人员都能在本书中找到感兴趣的文章并从中受益。

孙燕 院士

（译者：孟庆威，哈尔滨医科大学肿瘤医院肿瘤内科，哈尔滨 150081。Email: mqwei@126.com）

序二

很荣幸为《胃癌》一书作序，首先对编写这部综合性指南付出极具价值努力的作者及编辑们表示祝贺。毫无疑问，他们慷慨的辛劳理应获得褒奖。

众所周知，胃癌为一类异质性疾病，不同地区之间存在较大差异。尽管胃癌的全球发病率持续下降，但仍为世界性尤其是亚洲地区的公共卫生难题。中国是胃癌发病率最高的国家之一，其新发病例占全球的绝大多数。据悉，胃癌已上升为中国癌症死因的第三位。

然而，当前胃癌的治疗方案尚缺乏国际共识，各个国家的临床实践存在差异。随着肿瘤多学科综合诊治概念广为接受以及医学技术的进展，各种治疗手段遵循以证据为基础的方法极具优势，并成为胃癌诊治中最终获得患者癌症结局与生活质量改善之关键。

这部胃癌专著对这些议题进行了重点讨论，并旨在引领我们步入正在进行中的胃癌研究新天地。经由荟萃国际知名专家的经验，该书将使得胃癌领域的临床医生与研究学者获益匪浅，并开启相关内容的深度探讨。

该书采用了渐进性大纲与有趣的"对话框式"病例系列研究的体例编排，将使得读者兴趣盎然。此外，该书的特色章节"手术视频"，被设计为一种"如何"实施外科手术的方式，进一步强化了外科研究的内容。通过嵌入视听阅读素材，读者会更加爱不释手。

然而，当前对胃癌的诊治仍面临诸多挑战，可以肯定的是，通过国际性的协作与交流，我们将迎来乐观的未来。而且，国际学术会议，如国际胃癌大会(令人振奋的是第12届国际胃癌大会将于2017年在中国举办)、全国胃癌学术会议、美国临床肿瘤学会、临床肿瘤学新进展高级研讨会、中国抗癌协会临床肿瘤学协作专业委员会等，已成为该病努力征程中的良好机会。

我期待本书开启更多的富有启发性且为学术前沿的协作，希望本书将带领你开始一段收获胃癌新知的旅程。

樊代明 院士

(译者：熊国兵，四川省人民医院电子科技大学附属医院泌尿外科，成都 610072。Email: xiongguobing.md@qq.com)

序三

　　新的认识和前沿技术，并附有世界各地专家的宝贵经验。从预防、早期发现、早期诊断到治疗，从精美的外科视频到基础研究，本书均为读者展现了栩栩如生的画面。

　　我十分荣幸获邀为此胃癌领域巨著作序，在这里我向编辑以及作者们祝贺本书的成功。我希望研究人员总是会在这本书中找到感兴趣的文章并从中受益。

Guy D. Eslick, DrPH, PhD, FACE, FFPH

The Whiteley-Martin Research Centre, Discipline of Surgery, The University of Sydney,

Nepean Hospital, Clinical Building, Level 3, Penrith, NSW 2751, Australia

Email: guy.eslick@sydney.edu.au.

(译者：王斌，南方医科大学公共卫生与热带医学学院讲师，

广州 510515。Email：wenwunj@163.com)

早期胃癌诊断及治疗争议性问题浅议

Zhaode Bu, Jiafu Ji

Department of Gastrointestinal Surgery, Beijing Cancer Hospital and Institute, Peking University School of Oncology, Key laboratory of Carcinogenesis and Translational Research (Ministry of Education), Beijing 100142, China
Correspondence to: Jiafu Ji, MD, FACS. Department of Surgery, Peking University Cancer Hospital, Beijing Cancer Hospital & Institute, Beijing 100142, China. Email: jijfbj@yeah.net.

View the English edition of this article at: http://www.thecjcr.org/article/view/2222/3051

胃癌的早期诊断和治疗在促进胃癌预后中起着关键作用。过去几十年早期胃癌的诊断和治疗已经有了快速进展，而内镜技术和腹腔镜技术在其中起着日益重要的作用。在中国，早期胃癌所占的比例日益增加，因此这一疾病也将成为热门研究话题。本文阐述了早期胃癌诊断治疗领域目前存在的一些争议性问题。

1 早期胃癌诊断过程中存在的模糊性问题

1.1 定义的模糊

根据日本胃癌联合协会的定义，早期胃癌是指胃黏膜浸润程度仅限于黏膜层和/或黏膜下层，不论是否存在淋巴结转移(1)。根据内镜下的形态学表现，早期胃癌可以分为Ⅰ型(隆起型)、Ⅱ型(表浅型)、Ⅲ型(凹陷型)和混合型。其中Ⅱ型又被进一步分为Ⅱa(表浅隆起型)、Ⅱb(表浅平坦型)、Ⅱc(表浅凹陷型)(2)。因此，日本早期胃癌的定义是基于内镜下的临床诊断。

而目前应用最广泛的胃癌分期系统是TNM系统。这一系统并未明确地定义早期胃癌。日本胃癌分类中的早期癌大概等同于T1期的胃癌。早期胃癌的预后和治疗原则必须以术后病理为金标准。也就是说，早期胃癌的定义必须同时基于临床诊断和病理分期。

1.2 诊断标准的差异

中国和日本关于早期胃癌的病理诊断标准也存在一定不同。在中国，胃肠上皮肿瘤是采用维也纳分型标准，比如只有当肿瘤至少侵犯到深于固有黏膜层时才被定义为癌。而在日本，胃癌定义并非基于浸润深度，而是通过细胞异型性或者结构异型性来判断的。因此，按日本标准诊断的一些早期胃癌病例也许是不典型异型增生或者是高级别上皮瘤变/重度异型增生。在引用日本学者相关文献时需注意这点。

2 临床分期的准确性

治疗方法的决策依赖于准确的分期。目前我们尚无法精确地判定早期胃癌。在内镜治疗之前，早期胃癌的浸润程度[是局限于黏膜层(T1a)还是已经浸润到黏膜下层(T1b)]和淋巴结是否转移必须明确。

2.1 T分期：通过超声内镜和高分辨率CT准确判断

随着内镜治疗技术的快速进展，尤其是内镜黏膜下剥离术(endoscopic submucosal dissection，ESD)的优化，ESD治疗早期胃癌的适应证已经由T1a期扩展到部分T1b期病例(3,4)。尽管超声内镜判断分期的准确性只有80%左右，但其仍是目前判断T分期的最可靠技术(5)。

2.2 N分期：淋巴结转移状态

由于早期胃癌患者的肿瘤浸润深度不同，淋巴结转移状态存在差异。如果肿瘤仅限于黏膜层，其淋巴结转移的概率为3%；但如果肿瘤侵入黏膜下层，其淋巴结转移概率可达20%(6)。目前尚无任何好的技术能够在术前准确地判定淋巴结是否存在转移。多平面重建(multiplanar reformation，MPR)对胃癌患者淋巴结分期的准确率为78%(7)，而其判定早期胃癌淋巴结是否转移的准确性可能更低。

通过检测前哨淋巴结来判断早期胃癌的精确性存在很大差异，因此对前哨淋巴结的检测还有很大争议(8,9)。文献报道其假阴性率可达15%~20%(10,11)。因此，前哨淋巴结检测并非筛查早期胃癌的标准化技术。

表1 四项研究的生存率

研究	3年生存率		5年生存率	
	单纯手术组(%)	辅助化疗组(%)	单纯手术组(%)	辅助化疗组(%)
INT 0116	41	50	28	43
MAGIC*	31	44	23	36
ACTS-GC	70	80	61	72
CLASSIC	78	83	N/A	N/A

*参与MAGIC研究的患者接受的是围手术期化疗(术前新辅助化疗)而非术后辅助化疗。

ACTS-GC研究作为第一项多中心前瞻性随机对照试验研究，显示了胃癌患者D2/D3切除术后辅助化疗的益处。总计1,034例日本患者被随机分入单纯手术组(526例)和术后S-1辅助化疗组(517例)，两组患者术后3年生存率分别为70.1%和80.1%(p=0.003)。5年的随访数据再次证实为期1年的S-1辅助化疗可有效改善手术患者的总生存期(OS)和无复发生存率(RFS) (8)。

此外，ACTS-GC研究在展示胃癌患者D2/D3切除术后的自然生存结局和复发模式方面有其独特的临床意义。然而该研究仍存在局限性。首先，ACTS-GC研究对象仅局限于日本患者。鉴于此，CLASSIC研究(9)涵盖了包括韩国、中国和台湾在内的多个国家或地区的患者，是针对胃癌患者辅助化疗方案的第二大随机对照临床试验研究。结果表明D2切除术后联合卡倍他滨和奥沙利铂化疗可显著提高患者的3年无复发生存率(RFS)。由于D2切除术是东亚各国的标准式式，ACTS-GC研究和CLASSIC研究分别采用了D2/D3切除术和D2切除术。因此上述两项研究中，辅助化疗的获益情况可能并不适于推广至西方国家常规施行D1切除术治疗的患者人群。第二，ACTS-GC研究的亚组分析显示，S-1单药辅助化疗的获益在分期较晚、肿瘤负荷较大的患者中有下降的趋势，尤其在ⅢB期胃癌患者，5年无病生存率仅37.6%。因此，我们需要针对进展期胃癌患者研究更为有效的辅助化疗方案。第三，我们也应考量ACTS-GC研究中的化疗疗程和药物剂量强度，以便为将来的临床研究选择更好的辅助化疗方案。ACTS-GC研究中，仅2/3的患者完成了为期1年的S-1单药辅助化疗，而CLASSIC研究的治疗持续时间虽然较短(半年内8周期)，但双药联合的剂量强度更高。第四，尽管腹水脱落细胞学检查阳性的患者已被事先排除，但腹膜仍然是最常见的肿瘤复发转移部位。之前日本的研究报道了S-1对腹膜转移患者的疗效，这一点在ACTS-GC研究中并未清楚提及。S-1辅助化疗减少了胃癌复发的发生率，但并未改变胃癌复发转移模式，这也再次说明了开发新的辅助治疗策略的必要性。第五，单纯手术组和术后辅助化疗组患者之间不同的随访日程安排使数据质量受到一定影响。第六，可能由于参与的研究中心过多，研究失访率相当高(12.4%)。

以上四项研究(INT 0116、MAGIC、ACTS-GC、CLASSIC)展示了胃癌辅助化疗的临床意义。总体上，ACTS-GC和CLASSIC研究的生存率高于INT 0116和MAGIC研究(表1)，提示有效且彻底的D2淋巴结清扫是胃癌预后最重要的因素。

　　总之，第一项多中心前瞻性随机试验研究——ACTS-GC研究，充分展示了胃癌患者D2/D3切除术后实施辅助化疗的获益。然而，鉴于ACTS-GC研究中S-1单药辅助化疗的疗效局限性，我们仍有必要针对分期较晚、肿瘤负荷较大的胃癌患者以及仅施行D1切除术的患者(姑息性手术疗法较D2根治术有更高的残余肿瘤负荷)研究更为合适的辅助化疗方案。

致谢

　　声明：作者声称无任何利益冲突。

参考文献

1. Jemal A, Bray F, Center MM, et al. Global cancer statistics. CA Cancer J Clin 2011;61:69-90.
2. Macdonald JS, Smalley SR, Benedetti J, et al. Chemoradiotherapy after surgery compared with surgery alone for adenocarcinoma of the stomach or gastroesophageal junction. N Engl J Med 2001;345:725-30.
3. Cunningham D, Allum WH, Stenning SP, et al. Perioperative chemotherapy versus surgery alone for resectable gastroesophageal cancer. N Engl J Med 2006;355:11-20.
4. Bonenkamp JJ, Hermans J, Sasako M, et al. Extended lymph-node dissection for gastric cancer. N Engl J Med 1999;340:908-14.
5. Cuschieri A, Weeden S, Fielding J, et al. Patient survival after D1 and D2 resections for gastric cancer: long-term results of the MRC randomized surgical trial. Surgical Cooperative Group. Br J Cancer 1999;79:1522-30.
6. Songun I, Putter H, Kranenbarg EM, et al. Surgical treatment of gastric cancer: 15-year follow-up results of the randomised nationwide Dutch D1D2 trial. Lancet Oncol 2010;11:439-49.
7. Wu CW, Hsiung CA, Lo SS, et al. Nodal dissection for patients with gastric cancer: a randomised controlled trial. Lancet Oncol 2006;7:309-15.
8. Sasako M, Sakuramoto S, Katai H, et al. Five-year outcomes of a randomized phase III trial comparing adjuvant chemotherapy with S-1 versus surgery alone in stage II or III gastric cancer. J Clin Oncol 2011;29:4387-93.
9. Bang YJ, Kim YW, Yang HK, et al. Adjuvant capecitabine and oxaliplatin for gastric cancer after D2 gastrectomy (CLASSIC): a phase 3 open-label, randomised controlled trial. Lancet 2012;379:315-21.

(译者：朱季香，四川省遂宁市第一人民医院消化科，
遂宁 629000。Email: cacao45@foxmail.com)

第五章：ARTIST研究者能续写舒伯特的"未完成"交响曲吗？

Taroh Satoh[1], Hideshi Ishii[1], Daisuke Sakai[1], Yuichiro Doki[2], Masaki Mori[2]

[1]Department of Frontier Science for Cancer and Chemotherapy, Graduate School of Medicine, Osaka University, Japan; [2]Department of Gastroenterological Surgery, Graduate School of Medicine, Osaka University, Japan

Correspondence to: Taroh Satoh, MD, PhD. Department of Frontier Science for Cancer and Chemotherapy, Osaka University Graduate School of Medicine, 2-2 Yamadaoka, Suita, Osaka 565-0871, Japan. Email: taroh@cfs.med.osaka-u.ac.jp.

View the English edition of this article at: http://www.amepc.org/tgc/article/view/551/553

手术、放疗及化疗是公认的治疗胃癌的有效方法。随着Sasako及其同事研究所显示的有效性，以及基于Songun及其同事主持的荷兰胃癌研究组(the Dutch Gastric Cancer Group，DGCG)随访15年的研究发现，D2淋巴结清扫术已成为目前标准的手术方式(1,2)。

与单纯D2淋巴结清扫术相比，Sakuramoto及其同事开展的ACTS-GC研究显示术后S-1单药化疗能够延长生存期，Bang及其同事开展的CLASSIC研究显示术后XELOX方案化疗亦能延长生存期。两项研究均显示即使D2淋巴结清扫术后，辅助化疗仍具有一定的价值。ACTS-GC研究亚组分析显示手术联合S-1单药辅助化疗仅对Ⅱ~ⅢA期胃癌有益，但是对于≥ⅢB期的患者则没有获益。而CLASSIC研究显示XELOX方案对全部期别(Ⅱ~ⅢB期)的患者均有效，研究表明对≥ⅢA期的胃癌患者需要进行联合化疗(3,4)。

INT0116研究显示胃癌术后化疗联合放疗能够延长生存期，但是大多数入组患者接受了D1淋巴结清扫术(5)。基于此，后来进行的ARTIST研究主要是评价D2淋巴结清扫术后辅助放化疗的价值，值得关注(6)。

ARTIST研究53.2个月的中位随访数据显示XP方案组治疗完成率为75.4%，XP/XRT/XP方案组为81.7%。虽然XP/XRT/XP方案组耐受性良好，但是令人失望的是该治疗组患者没有达到主要终点，无病生存期(disease-free survival，DFS)没有延长。尽管亚组分析显示XP/XRT/XP方案组中淋巴结阳性患者的DFS有延长，但是ARTIST研究仍存在某些局限性。

首先，IB或Ⅱ期胃癌患者D2淋巴结清扫术后确实需要进行术后放化疗吗？这部分患者进行术后放化疗可能存在过度治疗。Sasako及其同事(7)报告Ⅱ期胃癌患者术后接受1年单药S-1治疗后5年DFS为79.2%。日本流行病学数据(8)显示原发于胃窦及胃体的IB期胃癌患者5年生存率为80%~90%。

第二，辅助化疗应用XP方案合理吗？虽然XP/XRT/XP方案组治疗完成率为81.7%，然而与Kang及其同事(9)报道XP方案(CDDP 80 mg/m²)治疗晚期胃癌的ML17032研究相比，≥3级的毒副反应发生率明显增加。

Bang及其同事报告XELOX方案辅助化疗优于辅助放化疗，Cunningham及其同事(10)报告对于晚期胃食管癌EOX方案优于ECX方案，XELOX方案及XP方案的联合可能比单纯XP方案更可取。对直肠癌患者来说，术前XELOX方案联合放疗比单纯辅助化疗更有效。一项非临床研究(13,14)报道奥沙利铂联合放疗能上调胸苷磷酸化酶水平，而后者在肿瘤组织内部使卡培他滨转化为5-FU，与其他治疗手段相比显示出更好的抗肿瘤活性。

第三，INT0116研究(15)显示组织学为弥漫型的患者疗效较差。除女性弥漫型患者之外，其他亚组患者均受益于同步放化疗。如果没有经过组织学类型的筛选，或者说如果没有排除弥漫型的患者，可能这项研究是阴性结果。

最后，治疗的持续时间合适吗？ARTIST研究中XP方案组及XP/XRT/XP方案组治疗时间为18周。Sakaramoto及其同事(3)进行的研究中S-1辅助化疗时间为1年。一项即将启动的JCOG研究(OPAS-1，JCOG1104，UMIN000007306)用以确定S-1辅助化疗的最佳时间，证实D1+/D2胃切除术后病理为Ⅱ期患者的无复发生存期，4周期(24周)的S-1辅助化疗是否非劣效于8周期(1年)同样方案的化疗。Bang及其同事(4)采用的XELOX方案治疗时间为6个月，辅助化疗时间是否与结肠癌一样同为6个月需要进一步研究。

无论如何，ARTIST研究无疑是没有太大价值的。医生们可以尝试基于新方案的其他研究，要选择更合适的患者，更好的同步放化疗方案及最佳的治疗持续时间。但愿ARTIST研究者通过围手术期间放化疗为胃癌患者演奏一曲华丽的乐章，来续写舒伯特的"未完成"交响曲。

致谢

感谢Mitsuru Sasako教授及Akio Ohtera先生提供的科学性建议。

声明：作者声称无任何利益冲突。

参考文献

1. Sasako M, Sano T, Yamamoto S, et al. D2 lymphadenectomy alone or with para- aortic nodal dissection for gastric cancer. N Engl J Med 2008;359:453-62.

2. Songun I, Putter H, Kranenbarg EM, et al. Surgical treatment of gastric cancer: 15-year follow-up results of the randomised nationwide Dutch D1D2 trial. Lancet Oncol 2010;11:439-49.

3. Sakuramoto S, Sasako M, Yamaguchi T, et al. Adjuvant chemotherapy for gastric cancer with S-1, an oral fluoropyrimidine. N Engl J Med 2007;357:1810-20.

4. Bang YJ, Kim YW, Yang HK, et al. Adjuvant capecitabine and oxaliplatin for gastric cancer after D2 gastrectomy (CLASSIC): a phase 3 open-label, randomised controlled trial. Lancet 2012;379:315-21.

5. Macdonald JS, Smalley SR, Benedetti J, et al. Chemoradiotherapy after surgery compared with surgery alone for adenocarcinoma of the stomach or gastroesophageal junction. N Engl J Med 2001;345:725-30.

6. Lee J, Lim do H, Kim S, et al. Phase III Trial Comparing Capecitabine Plus Cisplatin Versus Capecitabine Plus Cisplatin With Concurrent Capecitabine Radiotherapy in Completely Resected Gastric Cancer With D2 Lymph Node Dissection: The ARTIST Trial. J Clin Oncol 2012;30:268-73.

7. Sasako M, Sakuramoto S, Katai H, et al. Five-year outcomes of a randomized phase III trial comparing adjuvant chemotherapy with S-1 versus surgery alone in stage II or III gastric cancer. J Clin Oncol 2011;29:4387-93.

8. The Japanese Gastric Cancer Association (JGCA) issued the first version of gastric cancer treatment guidelines (GL) in March 2001. Available online: http://www.jgca.jp/PDFfiles/E-gudeline.PDF

9. Kang YK , Kang WK , Shin DB, et al. Capecitabine/cisplatin versus 5-fluorouracil/cisplatin as first-line therapy in patients with advanced gastric cancer: a randomised phase III noninferiority trial. Ann Oncol 2009;20:666-73.

10. Cunningham D, Starling N, Rao S, et al. Capecitabine and oxaliplatin for advanced esophagogastric cancer. N Engl J Med 2008;358:36-46.

11. Roh MS, Yothers GA, O'Connell MJ, et al. The impact of capecitabine and oxaliplatin in the preoperative multimodality treatment in patients with carcinoma of the rectum: NSABP R-04 [abstract]. J Clin Oncol 2011;29:S3503.

12. Hofheinz R, Wenz FK, Post S, et al. Capecitabine (Cape) versus 5-fluorouracil(5-FU)-based (neo)adjuvant chemoradiotherapy (CRT) for locally advanced rectal cancer (LARC): Long-term results of a randomized, phase III trial. 2011 ASCO Annual meeting 2011 Abstract 3504. J Clin Oncol 2011;29:S3504.

13. Cassidy J, Tabernero J, Twelves C, et al. XELOX (capecitabine plus oxaliplatin): active first-line

therapy for patients with metastatic colorectal cancer. J Clin Oncol 2004;22:2084-91.

14. Sawada N, Ishikawa T, Sekiguchi F, et al. X-ray irradiation induces thymidine phosphorylase and enhances the efficacy of capecitabine (Xeloda) in human cancer xenografts. Clin Cancer Res 1999;5:2948-53.

15. Macdonald JS, Benedetti J, Smalley SR, et al. Chemoradiation of resected gastric cancer: A 10-year follow-up of the phase Ⅲ trial INT0116 (SWOG 9008). J Clin Oncol 2009;27:abstr 4515.

（译者：黄德波，山东省泰安市肿瘤医院放疗科，泰安 271000。Email: hdbysfl@163.com）

Cite this article as: Satoh T, Ishii H, Sakai D, Doki Y, Mori M. Can the ARTISTs complete the Schubert Unfinished (Sinfonie Nr. 7 in h moll D. 759 "Die Unvollendete")? Transl Gastrointest Cancer 2012;1:117-118. doi: 10.3978/j.issn.2224-4778. 2012.02.02

第六章：淋巴结阴性的胃癌患者治疗策略

Jun-Te Hsu, Ta-Sen Yeh, Yi-Yin Jan

Department of General Surgery, Chang Gung Memorial Hospital at Linkou, Chang Gung University College of Medicine, Taoyuan, Taiwan
Correspondence to: Jun-Te Hsu, MD. Department of General Surgery, Chang Gung Memorial Hospital, 5, Fushing Street, Kweishan Shiang, Taoyuan, Taiwan 333. Email: hsujt2813@adm.cgmh.org.tw.

View the English edition of this article at: http://www.amepc.org/tgc/article/view/2046/2867

淋巴转移是影响胃癌患者预后生存的重要因素之一(1-3)。根治性切除手术治疗包括根治性淋巴结切除术，然而淋巴结阴性的胃癌患者进行淋巴结切除术后，仍然存在着局部复发和远处转移的风险(4,5)。最近*Journal of Gastrointestinal Surgery*杂志刊登了Liu教授及其团队的研究(6)，他们发现淋巴或血管浸润、肿瘤浸润深度是淋巴结阴性胃癌患者的独立预后因素，建议对于存在高复发风险的患者应行辅助治疗，在234名(5.3%)行D2根治术的胃癌患者中未发生淋巴转移，同样包括67名T1期肿瘤患者(28.6%)。我们之前研究发现(根据第七届美国肿瘤分期会议指定的胃癌分期)淋巴结阴性胃癌(检测至少15个切除下来的淋巴结)占根治性手术的41.3%，T1期358例(48.4%)、T4期226例(30.5%)(5)。结果表明肿瘤大小>5 cm、T4期、神经侵袭是T1~T4淋巴结阴性胃癌患者的独立预后因素(见表1)。T1~T3期患者5年总体生存率为95%，高于Liu等报道的85%(6)。T1期淋巴结阴性胃癌局部复发预后较好，而不需要辅助治疗(5-7)。就这点而言，Chou等研究发现肿瘤浸润深度是进展期淋巴结阴性胃癌(T2-T4)局部复发和腹膜种植的预测因素之一，而肿瘤大小和神经侵袭及血液播散程度相关(4)。我们研究发现扩大淋巴结清扫大于25个淋巴结的时候，淋巴结阴性患者往往会有较好的生存受益(5)。近期的一项系统评价分析显

表1 淋巴结阴性的胃癌患者预后结果的多因素分析(>15个淋巴结)

影响因素	数量(%)	5年生存率(%)	危险比(95%可信区间)	p值
肿瘤大小(cm)				
≤5	619(85.4)	92.4	1	
>5	106(14.6)	75.1	1.987(1.209~3.266)	0.007
T分期				
T1	356(48.6)	96.4	1	
T2	119(16.3)	90.2	1.695(0.800~3.594)	0.169
T3	36(4.9)	97.0	0.443(0.059~3.329)	0.429
T4	221(30.2)	77.4	3.008(1.602~5.647)	0.001
部位				
上段	97(13.3)	89.3	0.865(0.387~1.934)	0.725
中段	154(21.0)	93.7	1	
下段	469(64.1)	89.1	1.370(0.761~2.464)	0.294
全段	12(1.6)	63.6	3.865(0.848~17.604)	0.081
淋巴侵犯				
否	679(95.4)	90.0	1	
是	33(4.6)	80.2	1.004(0.422~2.389)	0.992
神经浸润				
否	588(17.9)	92.6	1	
是	128(82.1)	76.2	1.728(1.034~2.889)	0.037

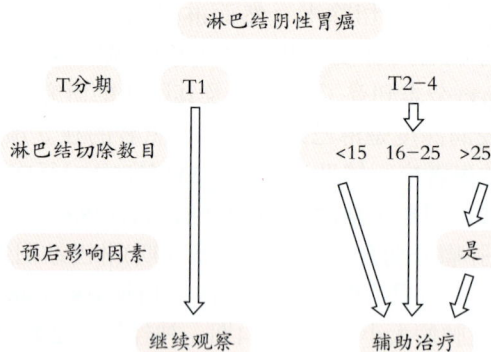

图1 淋巴结阴性的胃癌患者治疗策略。

示,通过腹膜内细胞学冲洗检测出游离肿瘤细胞时,提示患者存在腹膜复发、预后较差的风险(8)。因此,对于淋巴结阴性的胃癌患者,当出现复发或未予以彻底的淋巴切除术时,可以考虑给予辅助化疗(见图1)。

致谢

声明：作者声称无任何利益冲突。

参考文献

1. Hsu JT, Chen TC, Tseng JH, et al. Impact of HER-2 overexpression/amplification on the prognosis of gastric cancer patients undergoing resection: a single-center study of 1,036 patients. Oncologist 2011;16:1706-13.

2. Cheng CT, Tsai CY, Hsu JT, et al. Aggressive surgical approach for patients with T4 gastric carcinoma: promise or myth? Ann Surg Oncol 2011;18:1606-14.

3. Hsu JT, Liu MS, Wang F, et al. Standard radical gastrectomy in octogenarians and nonagenarians with gastric cancer: are short-term surgical results and long-term survival substantial? J Gastrointest Surg 2012;16:728-37.

4. Chou HH, Kuo CJ, Hsu JT, et al. Clinicopathologic study of node-negative advanced gastric cancer and analysis of factors predicting its recurrence and prognosis. Am J Surg 2013;205:623-30.

5. Hsu JT, Lin CJ, Sung CM, et al. Prognostic significance of the number of examined lymph nodes in nodenegative gastric adenocarcinoma. Eur J Surg Oncol 2013;39:1287-93.

6. Liu X, Cai H, Shi Y, et al. Prognostic factors in patients with node-negative gastric cancer: a single center experience from China. J Gastrointest Surg 2012;16:1123-7.

7. Sung CM, Hsu CM, Hsu JT, et al. Predictive factors for lymph node metastasis in early gastric cancer. World J Gastroenterol 2010;16:5252-6.

8. Leake PA, Cardoso R, Seevaratnam R, et al. A systematic review of the accuracy and utility of peritoneal cytology in patients with gastric cancer. Gastric Cancer 2012;15 Suppl 1:S27-37.

(译者：范博，大连医科大学附属第一医院泌尿外科，

大连 116000。Email: fanbo_medical@yeah.net)

第七章：胃癌：分类，组织学和分子病理学研究中的应用

Bing Hu[1], Nassim El Hajj[2], Scott Sittler[1], Nancy Lammert[1], Robert Barnes[1], Aurelia Meloni-Ehrig[3]

[1]Anatomic Pathology, AmeriPath Central Florida Orlando, [2]Gastroenterology, Memorial Hospital, Jacksonville, Florida, [3]Molecular Pathology, AmeriPath Central Florida, Orlando, Florida, USA
Correspondence to: Bing Hu, MD. Anatomic Pathology, AmeriPath Central Florida, 8150 Chancellor Dr. Orlando, Florida 32809, USA. Email: bhu@ameripath.com.

摘要： 胃癌仍然是预后最差的致命疾病之一。基于组织学特征的胃癌新分类，基因型和分子表型有助于更好地理解各亚型的特征，提高早期诊断、治疗和预防的比例。这篇文章的目的是综述胃癌新的分类和分子检测应用中的最新指南。

关键词： 胃癌；分类；组织学；HER2；CDH1；DPD；分子病理学

View this article at: http://kysj.amegroups.com/articles/1260
View the English edition of this article at: http://www.thejgo.org/article/view/427/881

1 背景简介

在过去的半个世纪中，胃癌是全世界第四大常见癌症及第二大癌症死亡原因(1,2)。虽然在过去的半个世纪中胃癌的发病率逐渐下降，但胃近端癌呈上升趋势(3,4)。目前，胃癌仍然是美国癌症相关的死亡的第七个最常见原因(5)，并且晚期胃癌的预后仍然很差。胃癌的发生是一个多步骤、多因素过程。肠型

胃癌的发生往往与环境因素相关，如幽门螺旋杆菌感染、饮食和生活方式，弥漫型胃癌更多与遗传异常相关。分子医学的最新进展，不仅揭示了胃癌的发生，而且还提供了新的预防、诊断和治疗干预的方法。

2 胃癌的分类

2.1 贲门和胃食管结合部胃癌

    胃癌在临床上分为早期胃癌和晚期胃癌，为帮助确定适当的干预措施，在组织形态学的基础上又分出亚型。按解剖位置的分类，当肿瘤位于近端胃或贲门部，特别是当肿瘤还涉及胃食管结合部(gastroesophageal junction，GEJ)时分类经常出现困难。这不仅是因为由于幽门螺旋杆菌感染的贲门黏膜和继发于反流性疾病的食管远端黏膜内衬柱状上皮化生有共同的病理特征和免疫表型，也因为胃贲门的解剖定义没有普遍的共识(6,7)。为了解决这个问题，研究人员提出了几个分类。国际胃癌协会批准该计划，把胃癌分为Ⅰ、Ⅱ型和Ⅲ型，分别代表远端食管、贲门和远端胃贲门肿瘤(8)。然而这种分类并没有明确定义这些解剖位置。最近，由美国癌症联合委员会第七版TNM分期(American Joint Committee on Cancer，AJCC)根据肿瘤的中心位置和胃食管结合部累及与否简化了近端胃癌的分类(9)。如果肿瘤的中心是在胸下段食管或胃食管内，或<5 cm的肿块延伸到胃食管或食管远端，要归类为食管癌的阶段。如果肿瘤中心>5 cm并末端位于远端的胃食管结合部，或肿瘤中心位于胃食管内<5 cm，但不延伸到胃食管或食管，需分类为胃癌阶段(9)。这个分类，虽然对于病理学家很简单，但仍可能面临一些新的挑战。例如，如果肿瘤的近端延伸到胃食管只有0.5 cm(即使肿瘤的前端是4 cm并从中心延伸到胃)，巨大中心有4 cm在胃食管结合部以下的胃食管贲门癌仍然可以诊断和分类为食管肿瘤。这对于手术医生术中确诊患者为食管癌可能是困难的。此外，黄等最近的一项回顾性研究表明，贲门癌累及胃食管或食管远端至少在中国人中更为适当的分类是作为胃癌而非食道癌(10)。在这项研究中，贲门癌根据侵袭的深度、阳性淋巴结的状态和远处转移，囊括了胃和食管肿瘤。对肿瘤分期和累积生存率进行研究和比较显示，贲门癌起源于胃更为合适(10)。为了更好地从食管或胃食管恶性肿瘤中区分胃贲门癌，显然需要更多的研究，如较大的患者样本、肿瘤分子分析、临床随访资料分析、定义新辅助治疗后肿瘤的位置，以确定最初巨大肿瘤来源于"胃"，或者"胃食管结合部/食管"。

2.2 早期胃癌和晚期胃癌

    早期胃癌的定义为浸润癌局限于黏膜和/或黏膜下层，无论有无淋巴结转移及肿瘤的大小(11)。大多数早期胃癌体积小，直径2~5 cm，通常位于胃小弯角周围。一些早期胃癌可呈多灶性，往往预示预后较差。眼观早期胃癌分为：Ⅰ型肿瘤突出生长、Ⅱ型肿瘤浅表生长、Ⅲ型肿瘤内生生长、Ⅳ型肿瘤浸润性生长与横向蔓延。根据日本内镜学会的意见，Ⅱ型进一步分为ⅡA(升高)、ⅡB(平坦)和ⅡC(凹陷)(12)。一个更新的巴黎分类将消化道浅表性瘤变分为三类。通过眼观和内镜观察，肿瘤被归类为0~Ⅰ型息肉状生长(再细分为0~IP带蒂生长和0~Is固定生长)，0~Ⅱ型为非息肉状生长(再细分为0~Ⅱa轻度升高、0~ⅡB型扁平生长、而0~ⅡC型轻度凹陷生长)，0~Ⅲ型内生生长(13)。组织学上早期胃癌最常见表现为分化良好的、主要是管状及乳头状癌。仅仅通过黏膜组织病理进行评估，区别高分化癌、重度不典型增生或原位癌是具有挑战性的。当黏膜的间质纤维组织增生明显时，黏膜内侵犯可能不容易证实是否浸润到黏膜下。区分黏膜内癌、原位癌或高度非典型增生很重要，因为胃黏膜内癌不同于结肠黏膜内癌的是前者可以发生转移。一般来说，黏膜内浸润的组织学特征是单发肿瘤细胞，固有层显著融合了各种大小的肿瘤腺体。早期胃癌的预后良好，5年生存率高达90%(14)。与此相反，晚期胃癌侵入固有肌层或更外层的组织，预后更差，5年生存率约60%或更少(15)。进展期胃癌的外观结构，可以是外生型、溃疡型、浸润或混合型。基于Borrmann分类，进展期胃癌的大体外观可以分成Ⅰ型息肉状生长、Ⅱ型蕈伞型生长、Ⅲ型溃疡型生长、Ⅳ型弥漫浸润生长，当大量肿瘤细胞浸润胃壁，Ⅳ型也称为"印戒细胞癌革囊胃"。组织学上，晚期胃癌常有标志性结构和细胞学的异质性，几种病理生长方式共存。在手术切除前区别早期胃癌和晚期胃癌的临床意义重大，因为这有助于决定是否需要进行新辅助治疗(术前)，而新辅助治疗已显示出改善无病生存期和总生存期(16,17)。虽然通过外观观察能够判断，但最准确的术前分期信息通常需要超声内镜(EUS)和计算机断层扫描(CT)获得(18)。

2.3 胃癌的组织学分类

组织学上，胃癌在结构和细胞学水平上都表现出明显的异质性，往往多种组织学成分共存。在过去的半个世纪中，胃癌的组织学分类主要依据劳伦标准，其中肠道型腺癌和弥漫型腺癌是两大组织学亚型，加上少见的不确定类型(18)。肠道型胃癌约占54%，弥漫型胃癌32%，不确定型胃癌15%(19)。有证据表明，弥漫型胃癌更多发于女性和青年(20,21)，而肠型腺癌往往伴有肠上皮化生与幽门螺旋杆菌感染(22,23)。

2010年WHO分类划分了4个主要的胃癌的组织学类型：管状、乳头状、黏液型和松散型(包括印戒细胞癌)，再加上罕见的病理变异类型(24)。该分类是基于癌组织主要成分的组织学类型，这些主要成分往往共存少量的其他组织学类型成分。

管状腺癌是最常见的早期胃癌的组织学类型(图1)。它易于形成息肉状或

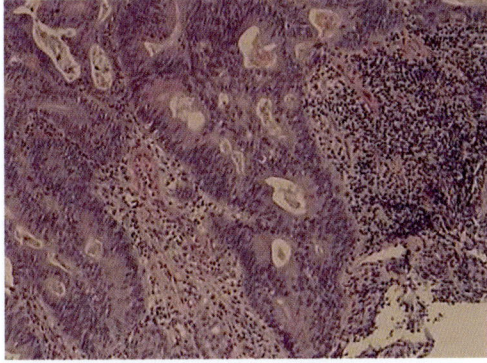

图1 管状腺癌。形状不规则且肿瘤腺腔内的黏液和碎屑融合。

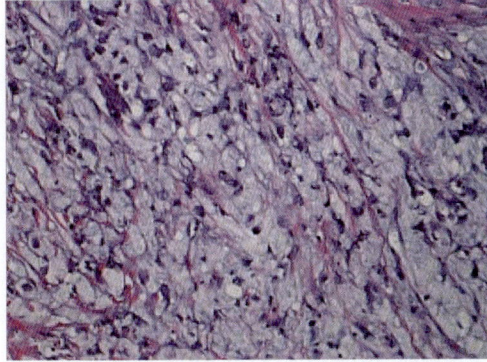

图2 黏液腺癌。群集和散在的肿瘤细胞漂浮在丰富的细胞外黏液池中。

蕈伞状团块，组织学表现为不规则扩张、融合或分支出各种大小的小管，管腔内常有黏液，细胞核和炎症碎片。

乳头状腺癌是另一种经常出现在早期胃癌中的病理病变。它多发于老年人，产生于胃近端，并常常伴有肝转移和淋巴结受累。组织学上，它的特点是有一个中央纤维血管核心支架的上皮突起。

黏液腺癌占胃癌的10%。组织学上，它的特点是细胞外黏液池占肿瘤体积至少50%左右(图2)。肿瘤细胞可以形成腺体结构和不规则细胞团，少量的印戒细胞漂浮在黏液池。

印戒细胞癌(图3)和其他松散状癌往往由印戒细胞和非印戒细胞混合组成。松散的非印戒肿瘤细胞形态类似于组织细胞、淋巴细胞和浆细胞。这些肿瘤细胞可以形成的不规则微小梁或花边状发育不全的腺体，在胃壁和严重凹陷或溃疡的表面常伴有明显的纤维组织增生。当肿瘤发生在幽门伴浆膜受累时，

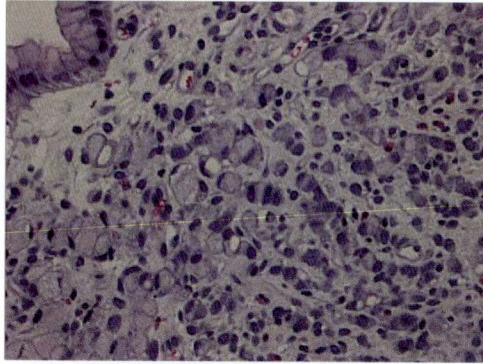

图3 印戒细胞癌。印戒细胞癌的细胞主要位于浅表固有层。

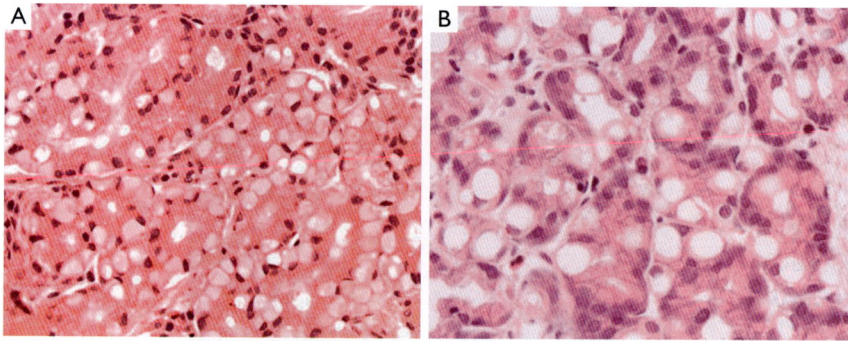

图4 伪印戒细胞。伪印戒细胞的细胞质空泡(A)和(B)(照片由Caroline Hughes博士提供)。

往往有淋巴管浸润和淋巴结转移癌。由于印戒细胞和其他松散癌在胃窦幽门区域易于通过黏膜下层和浆膜下侵入十二指肠，包括浆膜下及黏膜下淋巴间隙，当手术切除做了远端切缘冷冻切片时，需要特别注意这些路径。特别的染色，如细胞角蛋白免疫组化可以帮助检测固有层中形态隐匿的印戒细胞。胃黏膜新生印戒细胞的一个重要的鉴别诊断是良性伪印戒细胞，后者与印戒细胞癌极其相似(图4)。伪印戒细胞有时也有细胞学异型性，甚至核分裂相。然而，伪印戒细胞没有侵入性生长模式并且网状纤维染色凸显伪印戒细胞基底膜内腺泡结构完整(图5)(25)。

除了上述4个主要组织学亚型，WHO分类也包括了其他少见的病理病变，如腺鳞癌、鳞状细胞癌、肝样腺癌、淋巴基质癌、绒毛膜上皮癌、胃壁细胞癌、恶性横纹肌样瘤、粘液表皮样癌、潘氏细胞癌、未分化癌、混合腺神经内分泌癌、内胚窦瘤、胚胎癌、胃纯卵黄囊瘤、嗜酸细胞腺癌，表1中列出了其与劳伦的分类比较。

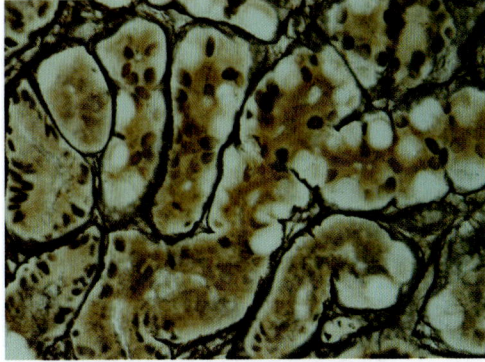

图5 在网状纤维染色下伪印戒细胞局限于基底膜内并保持完好的腺泡结构(照片由Caroline Hughes博士提供)。

表1 胃腺癌分类系统	
WHO [2010]	Lauren [1965]
乳头状腺癌	肠型
管状腺癌	
黏液腺癌	
印戒细胞癌	弥漫型
其他松散状癌	
混合型癌	不确定型
腺鳞癌	
鳞状细胞癌	
肝样腺癌	
淋巴基质癌	
绒毛膜上皮癌	
癌肉瘤	
胃壁细胞癌	
恶性横纹肌样瘤	
粘液表皮样癌	
潘氏细胞癌	
未分化癌	
混合腺神经内皮癌	
内胚窦癌	
胚胎癌	
胃纯卵黄囊瘤	
嗜酸细胞腺癌	

3.3 二氢嘧啶脱氢酶

二氢嘧啶脱氢酶(dihydropyrimidine dehydrogenase，DPD)是尿嘧啶分解代谢的限速酶，也是尿嘧啶结构相关化合物的主要降解酶，如5-氟尿嘧啶(5-FU)，这是一种广泛使用的用于治疗包括胃癌在内的不同类型肿瘤的药物。DPD真性缺乏的患者约占总人口的5%(63)。当使用5-FU或卡培他滨治疗时，DPD缺乏的患者会发生严重和潜在致命的中性粒细胞减少，黏膜炎和腹泻的风险显著增加(63-65)。此外，由于DPYD基因序列变异，3%~5%人群有部分DPD的缺乏，这可能限制了患者充分代谢药物的能力，从而导致药物毒性(66-68)。许多研究已经明确DPYD的突变和DPYD遗传学改变是DPD缺乏或DPD水平较低的原因。随后，研究人员已经开发了不同的检测以确定受检人员患DPD缺乏的风险，希望检测结果最终能提供临床指导。其中一个检测是确定所患的DPD缺乏是否是DPYD基因分型检测中的重要突变，如DPYD 2A (或ⅣS14 +1 G >A)(66,69)。DPYD突变阳性的人患DPD缺乏的风险会增加，DPD缺乏还出现在野生型PDYD的患者，即使没有DNA水平的突变，由于表观遗传学的改变，如PDYP区域的甲基化也可以导致DPD水平较低(70)。问题更复杂的是尿嘧啶分解代谢途径涉及一些其他的酶，如二氢嘧啶酶(dihydropyrimidinase，DHP)(71)和β-urreidopropio激酶(beta-urreidopropionase，BUP1)(72,73)。这些DPD下游基因的突变也会影响尿嘧啶的分解代谢。因此，涉及DPD、DHP和DUP1的尿嘧啶呼吸测试可能提示更多接受5-FU治疗的患者潜在毒性的临床信息(74)，因为它能评估整个不能单独进行PDYD 基因分型的尿嘧啶代谢途径的完整性。

尽管PDYD基因分型信息能帮助识别5-FU治疗毒性增加风险的患者，与此同时大量研究试图找出预测治疗反应和毒性的分子，但迄今为止并没有一种检测方法和分子标记在前瞻性临床试验里被证明是可靠的，不像CDH1和HER2基因检测，没有一种检测方法能作为验证是否使用5-FU治疗的标准。许多问题，包括5-FU整个代谢途径的许多部分仍然没有得到解决。例如，有人指出DPD缺乏的患者有严重的5-FU毒性的只占很小的比例，剩下的病人，无法用毒性分子的理论作解释(75)。在使用5-FU或卡培他滨治疗时预测哪些患者会发生毒性还有许多工作要做(76)。

总之，胃癌仍然是一个致命的疾病，发现新的分子标记、遗传学和表观遗传学的改变以及新的药理学特征，有助于改善患者的治疗、增加治愈希望并引导新的方向。最新的胃癌WHO分类是迄今为止最为全面的分类依据，它详细描述了各亚型的形态特点。我们希望，通过关联病理特征和生物大分子分析以及临床行为，有助于了解各亚型的临床病理。令人鼓舞的是，一些药理学特征的发现已经打开个性化医药之门，期待未来医学能挖掘不仅基于每个肿瘤，而且还基于每个患者的肿瘤指纹的更有效、毒性更小的分子。然而，许多挑战依然存在。有些声称试图基于单核苷酸多态性(single nuclear polymorphism，

SNP)的药理学预测方案并没有经过充分地验证，可能还为时过早。一些结果可能会有偏差，并可能导致有害的后果，应谨慎行事(77,78)。

致谢

感谢Rebecca Fitzgerald博士 (Hutchinson/MRC Research Center, Cambridge, UK)为我们提供图7，以及感谢Caroline Hughes博士(Academic Center, Oxford, UK)提供图4和图5。我们也感谢Cheryl Devine女士努力帮忙获取胃癌病例的显微照片。

声明：作者声称无任何利益冲突。

参考文献

1. Parkin DM. International variation. Oncogene 2004;23:6329-40.

2. Ferlay J, Shin HR, Bray F, et al. Estimates of worldwide burden of cancer in 2008: GLOBOCAN 2008. Int J Cancer 2010;127:2893-917.

3. Devesa SS, Blot WJ, Fraumeni JF Jr. Changing patterns in the incidence of esophageal and gastric carcinoma in the United States. Cancer 1998;83:2049-53.

4. Blot WJ, Devesa SS, Kneller RW, et al. Rising incidence of adenocarcinoma of the esophagus and gastric cardia. JAMA 1991;265:1287-9.

5. Jemal A, Bray F, Center MM, et al. Global cancer statistics. CA Cancer J Clin 2011;61:69-90.

6. Chandrasoma PT, Der R, Ma Y, et al. Histology of the gastroesophageal junction: an autopsy study. Am J Surg Pathol 2000;24:402-9.

7. Genta RM, Huberman RM, Graham DY. The gastric cardia in Helicobacter pylori infection. Hum Pathol 1994;25:915-9.

8. Siewert JR, Stein HJ. Classification of adenocarcinoma of the oesophagogastric junction. Br J Surg 1998;85:1457-9.

9. Edge SB, Byrd DR, Compton CC, et al. AJCC cancer staging manuel. 7 th ed. New York: Springer, 2010.

10. Huang Q, Shi J, Feng A, et al. Gastric cardiac carcinomas involving the esophagus are more adequately staged as gastric cancers by the 7th edition of the American Joint Commission on Cancer Staging System. Mod Pathol 2011;24:138-46.

11. Hamilton R, Aatonen LA. Tumors of Digestive System. Lyon:IARC; 2000:39-52.

12. Murakami T. Patholomorphological diagnosis. Definition and gross classification of early gastric cancer. Gann Monohr Cancer Res 1971;11:53-5.

13. The Paris endoscopic classification of superficial neoplastic lesions: esophagus, stomach, and colon: November 30 to December 1, 2002. Gastrointest Endosc 2003;58:S3-43.

14. Everett SM, Axon AT. Early gastric cancer in Europe. Gut 1997;41:142-50.

15. Yoshikawa K, Maruyama K. Characteristics of gastric cancer invading to the proper muscle layer-with special reference to mortality and cause of death. Jpn J Clin Oncol 1985;15:499-503.

16. Cunningham D, Allum WH, Stenning SP, et al. Perioperative chemotherapy versus surgery alone for resectable gastroesophageal cancer. N Engl J Med 2006;355:11-20.

17. Ychou M, Boige V, Pignon JP, et al. Perioperative chemotherapy compared with surgery alone for resectable gastroesophageal adenocarcinoma: an FNCLCC and FFCD multicenter phase Ⅲ trial. J Clin Oncol 2011;29:1715-21.

18. Hwang SW, Lee DH, Lee SH, et al. Preoperative staging of gastric cancer by endoscopic ultrasonography and multidetector-row computed tomography. J Gastroenterol Hepatol 2010;25:512-8.

19. Polkowski W, van Sandick JW, Offerhaus GJ, et al. Prognostic value of Laurén classification and c-erbB-2 oncogene overexpression in adenocarcinoma of the esophagus and gastroesophageal junction. Ann Surg Oncol 1999;6:290-7.

20. Lauren P. The two histological main types of gastric carcinoma: diffuse and so called intestinal-type carcinoma: an attempt at a histo-clinical classification. Acta Pathol Microbiol Scand 1965;64:31-49.

21. Caldas C, Carneiro F, Lynch HT, et al. Familial gastric cancer: overview and guidelines for management. J Med Genet 1999;36:873-80.

22. Kaneko S, Yoshimura T. Time trend analysis of gastric cancer incidence in Japan by histological types, 1975-1989. Br J Cancer 2001;84:400-5.

23. Parsonnet J, Vandersteen D, Goates J, et al. Helicobacter pylori infection in intestinal- and diffuse-type gastric adenocarcinomas. J Natl Cancer Inst 1991;83:640-3.

24. Lauwers GY, Carneiro F, Graham DY. Gastric carcinoma. In: Bowman FT, Carneiro F, Hruban RH, eds. Classification of Tumours of the Digestive System. Lyon:IARC;2010. In press.

25. Hughes C, Greywoode G, Chetty R. Gastric pseudosignet ring cells: a potential diagnostic pitfall. Virchows Arch 2011;459:347-9.

26. Wu MS, Shun CT, Wu CC, et al. Epstein-Barr virusassociated gastric carcinomas: relation to H. pylori infection and genetic alterations. Gastroenterology 2000;118:1031-8.

27. Wang HH, Wu MS, Shun CT, et al. Lymphoepitheliomalike carcinoma of the stomach: a subset of gastric carcinoma with distinct clinicopathological features and high prevalence of Epstein-Barr virus infection. Hepatogastroenterology 1999;46:1214-9.

28. Truong CD, Feng W, Li W, et al. Characteristics of Epstein-Barr virus-associated gastric cancer: a study of 235 cases at a comprehensive cancer center in U.S.A. J Exp Clin Cancer Res 2009;28:14.

29. Fu DX, Tanhehco Y, Chen J, et al. Bortezomib-induced enzyme-targeted radiation therapy in herpesvirusassociated tumors. Nat Med 2008;14:1118-22.

30. Halling KC, Harper J, Moskaluk CA, et al. Origin of microsatellite instability in gastric cancer. Am J Pathol 1999;155:205-11.

31. Oliveira C, Seruca R, Seixas M, et al. The clinicopathological features of gastric carcinomas with microsatellite instability may be mediated by mutations of different "target genes" : a study of the TGFbeta R Ⅱ , IGF Ⅱ R, and BAX genes. Am J Pathol 1998;153:1211-9.

32. Wu CW, Chen GD, Jiang KC, et al. A genome-wide study of microsatellite instability in advanced gastric carcinoma. Cancer 2001;92:92-101.

33. Thibodeau SN, French AJ, Roche PC, et al. Altered expression of hMSH2 and hMLH1 in tumors with microsatellite instability and genetic alterations in mismatch repair genes. Cancer Res 1996;56:4836-40.

34. Grogg KL, Lohse CM, Pankratz VS, et al. Lymphocyterich gastric cancer: associations

with Epstein-Barr virus, microsatellite instability, histology, and survival. Mod Pathol 2003;16:641-51.

35. Roh JH, Srivastava A, Lauwers GY, et al. Micropapillary carcinoma of stomach: a clinicopathologic and immunohistochemical study of 11 cases. Am J Surg Pathol 2010;34:1139-46.

36. Ushiku T, Matsusaka K, Iwasaki Y, et al. Gastric carcinoma with invasive micropapillary pattern and its association with lymph node metastasis. Histopathology 2011;59:1081-9.

37. Yasui W, Sentani K, Motoshita J, et al. Molecular pathobiology of gastric cancer. Scand J Surg 2006;95:225-31.

38. Kitaura K, Chone Y, Satake N, et al. Role of copper accumulation in spontaneous renal carcinogenesis in Long- Evans Cinnamon rats. Jpn J Cancer Res 1999;90:385-92.

39. Oliveira C, Suriano G, Ferreira P, et al. Genetic screening for familial gastric cancer. Hered Cancer Clin Pract 2004;2:51-64.

40. Vasen HF, Wijnen JT, Menko FH, et al. Cancer risk in families with hereditary nonpolyposis colorectal cancer diagnosed by mutation analysis. Gastroenterology 1996;110:1020-7.

41. Keller G, Rudelius M, Vogelsang H, et al. Microsatellite instability and loss of heterozygosity in gastric carcinoma in comparison to family history. Am J Pathol 1998;152:1281-9.

42. Varley JM, McGown G, Thorncroft M, et al. An extended Li-Fraumeni kindred with gastric carcinoma and a codon 175 mutation in TP53. J Med Genet 1995;32:942-5.

43. Pharoah PD, Guilford P, Caldas C. International Gastric Cancer Linkage Consortium. Incidence of gastric cancer and breast cancer in CDH1 (E-cadherin) mutation carriers from hereditary diffuse gastric cancer families. Gastroenterology 2001;121:1348-53.

44. Barber M, Murrell A, Ito Y, et al. Mechanisms and sequelae of E-cadherin silencing in hereditary diffuse gastric cancer. J Pathol 2008;216:295-306.

45. Oliveira C, Sousa S, Pinheiro H, et al. Quantification of epigenetic and genetic 2nd hits in CDH1 during hereditary diffuse gastric cancer syndrome progression. Gastroenterology 2009;136:2137-48.

46. Caldas C, Carneiro F, Lynch HT, et al. Familial gastric cancer: overview and guidelines for management. J Med Genet 1999;36:873-80.

47. Oliveira C, Bordin MC, Grehan N, et al. Screening E-cadherin in gastric cancer families reveals germline mutations only in hereditary diffuse gastric cancer kindred. Hum Mutat 2002;19:510-7.

48. Fitzgerald RC, Hardwick R, Huntsman D, et al. Hereditary diffuse gastric cancer: updated consensus guidelines for clinical management and directions for future research. J Med Genet 2010;47:436-44.

49. Oliveira C, Moreira H, Seruca R, et al. Role of pathology in the identification of hereditary diffuse gastric cancer: report of a Portuguese family. Virchows Arch 2005;446:181-4.

50. Oliveira C, Senz J, Kaurah P, et al. Germline CDH1 deletions in hereditary diffuse gastric cancer families. Hum Mol Genet 2009;18:1545-55.

51. Masciari S, Larsson N, Senz J, et al. Germline E-cadherin mutations in familial lobular breast cancer. J Med Genet 2007;44:726-31.

52. Akiyama T, Sudo C, Ogawara H, et al. The product of the human c-erbB-2 gene: a 185-kilodalton

glycoprotein with tyrosine kinase activity. Science 1986;232:1644-6.

53. Popescu NC, King CR, Kraus MH. Localization of the human erbB-2 gene on normal and rearranged chromosomes 17 to bands q12-21.32. Genomics 1989;4:362-6.

54. Yamamoto T, Ikawa S, Akiyama T, et al. Similarity of protein encoded by the human c-erb-B-2 gene to epidermal growth factor receptor. Nature 1986;319:230-4.

55. Yonemura Y, Ninomiya I, Yamaguchi A, et al. Evaluation of immunoreactivity for erbB-2 protein as a marker of poor short term prognosis in gastric cancer. Cancer Res 1991;51:1034-8.

56. Yokota J, Yamamoto T, Toyoshima K, et al. Amplification of c-erbB-2 oncogene in human adenocarcinomas in vivo. Lancet 1986;1:765-7.

57. Van Cutsem E, Kang Y, Chung H, et al. Efficacy results from the ToGA trial: A phase III study of trastuzumab added to standard chemotherapy (CT) in first-line human epidermal growth factor receptor 2 (HER2)-positive advanced gastric cancer (GC). J Clin Oncol 2009;27:LBA 4509.

58. Bang YJ, Van Cutsem E, Feyereislova A, et al. Trastuzumab in combination with chemotherapy versus chemotherapy alone for treatment of HER2-positive advanced gastric or gastro-oesophageal junction cancer (ToGA): a phase 3, open-label, randomised controlled trial. Lancet 2010;376:687-97.

59. Tanner M, Hollmén M, Junttila TT, et al. Amplification of HER-2 in gastric carcinoma: association with Topoisomerase II alpha gene amplification, intestinal type, poor prognosis and sensitivity to trastuzumab. Ann Oncol 2005;16:273-8.

60. Gravalos C, Jimeno A. HER2 in gastric cancer: a new prognostic factor and a novel therapeutic target. Ann Oncol 2008;19:1523-9.

61. Marx AH, Tharun L, Muth J, et al. HER-2 amplification is highly homogenous in gastric cancer. Hum Pathol 2009;40:769-77.

62. Rüschoff J, Hanna W, Bilous M, et al. HER2 testing in gastric cancer: a practical approach. Mod Pathol 2012;25:637-50.

63. Lee A, Ezzeldin H, Fourie J, et al. Dihydropyrimidine dehydrogenase deficiency: impact of pharmacogenetics on 5-fluorouracil therapy. Clin Adv Hematol Oncol 2004;2:527-32.

64. Schwab M, Zanger UM, Marx C, et al. Role of genetic and nongenetic factors for fluorouracil treatment-related severe toxicity: a prospective clinical trial by the German 5-FU Toxicity Study Group. J Clin Oncol 2008;26:2131-8.

65. Deenen MJ, Tol J, Burylo AM, et al. Relationship between single nucleotide polymorphisms and haplotypes in DPYD and toxicity and efficacy of capecitabine in advanced colorectal cancer. Clin Cancer Res 2011;17:3455-68.

66. Gross E, Busse B, Riemenschneider M, et al. Strong association of a common dihydropyrimidine dehydrogenase gene polymorphism with fluoropyrimidine-related toxicity in cancer patients. PLoS One 2008;3:e4003.

67. Amstutz U, Froehlich TK, Largiadèr CR. Dihydropyrimidine dehydrogenase gene as a major predictor of severe 5-fluorouracil toxicity. Pharmacogenomics 2011;12:1321-36.

68. Kim SR, Park CH, Park S, et al. Genetic polymorphisms associated with 5-Fluorouracil-induced neurotoxicity. Chemotherapy 2010;56:313-7.

69. Johnson MR, Diasio RB. Importance of dihydropyrimidine dehydrogenase (DPD) deficiency in patients exhibiting toxicity following treatment with 5-fluorouracil. Adv Enzyme Regul

2001;41:151-7.

70. Zhang X, Soong R, Wang K, et al. Suppression of DPYD expression in RKO cells via DNA methylation in the regulatory region of the DPYD promoter: a potentially important epigenetic mechanism regulating DPYD expression. Biochem Cell Biol 2007;85:337-46.

71. Thomas HR, Ezzeldin HH, Guarcello V, et al. Genetic regulation of dihydropyrimidinase and its possible implication in altered uracil catabolism. Pharmacogenet Genomics 2007;17:973-87.

72. Van Kuilenburg AB, Van Lenthe H, Assmann B, et al. Detection of beta-ureidopropionase deficiency with HPLC-electrospray tandem mass spectrometry and confirmation of the defect at the enzyme level. J Inherit Metab Dis 2001;24:725-32.

73. Thomas HR, Ezzeldin HH, Guarcello V, et al. Genetic regulation of beta-ureidopropionase and its possible implication in altered uracil catabolism. Pharmacogenet Genomics 2008;18:25-35.

74. Mattison LK, Ezzeldin H, Carpenter M, et al. Rapid identification of dihydropyrimidine dehydrogenase deficiency by using a novel 2-13C-uracil breath test. Clin Cancer Res 2004;10:2652-8.

75. Diasio RB, Johnson MR. Dihydropyrimidine dehydrogenase: its role in 5-fluorouracil clinical toxicity and tumor resistance. Clin Cancer Res 1999;5:2672-3.

76. Ezzeldin HH, Diasio RB. Predicting fluorouracil toxicity: can we finally do it? J Clin Oncol 2008;26:2080-2.

77. Baggerly KA, Combes KR. Deriving chemosensitivity from cell lines: forensic bioinformatics and reproducible research in high-throughput biology. Ann Appl Stat 2009;3:1309-34.

78. Valachis A, Mauri D, Neophytou C, et al. Translational medicine and reliability of single-nucleotide polymorphism studies: can we believe in SNP reports or not? Int J Med Sci 2011;8:492-500.

(译者：文军程，武田中国有限公司，

上海 201106。Email: 18588861706@163.com)

Cite this article as: Hu B, El Hajj N, Sittler S, Lammert N, Barnes R, Meloni-Ehrig A. Gastric cancer: Classification, histology and application of molecular pathology. J Gastrointest Oncol 2012;3(3):251-261. doi: 10.3978/ j.issn.2078-6891.2012.021

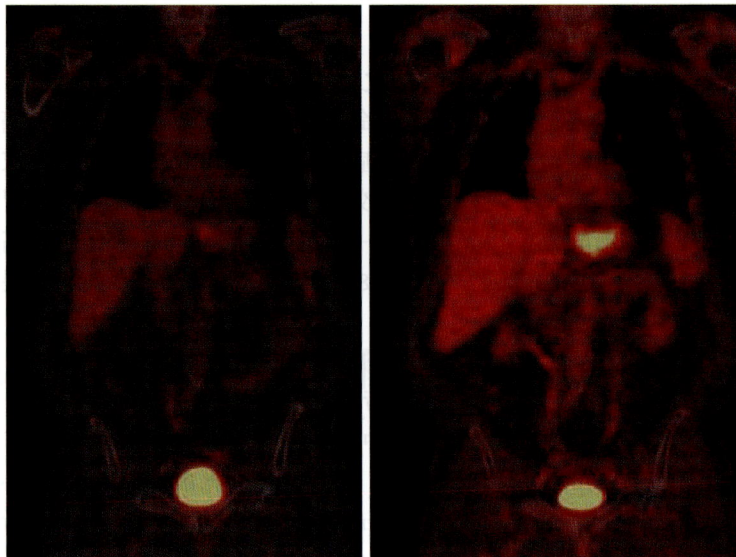

图1 PET和CT成像的注册过程可提供解剖学和生理学的综合信息。示踪剂摄取值是相对的，正常组织(如肝脏)内的摄取可作为参考值。

注册问题尤其突出，因为在此部位的器官内部每天均须频繁运动(图1)。

3 分期

美国癌症联合委员会(American Joint Committee on Cancer，AJCC)分期系统已广泛用于疾病负担测量和胃癌预后。基于TNM系统，AJCC指南第7版中肿瘤的T分期定义如下：T1，肿瘤侵及黏膜固有层或黏膜肌层；T2，肿瘤侵及固有肌层；T3，肿瘤穿透浆膜下组织，但无进一步侵袭；T4，肿瘤侵及内脏腹膜或邻近结构(9)。由于手术治疗是主要的预后因素，故准确确定胃部病变的侵袭程度极为重要。在早期研究中，CT确定的T分期与病理分期高度符合；不过，后续研究显示，其准确性令人失望。EUS在确定术前T分期方面具有更高的准确性，且在Botet的一项研究中与CT的T分期结果进行了直接比较(10)。不过，随着技术的进步，CT成像的分辨率越来越高，薄层CT扫描并多平面重组/对比提示CT和IEUS之间的比较并不具有统计学价值(11)。

无论所采用的是何种成像模式，如某一胃部肿块与邻近器官之间的脂肪层消失，则提示存在侵袭。因此，PET成像在确定T分期方面并不是特别有用。PET的分辨率因代谢信号的体积平均方法而受限，其中明显的示踪剂摄取须在数毫米间进行平均——这一距离对于评估器官表面的肿瘤细胞侵袭是否已突破组织屏障来说过大，无法达到可信度。

在第7版AJCC分期标准中，N分期基于阳性淋巴结的数量，但与之前的版本相比也有所更改。N1、N2和N3分别代表1~2个、3~6个和7个或7个以上阳性淋巴结。较早的分期标准中还将淋巴结位置作为一个客观的分期标准。日本胃癌研究学会将胃部淋巴结分为4个区，各区依次有更多的胃部淋巴结被切除(12)。D1淋巴结清扫术是指切除1区淋巴结(胃周第1~6组淋巴结)；D2淋巴结清扫术则切除2区淋巴结(第7~11组)，并且在胃癌高发国家也是标准手术术式。D3和D4淋巴结清扫术针对的是相对应的区。AJCC标准适用于远方转移主要表现为肝十二指肠、胰腺后、肠系膜和主动脉旁淋巴结(即Ⅲ区和Ⅳ区)受累的情况(9)。

淋巴结转移的CT标准包括大小、形态、中央坏死和异质性(13,14)。如存在这些特质，则强烈提示存在转移性受累。不过，CT的敏感性存在一定问题，因为当某一淋巴结内的肿瘤负荷较小时，就不可能形成可满足CT标准的明显的形态学改变。理论上，PET是极佳的辅助成像方式，可用于检测解剖学上较小但可能具有代谢活性的转移性癌灶。不过，PET的空间分辨率相对较差，很难将Ⅰ区和Ⅱ区淋巴结与原发肿瘤进行鉴别，因此效果略为逊色。PET的真正价值可能在于检测"远处的"Ⅲ区和Ⅳ区转移性病变，且并不适用于手术切除+标准的D2淋巴结清除术。以PET成像鉴别肿瘤的进一步传播可能会影响手术计划的制订(是否需要行更具侵略性的淋巴结清除术)或确定是否需要避免手术(因其可能是徒劳的并可能引发不必要的损伤)(15)。

在实体器官中，肝脏是胃癌最为常见的转移部位，在此过程中癌细胞可经由门静脉以血行播散的形式转移至肝脏(16,17)。淋巴和腹膜也是胃癌常见的播散途径。虽然增强CT通常可检出远处转移，但PET在检测远处的实体器官转移时可能更有用。Kinkel在一项Meta分析中指出，在这方面，PET是最灵敏的无创成像方式(18)。由于放射性示踪剂可分布于全身，较大体积的实体器官更易被PET检测到(与CT相比)。

腹膜播散是一个不良预后因素。在检测到腹膜转移后，手术策略可发生更改(由"治愈"改为"姑息")，或阻止外科医生行开腹手术。日益精密的CT扫描有助于在术中视诊之前检出腹膜转移。PET可为CT提供额外的灵敏度。如示踪剂呈弥散性摄取，导使肠道的匐行性轮廓变得模糊，这提示可能存在腹膜转移；此外，腹膜转移也可表现为沿腹膜腔内区域较为散乱的局部摄取区域，且无法以其他解剖学结构(如处于预期的淋巴结或实体脏器之外)予以解释(11)。

4 疗效

PET可预测胃癌的术前化疗效果。Ott等发现，在化疗之前和化疗启动两周后行PET扫描之间，如示踪剂摄取降低了35%，则可预测治疗有效，其准确率可达85%。采用这一标准，2年生存率在治疗有效组为90%，在无效组为25%(p=0.002)(19)。化疗期间示踪剂摄取下降是一项连续变量，且其他研究人员也已提出了不同的阈值。例如，Shah等发现，35 d后示踪剂摄取下降45%是区分治疗是否有效以及预测转归的最佳阈值(20)。在评估食管癌的疗效时，相关分析发现通过回顾性研究确定的阈值存在极大的差异(从10%~80%不等)；相比之下，胃癌可能具有可比较的差异程度(21)。

　　Wahl等提出了"PET实体肿瘤疗效标准"(PET Response Criteria in Solid Tumors，PERCIST)。该标准与其他解剖性肿瘤疗效衡量标准[如世界卫生组织的标准和多个版本的实体肿瘤的疗效评价标准(Response Evaluation Criteria in Solid Tumors，RECIST)]相似，并希望最终能超越这些标准(22)。Wahl指出，在依据PET结果开展疗效评估时，既采用了定性方法，也采用了定量方法。SUV值之间具有统计学意义的变异度是较为典型的，这在严格控制下进行的测试与重测试中也是如此；因此，PERCIST标准提出，如SUV值下降≥30%，则提示存在"临床相关的有益改变"。根据这一标准，正常组织参照值是基于肝脏和最活跃的组织内的感兴趣区域，采用一致的规程在一次扫描过程中设定的。Wahl指出，PERCIST标准在临床试验和报告中可作为一个起始点。这不失为明智之举，因为用于确定PET效应的特定方法导致相关工作非常琐碎，关联度也很差。

　　许多胃癌在PET下并不明显，且反复成像对于此类患者并不能提供额外的有用信息。Wahl建议，在此类患者中可应用RECIST 1.1。Ott等将PET不显像的肿瘤患者归类为与"代谢性治疗无效者(metabolic non-responders)"(亦即，生物学上不利、预后较差者)具有相似的预后。代谢性治疗有效者(metabolic non-responders)具有69%的组织病理学有效率；相比之下，代谢性治疗无效者仅有17%的组织病理学有效率，这与PET不显像组的组织病理学有效率(24%)很接近。生存率在PET不显像组和治疗无效组间也很相似，但与治疗有效组相比则存在显著差异(19)。

　　除了提出疗效标准和预后分组外，Kim等也对FDG-PET和氟代胸苷(FLT)-PET进行了比较，并获得了一些有意思的结果。与FDG-PET相比，FLT-PET具有较高的灵敏度。Ott建议，作为一种有用的辅助成像手段，FLT-PET可应用于肿瘤扩散的定量评估。迄今针对其他放射性核素开展的研究还很有限；鉴于放射性核素对于改善临床工作具有较大价值，故在本领域开展进一步的研究很有意义(23)(图2)。

5 复发性疾病

　　疾病复发常局部见于手术后丧失典型解剖特征的部位。及早检测到这些病例有利于更好地开展补救治疗，在此过程中PET可发挥一臂之力。一般而

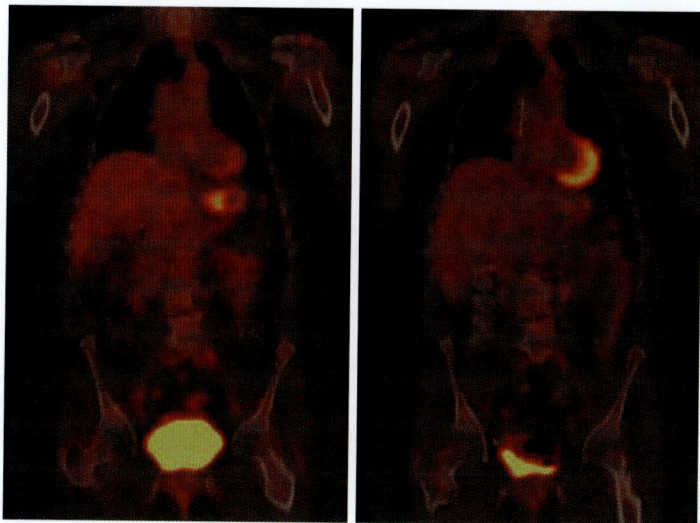

图2 CT-PET在应用于诊断时显示胃部近端的示踪剂摄取状况经治后可见示踪剂摄取减少。

言，葡萄糖代谢在瘢痕组织中较低，在复发的肿瘤中则较高。在检测手术后改变和开展治疗后监测方面，CT仍居核心地位；不过，如果加入PET检测到的代谢信息，则可更好地鉴定相关信息。遗憾的是，上述的PET局限性同样适用于这一情况；特别地，仅部分组织可摄取足够的示踪剂、从而具备一定的灵敏度，且PET-CT的空间分辨率也在很大程度上受现有成像技术的制约。

　　De Potter等发现，在一组PET阴性的复发性疾病患者中，其生存期长于PET阳性的复发性疾病患者。不过，de Potter警告，由于PET的灵敏度较差、阴性预测值较低，故并不适合于随访期筛查；当然，对于复发患者，PET可提供重要的预后信息(24)。Sim等发现，PET检测复发部位的灵敏度和特异度与CT相似，但在腹膜是个例外；事实上，PET检测腹膜肿瘤复发的灵敏度低于CT(25)。

6 结论

　　PET日益应用于多种恶性肿瘤，展现出较好的前景。作为一种辅助成像手段，它越来越广泛地应用于胃肠道癌症的分期和治疗。NCCN和其他共识性文件指出，PET在鉴定胃癌方面具有较高的特异性，因此可作为一种成像选项；不过，解剖性成像仍为标准的成像模式。部分数据支持在胃癌分期中应用PET，特别是在鉴定远处转移或淋巴结转移超出Ⅰ区或Ⅱ区时。需要进一步完善现行的PERCIST标准，并找出PET应用于胃癌和其他胃肠道恶性肿瘤时相关连续变量的最佳指标。

致谢

声明：作者声称无任何利益冲突。

参考文献

1. Blot WJ, Devesa SS, Kneller RW, et al. Rising incidence of adenocarcinoma of the esophagus and gastric cardia. JAMA 1991;265:1287-9.

2. Yang GY, Ott K. Accomplishments in 2008 in the management of esophageal cancer. Gastrointest Cancer Res 2009;3:S53-7.

3. Roukos DH. Current status and future perspectives in gastric cancer management. Cancer Treat Rev 2000;26:243-55.

4. Abdalla EK, Pisters PW. Staging and preoperative evaluation of upper gastrointestinal malignancies. Semin Oncol 2004;31:513-29.

5. Kwee RM, Kwee TC. Imaging in local staging of gastric cancer: A systematic review. J Clin Oncol 2007;25:2107-16.

6. Weber WA, Ott K. Imaging of esophageal and gastric cancer. Semin Oncol 2004;31:530-41.

7. Stahl A, Ott K, Weber WA, et al. FDG PET imaging of locally advanced gastric carcinomas: Correlation with endoscopic and histopathological findings. Eur J Nucl Med Mol Imaging 2003;30:288-95.

8. Yoshioka T, Yamaguchi K, Kubota K, et al. Evaluation of 18F-FDG PET in patients with advanced, metastatic, or recurrent gastric cancer. J Nucl Med 2003;44:690-9.

9. Edge SB, Byrd DR, Compton CC, et al. AJCC cancer staging handbook: From the AJCC cancer staging manual. 7th ed. Springer; 2010.

10. Botet JF, Lightdale CJ, Zauber AG, et al. Preoperative staging of gastric cancer: Comparison of endoscopic US and dynamic CT. Radiology 1991;181:426-32.

11. Lim JS, Yun MJ, Kim MJ, et al. CT and PET in stomach cancer: Preoperative staging and monitoring of response to therapy. Radiographics 2006;26:143-56.

12. Nishi M, Omori Y, Miwa K. Japanese research society for gastric cancer (JRSGC): Japanese classification of gastric carcinoma. 1st English ed. Tokyo, Japan: Kanehara; 1995.

13. D'Elia F, Zingarelli A, Palli D, et al. Hydro-dynamic CT preoperative staging of gastric cancer: Correlation with pathological findings. A prospective study of 107 cases. Eur Radiol 2000;10:1877-85.

14. Fukuya T, Honda H, Hayashi T, et al. Lymph-node metastases: Efficacy for detection with helical CT in patients with gastric cancer. Radiology 1995;197:705-11.

15. Chen J, Cheong JH, Yun MJ, et al. Improvement in preoperative staging of gastric adenocarcinoma with positron emission tomography. Cancer 2005;103:2383-90.

16. Gore RM. Gastric cancer. Clinical and pathologic features. Radiol Clin North Am 1997;35:295-310.

17. Miller FH, Kochman ML, Talamonti MS, et al. Gastric cancer. radiologic staging. Radiol Clin North Am 1997;35:331-49.

18. Kinkel K, Lu Y, Both M, et al. Detection of hepatic metastases from cancers of the gastrointestinal

表1 四项研究的生存率

研究	3年生存率		5年生存率	
	单纯手术组(%)	辅助化疗组(%)	单纯手术组(%)	辅助化疗组(%)
INT 0116	41	50	28	43
MAGIC*	31	44	23	36
ACTS-GC	70	80	61	72
CLASSIC	78	83	N/A	N/A

* 参与MAGIC研究的患者接受的是围手术期化疗(术前新辅助化疗)而非术后辅助化疗。

ACTS-GC研究作为第一项多中心前瞻性随机对照试验研究，显示了胃癌患者D2/D3切除术后辅助化疗的益处。总计1,034例日本患者被随机分入单纯手术组(526例)和术后S-1辅助化疗组(517例)，两组患者术后3年生存率分别为70.1%和80.1%(p=0.003)。5年的随访数据再次证实为期1年的S-1辅助化疗可有效改善手术患者的总生存期(OS)和无复发生存率(RFS)(8)。

此外，ACTS-GC研究在展示胃癌患者D2/D3切除术后的自然生存结局和复发模式方面有其独特的临床意义。然而该研究仍存在局限性。首先，ACTS-GC研究对象仅局限于日本患者。鉴于此，CLASSIC研究(9)涵盖了包括韩国、中国和台湾在内的多个国家或地区的患者，是针对胃癌患者辅助化疗方案的第二大随机对照临床试验研究。结果表明D2切除术后联合卡倍他滨和奥沙利铂化疗可显著提高患者的3年无复发生存率(RFS)。由于D2切除术是东亚各国的标准术式，ACTS-GC研究和CLASSIC研究分别采用了D2/D3切除术和D2切除术。因此上述两项研究中，辅助化疗的获益情况可能并不适于推广至西方国家常规施行D1切除术治疗的患者人群。第二，ACTS-GC研究的亚组分析显示，S-1单药辅助化疗的获益在分期较晚、肿瘤负荷较大的患者中有下降的趋势，尤其在ⅢB期胃癌患者，5年无病生存率仅37.6%。因此，我们需要针对进展期胃癌患者研究更为有效的辅助化疗方案。第三，我们也应考量ACTS-GC研究中的化疗疗程和药物剂量强度，以便为将来的临床研究选择更好的辅助化疗方案。ACTS-GC研究中，仅2/3的患者完成了为期1年的S-1单药辅助化疗，而CLASSIC研究的治疗持续时间虽然较短(半年内8周期)，但双药联合的剂量强度更高。第四，尽管腹水脱落细胞学检查阳性的患者已被事先排除，但腹膜仍然是最常见的肿瘤复发转移部位。之前日本的研究报道了S-1对腹膜转移患者的疗效，这一点在ACTS-GC研究中并未清楚提及。S-1辅助化疗减少了胃癌复发的发生率，但并未改变胃癌复发转移模式，这也再次说明了开发新的辅助治疗策略的必要性。第五，单纯手术组和术后辅助化疗组患者之间不同的随访日程安排使数据质量受到一定影响。第六，可能由于参与的研究中心过多，研究失访率相当高(12.4%)。

以上四项研究(INT 0116、MAGIC、ACTS-GC、CLASSIC)展示了胃癌辅助化疗的临床意义。总体上，ACTS-GC和CLASSIC研究的生存率高于INT 0116和MAGIC研究(表1)，提示有效且彻底的D2淋巴结清扫是胃癌预后最重要的因素。

　　总之，第一项多中心前瞻性随机试验研究——ACTS-GC研究，充分展示了胃癌患者D2/D3切除术后实施辅助化疗的获益。然而，鉴于ACTS-GC研究中S-1单药辅助化疗的疗效局限性，我们仍有必要针对分期较晚、肿瘤负荷较大的胃癌患者以及仅施行D1切除术的患者(姑息性手术疗法较D2根治术有更高的残余肿瘤负荷)研究更为合适的辅助化疗方案。

致谢

　　声明：作者声称无任何利益冲突。

参考文献

1. Jemal A, Bray F, Center MM, et al. Global cancer statistics. CA Cancer J Clin 2011;61:69-90.

2. Macdonald JS, Smalley SR, Benedetti J, et al. Chemoradiotherapy after surgery compared with surgery alone for adenocarcinoma of the stomach or gastroesophageal junction. N Engl J Med 2001;345:725-30.

3. Cunningham D, Allum WH, Stenning SP, et al. Perioperative chemotherapy versus surgery alone for resectable gastroesophageal cancer. N Engl J Med 2006;355:11-20.

4. Bonenkamp JJ, Hermans J, Sasako M, et al. Extended lymph-node dissection for gastric cancer. N Engl J Med 1999;340:908-14.

5. Cuschieri A, Weeden S, Fielding J, et al. Patient survival after D1 and D2 resections for gastric cancer: long-term results of the MRC randomized surgical trial. Surgical Cooperative Group. Br J Cancer 1999;79:1522-30.

6. Songun I, Putter H, Kranenbarg EM, et al. Surgical treatment of gastric cancer: 15-year follow-up results of the randomised nationwide Dutch D1D2 trial. Lancet Oncol 2010;11:439-49.

7. Wu CW, Hsiung CA, Lo SS, et al. Nodal dissection for patients with gastric cancer: a randomised controlled trial. Lancet Oncol 2006;7:309-15.

8. Sasako M, Sakuramoto S, Katai H, et al. Five-year outcomes of a randomized phase Ⅲ trial comparing adjuvant chemotherapy with S-1 versus surgery alone in stage Ⅱ or Ⅲ gastric cancer. J Clin Oncol 2011;29:4387-93.

9. Bang YJ, Kim YW, Yang HK, et al. Adjuvant capecitabine and oxaliplatin for gastric cancer after D2 gastrectomy (CLASSIC): a phase 3 open-label, randomised controlled trial. Lancet 2012;379:315-21.

(译者：朱季香，四川省遂宁市第一人民医院消化科，

遂宁 629000。Email: cacao45@foxmail.com)

Cite this article as: Kim GM, Chung HC. The first step on earth: a small step for a trial, a giant leap for mankind. Transl Gastrointest Cancer 2012;1(1):115-116. doi: 10.3978/j.issn.2224-4778.2012. 02.01

第五章：ARTIST研究者能续写舒伯特的"未完成"交响曲吗？

Taroh Satoh[1], Hideshi Ishii[1], Daisuke Sakai[1], Yuichiro Doki[2], Masaki Mori[2]

[1]Department of Frontier Science for Cancer and Chemotherapy, Graduate School of Medicine, Osaka University, Japan; [2]Department of Gastroenterological Surgery, Graduate School of Medicine, Osaka University, Japan

Correspondence to: Taroh Satoh, MD, PhD. Department of Frontier Science for Cancer and Chemotherapy, Osaka University Graduate School of Medicine, 2-2 Yamadaoka, Suita, Osaka 565-0871, Japan. Email: taroh@cfs.med.osaka-u.ac.jp.

View the English edition of this article at: http://www.amepc.org/tgc/article/view/551/553

　　手术、放疗及化疗是公认的治疗胃癌的有效方法。随着Sasako及其同事研究所显示的有效性，以及基于Songun及其同事主持的荷兰胃癌研究组(the Dutch Gastric Cancer Group，DGCG)随访15年的研究发现，D2淋巴结清扫术已成为目前标准的手术方式(1,2)。

　　与单纯D2淋巴结清扫术相比，Sakuramoto及其同事开展的ACTS-GC研究显示术后S-1单药化疗能够延长生存期，Bang及其同事开展的CLASSIC研究显示术后XELOX方案化疗亦能延长生存期。两项研究均显示即使D2淋巴结清扫术后，辅助化疗仍具有一定的价值。ACTS-GC研究亚组分析显示手术联合S-1单药辅助化疗仅对Ⅱ~ⅢA期胃癌有益，但是对于≥ⅢB期的患者则没有获益。而CLASSIC研究显示XELOX方案对全部期别(Ⅱ~ⅢB期)的患者均有效，研究表明对≥ⅢA期的胃癌患者需要进行联合化疗(3,4)。

　　INT0116研究显示胃癌术后化疗联合放疗能够延长生存期，但是大多数入组患者接受了D1淋巴结清扫术(5)。基于此，后来进行的ARTIST研究主要是评价D2淋巴结清扫术后辅助放化疗的价值，值得关注(6)。

ARTIST研究53.2个月的中位随访数据显示XP方案组治疗完成率为75.4%，XP/XRT/XP方案组为81.7%。虽然XP/XRT/XP方案组耐受性良好，但是令人失望的是该治疗组患者没有达到主要终点，无病生存期(disease-free survival，DFS)没有延长。尽管亚组分析显示XP/XRT/XP方案组中淋巴结阳性患者的DFS有延长，但是ARTIST研究仍存在某些局限性。

首先，IB或Ⅱ期胃癌患者D2淋巴结清扫术后确实需要进行术后放化疗吗？这部分患者进行术后放化疗可能存在过度治疗。Sasako及其同事(7)报告Ⅱ期胃癌患者术后接受1年单药S-1治疗后5年DFS为79.2%。日本流行病学数据(8)显示原发于胃窦及胃体的IB期胃癌患者5年生存率为80%~90%。

第二，辅助化疗应用XP方案合理吗？虽然XP/XRT/XP方案组治疗完成率为81.7%，然而与Kang及其同事(9)报道XP方案(CDDP 80 mg/m^2)治疗晚期胃癌的ML17032研究相比，≥3级的毒副反应发生率明显增加。

Bang及其同事报告XELOX方案辅助化疗优于辅助放化疗，Cunningham及其同事(10)报告对于晚期胃食管癌EOX方案优于ECX方案，XELOX方案及XP方案的联合可能比单纯XP方案更可取。对直肠癌患者来说，术前XELOX方案联合放疗比单纯辅助化疗更为有效。一项非临床研究(13,14)报道奥沙利铂联合放疗能上调胸苷磷酸化酶水平，而后者在肿瘤组织内部使卡培他滨转化为5-FU，与其他治疗手段相比显示出更好的抗肿瘤活性。

第三，INT0116研究(15)显示组织学为弥漫型的患者疗效较差。除女性弥漫型患者之外，其他亚组患者均受益于同步放化疗。如果没有经过组织学类型的筛选，或者说如果没有排除弥漫型的患者，可能这项研究是阴性结果。

最后，治疗的持续时间合适吗？ARTIST研究中XP方案组及XP/XRT/XP方案组治疗时间为18周。Sakaramoto及其同事(3)进行的研究中S-1辅助化疗时间为1年。一项即将启动的JCOG研究(OPAS-1，JCOG1104，UMIN000007306)用以确定S-1辅助化疗的最佳时间，证实D1+/D2胃切除术后病理为Ⅱ期患者的无复发生存期，4周期(24周)的S-1辅助化疗是否非劣效于8周期(1年)同样方案的化疗。Bang及其同事(4)采用的XELOX方案治疗时间为6个月，辅助化疗时间是否与结肠癌一样同为6个月需要进一步研究。

无论如何，ARTIST研究无疑是没有太大价值的。医生们可以尝试基于新方案的其他研究，要选择更合适的患者，更好的同步放化疗方案及最佳的治疗持续时间。但愿ARTIST研究者通过围手术期间放化疗为胃癌患者演奏一曲华丽的乐章，来续写舒伯特的"未完成"交响曲。

致谢

感谢Mitsuru Sasako教授及Akio Ohtera先生提供的科学性建议。

声明：作者声称无任何利益冲突。

参考文献

1. Sasako M, Sano T, Yamamoto S, et al. D2 lymphadenectomy alone or with para- aortic nodal dissection for gastric cancer. N Engl J Med 2008;359:453-62.

2. Songun I, Putter H, Kranenbarg EM, et al. Surgical treatment of gastric cancer: 15-year follow-up results of the randomised nationwide Dutch D1D2 trial. Lancet Oncol 2010;11:439-49.

3. Sakuramoto S, Sasako M, Yamaguchi T, et al. Adjuvant chemotherapy for gastric cancer with S-1, an oral fluoropyrimidine. N Engl J Med 2007;357:1810-20.

4. Bang YJ, Kim YW, Yang HK, et al. Adjuvant capecitabine and oxaliplatin for gastric cancer after D2 gastrectomy (CLASSIC): a phase 3 open-label, randomised controlled trial. Lancet 2012;379:315-21.

5. Macdonald JS, Smalley SR, Benedetti J, et al. Chemoradiotherapy after surgery compared with surgery alone for adenocarcinoma of the stomach or gastroesophageal junction. N Engl J Med 2001;345:725-30.

6. Lee J, Lim do H, Kim S, et al. Phase III Trial Comparing Capecitabine Plus Cisplatin Versus Capecitabine Plus Cisplatin With Concurrent Capecitabine Radiotherapy in Completely Resected Gastric Cancer With D2 Lymph Node Dissection: The ARTIST Trial. J Clin Oncol 2012;30:268-73.

7. Sasako M, Sakuramoto S, Katai H, et al. Five-year outcomes of a randomized phase III trial comparing adjuvant chemotherapy with S-1 versus surgery alone in stage II or III gastric cancer. J Clin Oncol 2011;29:4387-93.

8. The Japanese Gastric Cancer Association (JGCA) issued the first version of gastric cancer treatment guidelines (GL) in March 2001. Available online: http://www.jgca.jp/PDFfiles/ E-gudeline.PDF

9. Kang YK, Kang WK, Shin DB, et al. Capecitabine/cisplatin versus 5-fluorouracil/cisplatin as first-line therapy in patients with advanced gastric cancer: a randomised phase III noninferiority trial. Ann Oncol 2009;20:666-73.

10. Cunningham D, Starling N, Rao S, et al. Capecitabine and oxaliplatin for advanced esophagogastric cancer. N Engl J Med 2008;358:36-46.

11. Roh MS, Yothers GA, O'Connell MJ, et al. The impact of capecitabine and oxaliplatin in the preoperative multimodality treatment in patients with carcinoma of the rectum: NSABP R-04 [abstract]. J Clin Oncol 2011;29:S3503.

12. Hofheinz R, Wenz FK, Post S, et al. Capecitabine (Cape) versus 5-fluorouracil(5-FU)-based (neo)adjuvant chemoradiotherapy (CRT) for locally advanced rectal cancer (LARC): Long-term results of a randomized, phase III trial. 2011 ASCO Annual meeting 2011 Abstract 3504. J Clin Oncol 2011;29:S3504.

13. Cassidy J, Tabernero J, Twelves C, et al. XELOX (capecitabine plus oxaliplatin): active first-line

表1 淋巴结阴性的胃癌患者预后结果的多因素分析(>15个淋巴结)

影响因素	数量(%)	5年生存率(%)	危险比(95%可信区间)	p值
肿瘤大小(cm)				
≤5	619(85.4)	92.4	1	
>5	106(14.6)	75.1	1.987(1.209~3.266)	0.007
T分期				
T1	356(48.6)	96.4	1	
T2	119(16.3)	90.2	1.695(0.800~3.594)	0.169
T3	36(4.9)	97.0	0.443(0.059~3.329)	0.429
T4	221(30.2)	77.4	3.008(1.602~5.647)	0.001
部位				
上段	97(13.3)	89.3	0.865(0.387~1.934)	0.725
中段	154(21.0)	93.7		
下段	469(64.1)	89.1	1.370(0.761~2.464)	0.294
全段	12(1.6)	63.6	3.865(0.848~17.604)	0.081
淋巴侵犯				
否	679(95.4)	90.0	1	
是	33(4.6)	80.2	1.004(0.422~2.389)	0.992
神经浸润				
否	588(17.9)	92.6	1	
是	128(82.1)	76.2	1.728(1.034~2.889)	0.037

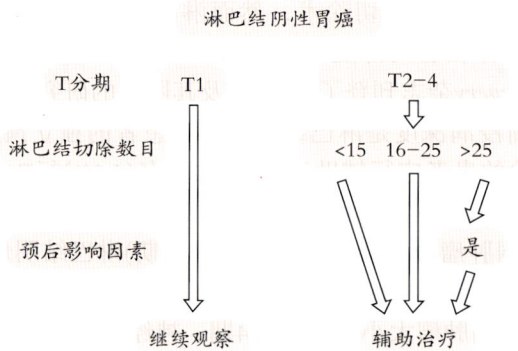

图1 淋巴结阴性的胃癌患者治疗策略。

示，通过腹膜内细胞学冲洗检测出游离肿瘤细胞时，提示患者存在腹膜复发、预后较差的风险(8)。因此，对于淋巴结阴性的胃癌患者，当出现复发或未予以彻底的淋巴切除术时，可以考虑给予辅助化疗(见图1)。

致谢

声明：作者声称无任何利益冲突。

参考文献

1. Hsu JT, Chen TC, Tseng JH, et al. Impact of HER-2 overexpression/amplification on the prognosis of gastric cancer patients undergoing resection: a single-center study of 1,036 patients. Oncologist 2011;16:1706-13.
2. Cheng CT, Tsai CY, Hsu JT, et al. Aggressive surgical approach for patients with T4 gastric carcinoma: promise or myth? Ann Surg Oncol 2011;18:1606-14.
3. Hsu JT, Liu MS, Wang F, et al. Standard radical gastrectomy in octogenarians and nonagenarians with gastric cancer: are short-term surgical results and long-term survival substantial? J Gastrointest Surg 2012;16:728-37.
4. Chou HH, Kuo CJ, Hsu JT, et al. Clinicopathologic study of node-negative advanced gastric cancer and analysis of factors predicting its recurrence and prognosis. Am J Surg 2013;205:623-30.
5. Hsu JT, Lin CJ, Sung CM, et al. Prognostic significance of the number of examined lymph nodes in nodenegative gastric adenocarcinoma. Eur J Surg Oncol 2013;39:1287-93.
6. Liu X, Cai H, Shi Y, et al. Prognostic factors in patients with node-negative gastric cancer: a single center experience from China. J Gastrointest Surg 2012;16:1123-7.
7. Sung CM, Hsu CM, Hsu JT, et al. Predictive factors for lymph node metastasis in early gastric cancer. World J Gastroenterol 2010;16:5252-6.
8. Leake PA, Cardoso R, Seevaratnam R, et al. A systematic review of the accuracy and utility of peritoneal cytology in patients with gastric cancer. Gastric Cancer 2012;15 Suppl 1:S27-37.

(译者：范博，大连医科大学附属第一医院泌尿外科，

大连 116000。Email: fanbo_medical@yeah.net)

Cite this article as: Hsu JT, Yeh TS, Jan YY. Treatment strategies in node-negative gastric cancer. Transl Gastrointest Cancer 2013;2(S1):88-90. doi: 10.3978/j.issn.2224-4778.2013.05.29

第七章：胃癌：分类，组织学和分子病理学研究中的应用

Bing Hu[1], Nassim El Hajj[2], Scott Sittler[1], Nancy Lammert[1], Robert Barnes[1], Aurelia Meloni-Ehrig[3]

[1]Anatomic Pathology, AmeriPath Central Florida Orlando, [2]Gastroenterology, Memorial Hospital, Jacksonville, Florida, [3]Molecular Pathology, AmeriPath Central Florida, Orlando, Florida, USA
Correspondence to: Bing Hu, MD. Anatomic Pathology, AmeriPath Central Florida, 8150 Chancellor Dr. Orlando, Florida 32809, USA. Email: bhu@ameripath.com.

摘要： 胃癌仍然是预后最差的致命疾病之一。基于组织学特征的胃癌新分类，基因型和分子表型有助于更好地理解各亚型的特征，提高早期诊断、治疗和预防的比例。这篇文章的目的是综述胃癌新的分类和分子检测应用中的最新指南。

关键词： 胃癌；分类；组织学；HER2；CDH1；DPD；分子病理学

View this article at: http://kysj.amegroups.com/articles/1260
View the English edition of this article at: http://www.thejgo.org/article/view/427/881

1 背景简介

在过去的半个世纪中，胃癌是全世界第四大常见癌症及第二大癌症死亡原因(1,2)。虽然在过去的半个世纪中胃癌的发病率逐渐下降，但胃近端癌呈上升趋势(3,4)。目前，胃癌仍然是美国癌症相关的死亡的第七个最常见原因(5)，并且晚期胃癌的预后仍然很差。胃癌的发生是一个多步骤、多因素过程。肠型

胃癌的发生往往与环境因素相关，如幽门螺旋杆菌感染、饮食和生活方式，弥漫型胃癌更多与遗传异常相关。分子医学的最新进展，不仅揭示了胃癌的发生，而且还提供了新的预防、诊断和治疗干预的方法。

2 胃癌的分类

2.1 贲门和胃食管结合部胃癌

　　胃癌在临床上分为早期胃癌和晚期胃癌，为帮助确定适当的干预措施，在组织形态学的基础上又分出亚型。按解剖位置的分类，当肿瘤位于近端胃或贲门部，特别是当肿瘤还涉及胃食管结合部(gastroesophageal junction，GEJ)时分类经常出现困难。这不仅是因为由于幽门螺旋杆菌感染的贲门黏膜和继发于反流性疾病的食管远端黏膜内衬柱状上皮化生有共同的病理特征和免疫表型，也因为胃贲门的解剖定义没有普遍的共识(6,7)。为了解决这个问题，研究人员提出了几个分类。国际胃癌协会批准该计划，把胃癌分为Ⅰ、Ⅱ型和Ⅲ型，分别代表远端食管、贲门和远端胃贲门肿瘤(8)。然而这种分类并没有明确定义这些解剖位置。最近，由美国癌症联合委员会第七版TNM分期(American Joint Committee on Cancer，AJCC)根据肿瘤的中心位置和胃食管结合部累及与否简化了近端胃癌的分类(9)。如果肿瘤的中心是在胸下段食管或胃食管内，或<5 cm的肿块延伸到胃食管或食管远端，要归类为食管癌的阶段。如果肿瘤中心>5 cm并末端位于远端的胃食管结合部，或肿瘤中心位于胃食管内<5 cm，但不延伸到胃食管或食管，需分类为胃癌阶段(9)。这个分类，虽然对于病理学家很简单，但仍可能面临一些新的挑战。例如，如果肿瘤的近端延伸到胃食管只有0.5 cm(即使肿瘤的前端是4 cm并从中心延伸到胃)，巨大中心有4 cm在胃食管结合部以下的胃食管贲门癌仍然可以诊断和分类为食管肿瘤。这对于手术医生术中确诊患者为食管癌可能是困难的。此外，黄等最近的一项回顾性研究表明，贲门癌累及胃食管或食管远端至少在中国人中更为适当的分类是作为胃癌而非食道癌(10)。在这项研究中，贲门癌根据侵袭的深度、阳性淋巴结的状态和远处转移，囊括了胃和食管肿瘤。对肿瘤分期和累积生存率进行研究和比较显示，贲门癌起源于胃更为合适(10)。为了更好地从食管或胃食管恶性肿瘤中区分胃贲门癌，显然需要更多的研究，如较大的患者样本、肿瘤分子分析、临床随访资料分析、定义新辅助治疗后肿瘤的位置，以确定最初巨大肿瘤来源于"胃"，或者"胃食管结合部/食管"。

2.2 早期胃癌和晚期胃癌

　　早期胃癌的定义为浸润癌局限于黏膜和/或黏膜下层，无论有无淋巴结转移及肿瘤的大小(11)。大多数早期胃癌体积小，直径2~5 cm，通常位于胃小弯角周围。一些早期胃癌可呈多灶性，往往预示预后较差。眼观早期胃癌分为：Ⅰ型肿瘤突出生长、Ⅱ型肿瘤浅表生长、Ⅲ型肿瘤内生生长、Ⅳ型肿瘤浸润性生长与横向蔓延。根据日本内镜学会的意见，Ⅱ型进一步分为ⅡA(升高)、ⅡB(平坦)和ⅡC(凹陷)(12)。一个更新的巴黎分类将消化道浅表性瘤变分为三类。通过眼观和内镜观察，肿瘤被归类为0~Ⅰ型息肉状生长(再细分为0~IP带蒂生长和0~Is固定生长)，0~Ⅱ型为非息肉状生长(再细分为0~Ⅱa轻度升高、0~ⅡB型扁平生长、而0~ⅡC型轻度凹陷生长)，0~Ⅲ型内生生长(13)。组织学上早期胃癌最常见表现为分化良好的、主要是管状及乳头状癌。仅仅通过黏膜组织病理进行评估，区别高分化癌、重度不典型增生或原位癌是具有挑战性的。当黏膜的间质纤维组织增生明显时，黏膜内侵犯可能不容易证实是否浸润到黏膜下。区分黏膜内癌、原位癌或高度非典型增生很重要，因为胃黏膜内癌不同于结肠黏膜内癌的是前者可以发生转移。一般来说，黏膜内浸润的组织学特征是单发肿瘤细胞，固有层显著融合了各种大小的肿瘤腺体。早期胃癌的预后良好，5年生存率高达90%(14)。与此相反，晚期胃癌侵入固有肌层或更外层的组织，预后更差，5年生存率约60%或更少(15)。进展期胃癌的外观结构，可以是外生型、溃疡型、浸润或混合型。基于Borrmann分类，进展期胃癌的大体外观可以分成Ⅰ型息肉状生长、Ⅱ型蕈伞型生长、Ⅲ型溃疡型生长、Ⅳ型弥漫浸润生长，当大量肿瘤细胞浸润胃壁，Ⅳ型也称为"印戒细胞癌革囊胃"。组织学上，晚期胃癌常有标志性结构和细胞学的异质性，几种病理生长方式共存。在手术切除前区别早期胃癌和晚期胃癌的临床意义重大，因为这有助于决定是否需要进行新辅助治疗(术前)，而新辅助治疗已显示出改善无病生存期和总生存期(16,17)。虽然通过外观观察能够判断，但最准确的术前分期信息通常需要超声内镜(EUS)和计算机断层扫描(CT)获得(18)。

2.3 胃癌的组织学分类

组织学上，胃癌在结构和细胞学水平上都表现出明显的异质性，往往多种组织学成分共存。在过去的半个世纪中，胃癌的组织学分类主要依据劳伦标准，其中肠道型腺癌和弥漫型腺癌是两大组织学亚型，加上少见的不确定类型(18)。肠道型胃癌约占54%，弥漫型胃癌32%，不确定型胃癌15%(19)。有证据表明，弥漫型胃癌更多发于女性和青年(20,21)，而肠型腺癌往往伴有肠上皮化生与幽门螺旋杆菌感染(22,23)。

2010年WHO分类划分了4个主要的胃癌的组织学类型：管状、乳头状、黏液型和松散型(包括印戒细胞癌)，再加上罕见的病理变异类型(24)。该分类是基于癌组织主要成分的组织学类型，这些主要成分往往共存少量的其他组织学类型成分。

管状腺癌是最常见的早期胃癌的组织学类型(图1)。它易于形成息肉状或

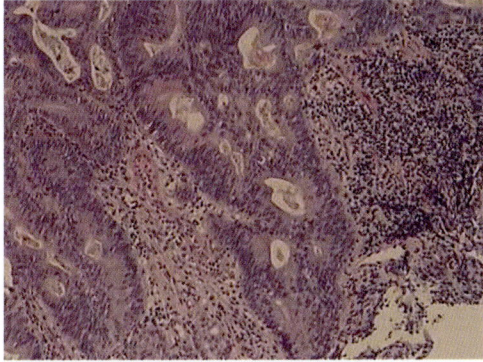

图1 管状腺癌。形状不规则且肿瘤腺腔内的黏液和碎屑融合。

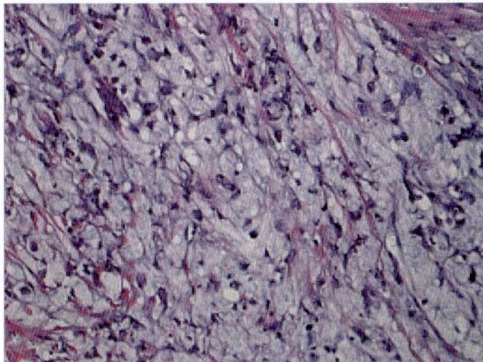

图2 黏液腺癌。群集和散在的肿瘤细胞漂浮在丰富的细胞外黏液池中。

蕈伞状团块，组织学表现为不规则扩张、融合或分支出各种大小的小管，管腔内常有黏液，细胞核和炎症碎片。

乳头状腺癌是另一种经常出现在早期胃癌中的病理病变。它多发于老年人，产生于胃近端，并常常伴有肝转移和淋巴结受累。组织学上，它的特点是有一个中央纤维血管核心支架的上皮突起。

黏液腺癌占胃癌的10%。组织学上，它的特点是细胞外黏液池占肿瘤体积至少50%左右(图2)。肿瘤细胞可以形成腺体结构和不规则细胞团，少量的印戒细胞漂浮在黏液池。

印戒细胞癌(图3)和其他松散状癌往往由印戒细胞和非印戒细胞混合组成。松散的非印戒肿瘤细胞形态类似于组织细胞、淋巴细胞和浆细胞。这些肿瘤细胞可以形成的不规则微小梁或花边状发育不全的腺体，在胃壁和严重凹陷或溃疡的表面常伴有明显的纤维组织增生。当肿瘤发生在幽门伴浆膜受累时，

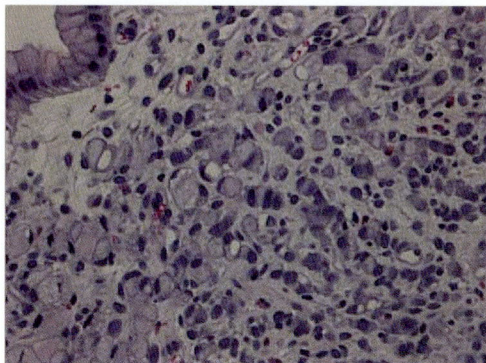

图3 印戒细胞癌。印戒细胞癌的细胞主要位于浅表固有层。

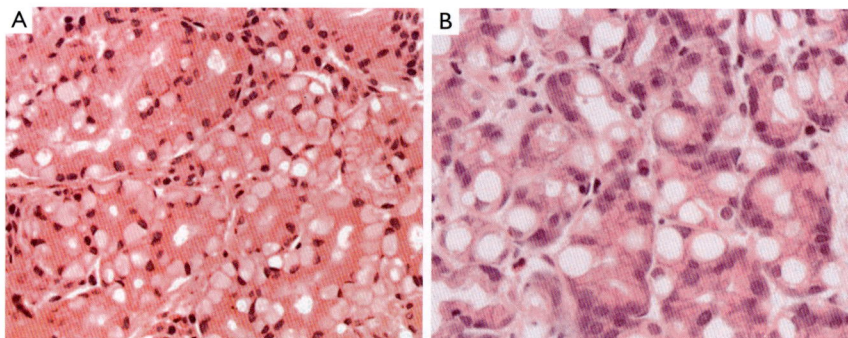

图4 伪印戒细胞。伪印戒细胞的细胞质空泡(A)和(B)(照片由Caroline Hughes博士提供)。

往往有淋巴管浸润和淋巴结转移癌。由于印戒细胞和其他松散癌在胃窦幽门区域易于通过黏膜下层和浆膜下侵入十二指肠，包括浆膜下及黏膜下淋巴间隙，当手术切除做了远端切缘冷冻切片时，需要特别注意这些路径。特别的染色，如细胞角蛋白免疫组化可以帮助检测固有层中形态隐匿的印戒细胞。胃黏膜新生印戒细胞的一个重要的鉴别诊断是良性伪印戒细胞，后者与印戒细胞癌极其相似(图4)。伪印戒细胞有时也有细胞学异型性，甚至核分裂相。然而，伪印戒细胞没有侵入性生长模式并且网状纤维染色凸显伪印戒细胞基底膜内腺泡结构完整(图5)(25)。

除了上述4个主要组织学亚型，WHO分类也包括了其他少见的病理病变，如腺鳞癌、鳞状细胞癌、肝样腺癌、淋巴基质癌、绒毛膜上皮癌、胃壁细胞癌、恶性横纹肌样瘤、粘液表皮样癌、潘氏细胞癌、未分化癌、混合腺神经内分泌癌、内胚窦瘤、胚胎癌、胃纯卵黄囊瘤、嗜酸细胞腺癌，表1中列出了其与劳伦的分类比较。

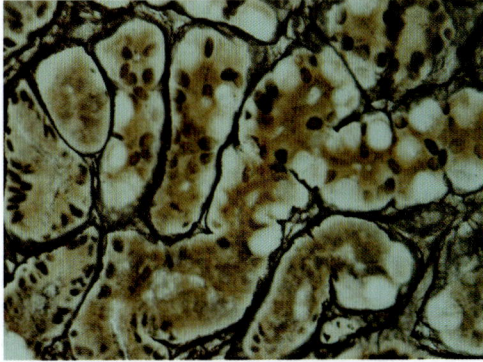

图5 在网状纤维染色下伪印戒细胞局限于基底膜内并保持完好的腺泡结构(照片由Caroline Hughes博士提供)。

表1 胃腺癌分类系统	
WHO [2010]	Lauren [1965]
乳头状腺癌	肠型
管状腺癌	
黏液腺癌	
印戒细胞癌	弥漫型
其他松散状癌	
混合型癌	不确定型
腺鳞癌	
鳞状细胞癌	
肝样腺癌	
淋巴基质癌	
绒毛膜上皮癌	
癌肉瘤	
胃壁细胞癌	
恶性横纹肌样瘤	
粘液表皮样癌	
潘氏细胞癌	
未分化癌	
混合腺神经内皮癌	
内胚窦癌	
胚胎癌	
胃纯卵黄囊瘤	
嗜酸细胞腺癌	

3.3 二氢嘧啶脱氢酶

二氢嘧啶脱氢酶(dihydropyrimidine dehydrogenase，DPD)是尿嘧啶分解代谢的限速酶，也是尿嘧啶结构相关化合物的主要降解酶，如5-氟尿嘧啶(5-FU)，这是一种广泛使用的用于治疗包括胃癌在内的不同类型肿瘤的药物。DPD真性缺乏的患者约占总人口的5%(63)。当使用5-FU或卡培他滨治疗时，DPD缺乏的患者会发生严重和潜在致命的中性粒细胞减少，黏膜炎和腹泻的风险显著增加(63-65)。此外，由于DPYD基因序列变异，3%~5%人群有部分DPD的缺乏，这可能限制了患者充分代谢药物的能力，从而导致药物毒性(66-68)。许多研究已经明确DPYD的突变和DPYD遗传学改变是DPD缺乏或DPD水平较低的原因。随后，研究人员已经开发了不同的检测以确定受检人员患DPD缺乏的风险，希望检测结果最终能提供临床指导。其中一个检测是确定所患的DPD缺乏是否是DPYD基因分型检测中的重要突变，如DPYD 2A (或ⅣS14 +1 G >A)(66,69)。DPYD突变阳性的人患DPD缺乏的风险会增加，DPD缺乏还出现在野生型PDYD的患者，即使没有DNA水平的突变，由于表观遗传学的改变，如PDYP区域的甲基化也可以导致DPD水平较低(70)。问题更复杂的是尿嘧啶分解代谢途径涉及一些其他的酶，如二氢嘧啶酶(dihydropyrimidinase，DHP)(71)和β-urreidopropio激酶(beta-urreidopropionase，BUP1)(72,73)。这些DPD下游基因的突变也会影响尿嘧啶的分解代谢。因此，涉及DPD、DHP和DUP1的尿嘧啶呼吸测试可能提示更多接受5-FU治疗的患者潜在毒性的临床信息(74)，因为它能评估整个不能单独进行PDYD 基因分型的尿嘧啶代谢途径的完整性。

尽管PDYD基因分型信息能帮助识别5-FU治疗毒性增加风险的患者，与此同时大量研究试图找出预测治疗反应和毒性的分子，但迄今为止并没有一种检测方法和分子标记在前瞻性临床试验里被证明是可靠的，不像CDH1和HER2基因检测，没有一种检测方法能作为验证是否使用5-FU治疗的标准。许多问题，包括5-FU整个代谢途径的许多部分仍然没有得到解决。例如，有人指出DPD缺乏的患者有严重的5-FU毒性的只占很小的比例，剩下的病人，无法用毒性分子的理论作解释(75)。在使用5-FU或卡培他滨治疗时预测哪些患者会发生毒性还有许多工作要做(76)。

总之，胃癌仍然是一个致命的疾病，发现新的分子标记、遗传学和表观遗传学的改变以及新的药理学特征，有助于改善患者的治疗、增加治愈希望并引导新的方向。最新的胃癌WHO分类是迄今为止最为全面的分类依据，它详细描述了各亚型的形态特点。我们希望，通过关联病理特征和生物大分子分析以及临床行为，有助于了解各亚型的临床病理。令人鼓舞的是，一些药理学特征的发现已经打开个性化医药之门，期待未来医学能挖掘不仅基于每个肿瘤，而且还基于每个患者的肿瘤指纹的更有效、毒性更小的分子。然而，许多挑战依然存在。有些声称试图基于单核苷酸多态性(single nuclear polymorphism，

SNP)的药理学预测方案并没有经过充分地验证，可能还为时过早。一些结果可能会有偏差，并可能导致有害的后果，应谨慎行事(77,78)。

致谢

感谢Rebecca Fitzgerald博士 (Hutchinson/MRC Research Center, Cambridge, UK)为我们提供图7，以及感谢Caroline Hughes博士(Academic Center, Oxford, UK)提供图4和图5。我们也感谢Cheryl Devine女士努力帮忙获取胃癌病例的显微照片。

声明：作者声称无任何利益冲突。

参考文献

1. Parkin DM. International variation. Oncogene 2004;23:6329-40.
2. Ferlay J, Shin HR, Bray F, et al. Estimates of worldwide burden of cancer in 2008: GLOBOCAN 2008. Int J Cancer 2010;127:2893-917.
3. Devesa SS, Blot WJ, Fraumeni JF Jr. Changing patterns in the incidence of esophageal and gastric carcinoma in the United States. Cancer 1998;83:2049-53.
4. Blot WJ, Devesa SS, Kneller RW, et al. Rising incidence of adenocarcinoma of the esophagus and gastric cardia. JAMA 1991;265:1287-9.
5. Jemal A, Bray F, Center MM, et al. Global cancer statistics. CA Cancer J Clin 2011;61:69-90.
6. Chandrasoma PT, Der R, Ma Y, et al. Histology of the gastroesophageal junction: an autopsy study. Am J Surg Pathol 2000;24:402-9.
7. Genta RM, Huberman RM, Graham DY. The gastric cardia in Helicobacter pylori infection. Hum Pathol 1994;25:915-9.
8. Siewert JR, Stein HJ. Classification of adenocarcinoma of the oesophagogastric junction. Br J Surg 1998;85:1457-9.
9. Edge SB, Byrd DR, Compton CC, et al. AJCC cancer staging manuel. 7 th ed. New York: Springer, 2010.
10. Huang Q, Shi J, Feng A, et al. Gastric cardiac carcinomas involving the esophagus are more adequately staged as gastric cancers by the 7th edition of the American Joint Commission on Cancer Staging System. Mod Pathol 2011;24:138-46.
11. Hamilton R, Aatonen LA. Tumors of Digestive System. Lyon:IARC; 2000:39-52.
12. Murakami T. Patholomorphological diagnosis. Definition and gross classification of early gastric cancer. Gann Monohr Cancer Res 1971;11:53-5.
13. The Paris endoscopic classification of superficial neoplastic lesions: esophagus, stomach, and colon: November 30 to December 1, 2002. Gastrointest Endosc 2003;58:S3-43.
14. Everett SM, Axon AT. Early gastric cancer in Europe. Gut 1997;41:142-50.
15. Yoshikawa K, Maruyama K. Characteristics of gastric cancer invading to the proper muscle layer--with special reference to mortality and cause of death. Jpn J Clin Oncol 1985;15:499-503.
16. Cunningham D, Allum WH, Stenning SP, et al. Perioperative chemotherapy versus surgery alone for resectable gastroesophageal cancer. N Engl J Med 2006;355:11-20.

glycoprotein with tyrosine kinase activity. Science 1986;232:1644-6.

53. Popescu NC, King CR, Kraus MH. Localization of the human erbB-2 gene on normal and rearranged chromosomes 17 to bands q12-21.32. Genomics 1989;4:362-6.

54. Yamamoto T, Ikawa S, Akiyama T, et al. Similarity of protein encoded by the human c-erb-B-2 gene to epidermal growth factor receptor. Nature 1986;319:230-4.

55. Yonemura Y, Ninomiya I, Yamaguchi A, et al. Evaluation of immunoreactivity for erbB-2 protein as a marker of poor short term prognosis in gastric cancer. Cancer Res 1991;51:1034-8.

56. Yokota J, Yamamoto T, Toyoshima K, et al. Amplification of c-erbB-2 oncogene in human adenocarcinomas in vivo. Lancet 1986;1:765-7.

57. Van Cutsem E, Kang Y, Chung H, et al. Efficacy results from the ToGA trial: A phase III study of trastuzumab added to standard chemotherapy (CT) in first-line human epidermal growth factor receptor 2 (HER2)-positive advanced gastric cancer (GC). J Clin Oncol 2009;27:LBA 4509.

58. Bang YJ, Van Cutsem E, Feyereislova A, et al. Trastuzumab in combination with chemotherapy versus chemotherapy alone for treatment of HER2-positive advanced gastric or gastro-oesophageal junction cancer (ToGA): a phase 3, open-label, randomised controlled trial. Lancet 2010;376:687-97.

59. Tanner M, Hollmén M, Junttila TT, et al. Amplification of HER-2 in gastric carcinoma: association with Topoisomerase II alpha gene amplification, intestinal type, poor prognosis and sensitivity to trastuzumab. Ann Oncol 2005;16:273-8.

60. Gravalos C, Jimeno A. HER2 in gastric cancer: a new prognostic factor and a novel therapeutic target. Ann Oncol 2008;19:1523-9.

61. Marx AH, Tharun L, Muth J, et al. HER-2 amplification is highly homogenous in gastric cancer. Hum Pathol 2009;40:769-77.

62. Rüschoff J, Hanna W, Bilous M, et al. HER2 testing in gastric cancer: a practical approach. Mod Pathol 2012;25:637-50.

63. Lee A, Ezzeldin H, Fourie J, et al. Dihydropyrimidine dehydrogenase deficiency: impact of pharmacogenetics on 5-fluorouracil therapy. Clin Adv Hematol Oncol 2004;2:527-32.

64. Schwab M, Zanger UM, Marx C, et al. Role of genetic and nongenetic factors for fluorouracil treatment-related severe toxicity: a prospective clinical trial by the German 5-FU Toxicity Study Group. J Clin Oncol 2008;26:2131-8.

65. Deenen MJ, Tol J, Burylo AM, et al. Relationship between single nucleotide polymorphisms and haplotypes in DPYD and toxicity and efficacy of capecitabine in advanced colorectal cancer. Clin Cancer Res 2011;17:3455-68.

66. Gross E, Busse B, Riemenschneider M, et al. Strong association of a common dihydropyrimidine dehydrogenase gene polymorphism with fluoropyrimidine-related toxicity in cancer patients. PLoS One 2008;3:e4003.

67. Amstutz U, Froehlich TK, Largiadèr CR. Dihydropyrimidine dehydrogenase gene as a major predictor of severe 5-fluorouracil toxicity. Pharmacogenomics 2011;12:1321-36.

68. Kim SR, Park CH, Park S, et al. Genetic polymorphisms associated with 5-Fluorouracil-induced neurotoxicity. Chemotherapy 2010;56:313-7.

69. Johnson MR, Diasio RB. Importance of dihydropyrimidine dehydrogenase (DPD) deficiency in patients exhibiting toxicity following treatment with 5-fluorouracil. Adv Enzyme Regul

2001;41:151-7.

70. Zhang X, Soong R, Wang K, et al. Suppression of DPYD expression in RKO cells via DNA methylation in the regulatory region of the DPYD promoter: a potentially important epigenetic mechanism regulating DPYD expression. Biochem Cell Biol 2007;85:337-46.

71. Thomas HR, Ezzeldin HH, Guarcello V, et al. Genetic regulation of dihydropyrimidinase and its possible implication in altered uracil catabolism. Pharmacogenet Genomics 2007;17:973-87.

72. Van Kuilenburg AB, Van Lenthe H, Assmann B, et al. Detection of beta-ureidopropionase deficiency with HPLC-electrospray tandem mass spectrometry and confirmation of the defect at the enzyme level. J Inherit Metab Dis 2001;24:725-32.

73. Thomas HR, Ezzeldin HH, Guarcello V, et al. Genetic regulation of beta-ureidopropionase and its possible implication in altered uracil catabolism. Pharmacogenet Genomics 2008;18:25-35.

74. Mattison LK, Ezzeldin H, Carpenter M, et al. Rapid identification of dihydropyrimidine dehydrogenase deficiency by using a novel 2-13C-uracil breath test. Clin Cancer Res 2004;10:2652-8.

75. Diasio RB, Johnson MR. Dihydropyrimidine dehydrogenase: its role in 5-fluorouracil clinical toxicity and tumor resistance. Clin Cancer Res 1999;5:2672-3.

76. Ezzeldin HH, Diasio RB. Predicting fluorouracil toxicity: can we finally do it? J Clin Oncol 2008;26:2080-2.

77. Baggerly KA, Combes KR. Deriving chemosensitivity from cell lines: forensic bioinformatics and reproducible research in high-throughput biology. Ann Appl Stat 2009;3:1309-34.

78. Valachis A, Mauri D, Neophytou C, et al. Translational medicine and reliability of single-nucleotide polymorphism studies: can we believe in SNP reports or not? Int J Med Sci 2011;8:492-500.

（译者：文军程，武田中国有限公司，
上海 201106。Email: 18588861706@163.com）

Cite this article as: Hu B, El Hajj N, Sittler S, Lammert N, Barnes R, Meloni-Ehrig A. Gastric cancer: Classification, histology and application of molecular pathology. J Gastrointest Oncol 2012;3(3):251-261. doi: 10.3978/ j.issn.2078-6891.2012.021

第八章：FDG-PET成像在胃癌分期和治疗中的价值

Shane Hopkins[1], Gary Y. Yang[2]

[1]Department of Radiation Medicine, Roswell Park Cancer Institute, Buffalo, New York, USA;
[2]Department of Radiation Medicine, Loma Linda University Medical Center, Loma Linda, California, USA

Correspondence to: Shane Hopkins, MD. Roswell Park Cancer Institute, Department of Radiation Medicine, Elm & Carlton Streets, Buffalo, New York 14263, USA.
Email: shane.hopkins@roswellpark.org.

摘要：胃癌是全球癌症死亡的主要原因之一。完整切除病灶是永久性控制胃癌的唯一机会，而准确的分期和疗效评价对于开展适宜的治疗至关重要。在癌症诊疗中，正电子发射断层扫描 (positron emission tomography，PET)已越来越多地用于弥补解剖性成像之不足。就胃癌而言，PET的应用受到以下因素的制约：(Ⅰ)部分胃部组织在PET下不显像；(Ⅱ)空间分辨率制约了PET鉴别原发性肿瘤和Ⅰ区或Ⅱ区淋巴结的能力；(Ⅲ)在如何将PET解读结果应用于诊疗决策方面尚无统一的标准。科学家们现已提出了新的标准，用于确定PET使用过程中的响应度量。我们需要开展新的研究来支持这些新标准在临床常规实践中的应用，并确立PET在胃癌分期和管理中的地位。

关键词：PET；胃癌；肿瘤分期

View the English edition of this article at: http://www.thejgo.org/article/view/5/html_4

1 引言

胃癌是全球范围内最常见的癌症之一，也是癌症死亡的主要原因之一。在部分东方国家，胃癌是最常见和最致命的恶性肿瘤。在西半球，胃癌发病率虽已下降，但食管癌和胃食管交界处癌症则有所增加(1,2)。在西方国家，胃癌通常分布于胃小弯近端、贲门和胃食管交界处；与以前胃癌较多见于胃小弯远端的情况相比，目前的分布状况已有了一定的变化，且与东方国家较高的胃癌发病率也存在差异。在西方国家，超过80%的胃癌在确诊时已处于进展期，故患者预后不佳(3)。

完整切除病灶是永久性控制胃癌的唯一方法。不过，对于进展期胃癌者，手术可造成较大创伤，且往往徒劳无功；因此，对胃癌的疾病负担开展准确的分期和鉴定至关重要。已有多种成像方式可用于胃癌分期，其中包括计算机断层扫描(computed tomography，CT)、磁共振成像(magnetic resonance imaging，MRI)、超声内镜(endoscopic ultrasounds，EUS)和正电子发射断层扫描(positron emission tomography，PET)结合CT (PET-CT)；此外，在部分患者中也可行腹腔镜下分期和腹腔液的细胞遗传学分析(4-6)。

PET-CT的应用价值日益受到重视。相关数据支持其进一步应用于多种恶性肿瘤的检测、分期和治疗。在化疗期间和化疗结束后，PET-CT也可用于确定疗效。此外，PET-CT的应用使得重新分期和诊断复发更加及时、也更加可靠。本文将着重阐述PET-CT应用于胃癌诊疗时可能具备的价值。

2 背景

在行PET检查时，核素示踪剂在被注射到受检者体内后，可聚集于代谢活跃的组织。在出现放射性衰变后，可使用探测器测量示踪剂发射量，并生成代表着示踪剂相对摄取量的三维图像。2-^{18}F-2-脱氧-D-葡萄糖(FDG)标记的葡萄糖是最常使用的示踪剂；除非另有说明，本文中提示的示踪剂均指FDG。氟标记的葡萄糖转运进入代谢活跃的细胞后可磷酸化并固化，从而确保其后续耗散和转运后不会导致信号稀释。这些生化特性使得FDG-PET可用于测量葡萄糖需求，并借以发现那些代谢活跃的组织(如癌组织)。不过，在部分胃癌组织中，肿瘤和正常组织之间在代谢上的差异并不像其他恶性肿瘤那样明显，这也导致PET的应用在理论上并不是那么具有说服力。FDG摄取在黏液腺癌、印戒细胞癌和低分化腺癌中通常并不十分明显(7,8)。

可使用一种复合式机器，同时开展PET扫描和CT扫描；图像数据注册后可显示组织的解剖性和代谢性特性。这一注册过程并非十全十美，因为PET所需的图像采集时间长于CT；不过，由于在获取PET图像和CT图像时无需移动受检者，这有利于提高注册的准确度，减少图形叠加后出现的变形。胃肠道的

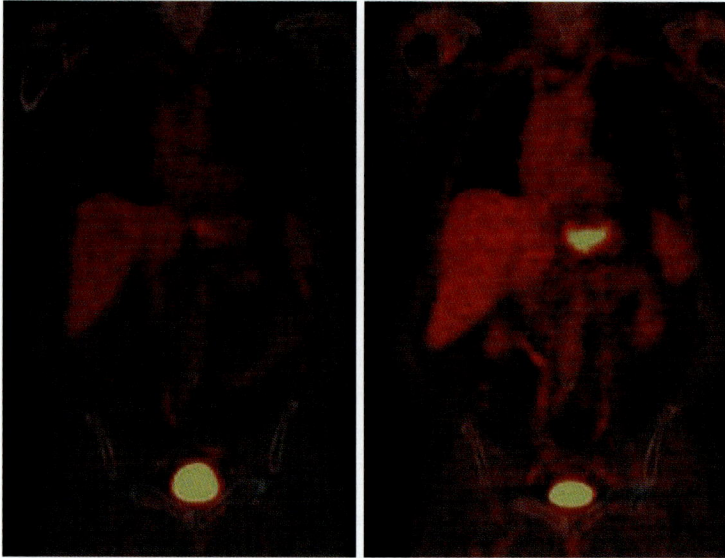

图1 PET和CT成像的注册过程可提供解剖学和生理学的综合信息。示踪剂摄取值是相对的，正常组织(如肝脏)内的摄取可作为参考值。

注册问题尤其突出，因为在此部位的器官内部每天均须频繁运动(图1)。

3 分期

美国癌症联合委员会(American Joint Committee on Cancer，AJCC)分期系统已广泛用于疾病负担测量和胃癌预后。基于TNM系统，AJCC指南第7版中肿瘤的T分期定义如下：T1，肿瘤侵及黏膜固有层或黏膜肌层；T2，肿瘤侵及固有肌层；T3，肿瘤穿透浆膜下组织，但无进一步侵袭；T4，肿瘤侵及内脏腹膜或邻近结构(9)。由于手术治疗是主要的预后因素，故准确确定胃部病变的侵袭程度极为重要。在早期研究中，CT确定的T分期与病理分期高度符合；不过，后续研究显示，其准确性令人失望。EUS在确定术前T分期方面具有更高的准确性，且在Botet的一项研究中与CT的T分期结果进行了直接比较(10)。不过，随着技术的进步，CT成像的分辨率越来越高，薄层CT扫描并多平面重组/对比提示CT和EUS之间的比较并不具有统计学价值(11)。

无论所采用的是何种成像模式，如某一胃部肿块与邻近器官之间的脂肪层消失，则提示存在侵袭。因此，PET成像在确定T分期方面并不是特别有用。PET的分辨率因代谢信号的体积平均方法而受限，其中明显的示踪剂摄取须在数毫米间进行平均——这一距离对于评估器官表面的肿瘤细胞侵袭是否已突破组织屏障来说过大，无法达到可信度。

在第7版AJCC分期标准中，N分期基于阳性淋巴结的数量，但与之前的版本相比也有所更改。N1、N2和N3分别代表1~2个、3~6个和7个或7个以上阳性淋巴结。较早的分期标准中还将淋巴结位置作为一个客观的分期标准。日本胃癌研究学会将胃部淋巴结分为4个区，各区依次有更多的胃部淋巴结被切除(12)。D1淋巴结清扫术是指切除1区淋巴结(胃周第1~6组淋巴结)；D2淋巴结清扫术则切除2区淋巴结(第7~11组)，并且在胃癌高发国家也是标准手术术式。D3和D4淋巴结清扫术针对的是相对应的区。AJCC标准适用于远方转移主要表现为肝十二指肠、胰腺后、肠系膜和主动脉旁淋巴结(即Ⅲ区和Ⅳ区)受累的情况(9)。

淋巴结转移的CT标准包括大小、形态、中央坏死和异质性(13,14)。如存在这些特质，则强烈提示存在转移性受累。不过，CT的敏感性存在一定问题，因为当某一淋巴结内的肿瘤负荷较小时，就不可能形成可满足CT标准的明显的形态学改变。理论上，PET是极佳的辅助成像方式，可用于检测解剖学上较小但可能具有代谢活性的转移性癌灶。不过，PET的空间分辨率相对较差，很难将Ⅰ区和Ⅱ区淋巴结与原发肿瘤进行鉴别，因此效果略为逊色。PET的真正价值可能在于检测"远处的"Ⅲ区和Ⅳ区转移性病变，且并不适用于手术切除+标准的D2淋巴结清除术。以PET成像鉴别肿瘤的进一步传播可能会影响手术计划的制订(是否需要行更具侵略性的淋巴结清除术)或确定是否需要避免手术(因其可能是徒劳的并可能引发不必要的损伤)(15)。

在实体器官中，肝脏是胃癌最为常见的转移部位，在此过程中癌细胞可经由门静脉以血行播散的形式转移至肝脏(16,17)。淋巴和腹膜也是胃癌常见的播散途径。虽然增强CT通常可检出远处转移，但PET在检测远处的实体器官转移时可能更有用。Kinkel在一项Meta分析中指出，在这方面，PET是最灵敏的无创成像方式(18)。由于放射性示踪剂可分布于全身，较大体积的实体器官更易被PET检测到(与CT相比)。

腹膜播散是一个不良预后因素。在检测到腹膜转移后，手术策略可发生更改(由"治愈"改为"姑息")，或阻止外科医生行开腹手术。日益精密的CT扫描有助于在术中视诊之前检出腹膜转移。PET可为CT提供额外的灵敏度。如示踪剂呈弥散性摄取，导使肠道的匍行性轮廓变得模糊，这提示可能存在腹膜转移；此外，腹膜转移也可表现为沿腹膜腔内区域较为散乱的局部摄取区域，且无法以其他解剖学结构(如处于预期的淋巴结或实体脏器之外)予以解释(11)。

4 疗效

PET可预测胃癌的术前化疗效果。Ott等发现，在化疗之前和化疗启动两周后行PET扫描之间，如示踪剂摄取降低了35%，则可预测治疗有效，其准

致谢

声明：作者声称无任何利益冲突。

参考文献

1. Blot WJ, Devesa SS, Kneller RW, et al. Rising incidence of adenocarcinoma of the esophagus and gastric cardia. JAMA 1991;265:1287-9.

2. Yang GY, Ott K. Accomplishments in 2008 in the management of esophageal cancer. Gastrointest Cancer Res 2009;3:S53-7.

3. Roukos DH. Current status and future perspectives in gastric cancer management. Cancer Treat Rev 2000;26:243-55.

4. Abdalla EK, Pisters PW. Staging and preoperative evaluation of upper gastrointestinal malignancies. Semin Oncol 2004;31:513-29.

5. Kwee RM, Kwee TC. Imaging in local staging of gastric cancer: A systematic review. J Clin Oncol 2007;25:2107-16.

6. Weber WA, Ott K. Imaging of esophageal and gastric cancer. Semin Oncol 2004;31:530-41.

7. Stahl A, Ott K, Weber WA, et al. FDG PET imaging of locally advanced gastric carcinomas: Correlation with endoscopic and histopathological findings. Eur J Nucl Med Mol Imaging 2003;30:288-95.

8. Yoshioka T, Yamaguchi K, Kubota K, et al. Evaluation of 18F-FDG PET in patients with advanced, metastatic, or recurrent gastric cancer. J Nucl Med 2003;44:690-9.

9. Edge SB, Byrd DR, Compton CC, et al. AJCC cancer staging handbook: From the AJCC cancer staging manual. 7th ed. Springer; 2010.

10. Botet JF, Lightdale CJ, Zauber AG, et al. Preoperative staging of gastric cancer: Comparison of endoscopic US and dynamic CT. Radiology 1991;181:426-32.

11. Lim JS, Yun MJ, Kim MJ, et al. CT and PET in stomach cancer: Preoperative staging and monitoring of response to therapy. Radiographics 2006;26:143-56.

12. Nishi M, Omori Y, Miwa K. Japanese research society for gastric cancer (JRSGC): Japanese classification of gastric carcinoma. 1st English ed. Tokyo, Japan: Kanehara; 1995.

13. D'Elia F, Zingarelli A, Palli D, et al. Hydro-dynamic CT preoperative staging of gastric cancer: Correlation with pathological findings. A prospective study of 107 cases. Eur Radiol 2000;10:1877-85.

14. Fukuya T, Honda H, Hayashi T, et al. Lymph-node metastases: Efficacy for detection with helical CT in patients with gastric cancer. Radiology 1995;197:705-11.

15. Chen J, Cheong JH, Yun MJ, et al. Improvement in preoperative staging of gastric adenocarcinoma with positron emission tomography. Cancer 2005;103:2383-90.

16. Gore RM. Gastric cancer. Clinical and pathologic features. Radiol Clin North Am 1997;35:295-310.

17. Miller FH, Kochman ML, Talamonti MS, et al. Gastric cancer. radiologic staging. Radiol Clin North Am 1997;35:331-49.

18. Kinkel K, Lu Y, Both M, et al. Detection of hepatic metastases from cancers of the gastrointestinal

tract by using noninvasive imaging methods (US, CT, MR imaging, PET): A meta-analysis. Radiology 2002;224:748-56.

19. Ott K, Herrmann K, Krause BJ, et al. The value of PET imaging in patients with localized gastroesophageal cancer. Gastrointest Cancer Res 2008;2:287-94.

20. Shah MA, Yeung H, Coit D, et al. A phase II study of preoperative chemotherapy with irinotecan(CPT) and cisplatin(CIS) for gastric cancer(NCI 5917): FDG-PET/CT predicts patient outcome. J Clin Oncol 2007;25:4502.

21. Hopkins S, Yang GY. Positron emission tomography's utility in esophageal cancer management. J Thorac Dis 2009;1:29-33.

22. Wahl RL, Jacene H, Kasamon Y, et al. From RECIST to PERCIST: Evolving considerations for PET response criteria in solid tumors. J Nucl Med 2009;50 Suppl 1:122S-50S.

23. Kim SK, Kang KW, Lee JS, et al. Assessment of lymphnode metastases using 18F-FDG PET in patients with advanced gastric cancer. Eur J Nucl Med Mol Imaging 2006;33:148-55.

24. De Potter T, Flamen P, Van Cutsem E, et al. Wholebody PET with FDG for the diagnosis of recurrent gastric cancer. Eur J Nucl Med Mol Imaging 2002;29:525-9.

25. Sim SH, Kim YJ, Oh DY, et al. The role of PET/CT in detection of gastric cancer recurrence. BMC Cancer 2009;9:73.

（译者：顾良军，中国协和医科大学出版社，

北京 100730。Email: guljun@163.com）

Cite this article as: Hopkins S, Yang G. FDG PET imaging in the staging and management of gastric cancer. J Gastrointest Oncol 2011;2(1):39-44. doi:10.3978/j.issn.2078-6891.2010.004

第九章：残胃癌的淋巴结分期

Bing Hu

Anatomic Pathology, AmeriPath Central Florida, 8150 Chancellor Drive, Orlando, FL 32809, USA
Correspondence to: Bing Hu, MD. Anatomic Pathology, AmeriPath Central Florida, 8150 Chancellor Drive, Orlando, FL 32809, USA. Email: bhu@ameripath.com.

View the English edition of this article at: http://www.amepc.org/tgc/article/view/2084/2876

　　虽然对残胃癌(gastric remnant carcinoma，GRC)有多种定义(1,2)，但多数人还是倾向于接受Tanigawa等人所做的定义：残胃癌是无论因良性或恶性疾病进行胃远端大部切除术至少10年后在残留胃组织发生的癌症(3)。

　　关于GRC预后的关注与争论在过去这些年中不断升级，一些声音称GRC因为其较低的手术切除率、广泛的淋巴结转移和对相邻器官的浸润所以预后很差(4-6)；但另外一些人却发现GRC与常见胃部原发肿瘤(primary gastric carcinoma，PGC)在预后及手术切除方面并无显著差异(7,8)。

　　GRC在病理生理学方面的重要变化包括：继发于手术切除后的淋巴引流改变和可获取的及/或转移性淋巴结数量减少，尤其显见于胃部恶性肿瘤根治术并扩大淋巴结清扫后(7,8)。对于GRC患者引流淋巴结数量减少是否会影响淋巴结分期(N)还无定论，而后者对患者生存率具有预测价值。

　　Li等人最近发表在 *Journal of Cancer Research and Clinical Oncology* 上的文章对GRC淋巴结转移模式进行了研究并对依据国际控癌联盟TNM分期(第7版)的淋巴结分期是否适用于GRC提出质疑(9)。因为GRC患者之前进行过胃切除和淋巴结清扫而导致其引流淋巴结数量总体上少于PGC，Li等人提议根据第7版UICC N分期将15个淋巴结阳性设定为N3b的临界值可能不适用于GRC。根据对某医疗机构中83名GRC患者进行中位生存期(median survival time，MST)分析后，他们得出以下结论：在GRC患者中N3a、N3b的临界值分别设定为7~9个(代替7~15个)和10个以上(代替15个以上)淋巴结阳性；其他临界值与第7版UICC N分期相同，这样更为合适。以上结论基于对来自83名患者中的11名进行MST数据分析后得到。这11名患者根据第7版UICC N分期有8人为N3a，3人为N3b；而依照Li等人提出的分期方案5人为N3a，6人为N3b。在这一样本量极少的研究中，Li等人发现依照其N分期方案的N3a和N3b患者的MST有统计学显著差异($p=0.014$)，但根据第7版UICC N分期的两群人则没有统计学差异($p=0.18$)。

在几个研究报告中都提到过GRC患者中引流淋巴结和/或活检阳性的总淋巴结数量较(减)少。Robin等人发现GRC患者获取的淋巴结平均数为8.3个、转移淋巴结平均数为0.7个，而在PGC患者中这两个数值分别为16.7和3.7($p=0.03$，有显著的统计学差异)(7)。在PGC和GRC患者中5年生存率无显著统计学差异，同时An等人注意到在一些PGC患者尤其是之前因胃部恶性疾病进行过手术的患者，其引流淋巴结的数量不足以对淋巴结转移进行临床分期(8)。虽然这些发现都支持Li等人的结果，但Li等人发现GRC患者的引流淋巴结较少因此无法在活检中发现15个或更多的阳性淋巴结，因此现在就认可Li等人所设定的淋巴结数量的临界值还为时尚早。

首先，Li等人是从对极小人群样本的回顾性或事后分析研究中得出的结论。因此根据第7版UICC分期的N3a和N3b的MST无统计学差异可能是因为样本数太少无法达到统计力所需的样本量。该研究的统计力不足可以从对该研究样本中N1和N2患者的MST亦无统计学显著性差异中得到证据。此外，Li等对从小样本回顾性或事后分析研究中获得的结果被误解并引出结论且混杂因素并未充分说明。因此，他们所声称的依照其分期规则的N3a和N3b期的MST的统计学差异在并未在大规模人群中得以显现。T、N、M联合分期或TNM组分期对总生存率和MST的预测价值远优于单独T或N分期。该研究也未发现T(肿瘤)分期与研究人群11人中依照其分期的N3a和N3b亚组有任何相关性。另外，该研究也无法发现并将那些曾使用新型辅助化疗或化疗的患者从研究人群中排出。最后，一些其他研究表明胃癌患者的阳性/阴性淋巴结之比可能有更好的生存率预测价值(10)。即使在GRC患者中很难收集到足够数量的淋巴结样本，但Li等的发现仍然需要进一步确认验证才可以用于N(淋巴结)分期。因此，扩大研究人群以排除混杂因素并使用改良的阳性淋巴结换算方法例如阳性/阴性淋巴结比率后，Li等人提出的对GRC患者的淋巴结改良分期才能得以接受。

致谢

声明：作者声称无任何利益冲突。

参考文献

1. Thorban S, Böttcher K, Etter M, et al. Prognostic factors in gastric stump carcinoma. Ann Surg 2000;231:188-94.

2. Safatle-Ribeiro AV, Ribeiro U Jr, Reynolds JC. Gastric stump cancer: what is the risk? Dig Dis 1998;16:159-68.

3. Tanigawa N, Nomura E, Niki M, et al. Clinical study to identify specifi characteristics of cancer newly developed in the remnant stomach. Gastric Cancer 2002;5:23-8.

4. Pointner R, Wetscher GJ, Gadenstätter M, et al. Gastric remnant cancer has a better prognosis than primary gastric cancer. Arch Surg 1994;129:615-9.

5. Moreaux J, Mathey P, Msika S. Gastric adenocarcinoma in the gastric stump after partial gastrectomy. Hepatogastroenterology 1991;38:517-21.

6. Inomata M, Shiraishi N, Adachi Y, et al. Gastric remnant cancer compared with primary proximal gastric cancer. Hepatogastroenter -ology 2003;50:587-91.

7. Rabin I, Kapiev A, Chikman B, et al. Comparative study of the pathological characteristics of gastric stump carcinoma and carcinoma of the upper third of the stomach. Isr Med Assoc J 2011;13:534-6.

8. An JY, Choi MG, Noh JH, et al. The outcome of patients with remnant primary gastric cancer compared with those having upper one-third gastric cancer. Am J Surg 2007;194:143-7.

9. Li J, Guo Y, Liang X, et al. MicroRNA-223 functions as an oncogene in human gastric cancer by targeting FBXW7/hCdc4. J Cancer Res Clin Oncol 2012;138:763-74.

10. Deng J, Sun D, Pan Y, et al. Ratio between negative and positive lymph nodes is suitable for evaluation the prognosis of gastric cancer patients with positive node metastasis. PLoS One 2012;7:e43925.

（译者：赵爽，天津市第四中心医院检验科，
天津 300140。Email: zs0414@hotmail.com）

Cite this article as: Hu B. Lymph node staging in gastric remnant carcinoma. Transl Gastrointest Cancer 2013;2(S1):114-115. doi: 10.3978/ j.issn.2224-4778.2013.05.43

第十章：[18]FDG–PET在胃癌诊断治疗中的作用

Luigina Graziosi, Luca Pio Evoli, Emanuel Cavazzoni, Annibale Donini

University of Perugia, Section of General and Emergency Surgery, "Santa Maria della Misericordia Hospital", Via Dottori, 06132, Perugia, Italy

Correspondence to: Luigina Graziosi, MD. University of Perugia, Section of General and Emergency Surgery, "Santa Maria della Misericordia Hospital", Via Dottori, 06132, Perugia, Italy. Email: luiginagraziosi@yahoo.it.

View the English edition of this article at: http://www.amepc.org/tgc/article/view/954/1136

[18]F-fluoro-2-deoxyglucose PET显像([18]FDG-PET)是基于肿瘤细胞的葡萄糖摄取增加，肿瘤细胞过表达的是细胞膜葡萄糖转运蛋白1使[18]FDG-PET的摄取量提高。多视觉分析常采用半定量的方法评估肿瘤[18]FDG摄取量即标准值(SUV)，即在肿瘤体积归一化的分布量的基础上采用[18]FDG进行测量。

[18]FDG-PET已被广泛用于评估不同类型的恶性肿瘤，包括肺癌、食管癌、大肠癌和淋巴瘤(1)。然而，[18]FDG PET在胃癌发生发展中的作用是有争议的。虽然[18]FDG-PET检测手术切除术后复发性胃癌是临床上有用的(2,3)，但因[18]F-FDG PET在原发肿瘤和淋巴结转移(LN)的灵敏度较低，所以，[18]F-FDG PET在术前检查的作用是有限的(4,5)。此外，因为目前只有少数的研究与一个小数量的患者已经完成，所以，[18]FDG PET在预测胃癌患者预后方面的作用仍然有争议。

[18]FDG-PET对早期胃癌和中晚期胃癌的原发部位检出率分别为50%、92%。研究认为，由于患者的不同特征，[18]FDG-PET用于检测原发肿瘤的灵敏度在47%~96%之间(5-12)；[18]FDG-PET在胃原发肿瘤的检测率低的最重要原因是其在正常胃壁高摄取，而在癌变组织的摄取受组织病理学亚型差异影响。

没有恶性病变的正常胃壁可显示SUV值超过2.5，并且良性胃黏膜炎症可有局灶性的明显的[18]FDG积聚，因而限制了胃癌病变检测的应用(13-15)。黏液性癌的[18]FDG摄取可与肿瘤细胞呈正相关，但与肿瘤组织内的黏蛋白的量呈负相关，包括未分化肿瘤和黏液性肿瘤表现为[18]FDG-PET的低可探测性(16)。此外，浸润性生长模式，黏液含量高和癌细胞浓度低的浸润生长的低分化癌和印戒细胞癌也表现为[18]FDG的低摄取，尽管他们具有侵袭性。[18]FDG-PET在肿瘤直径超过3.5 cm、浸润深度更大以及分期更晚的肿瘤中有较高的检测率。在多变量分析中，肿瘤大小、肿瘤细胞扩散到肌肉层($\geq$T2)和淋巴结转移等因素对原发部位的检出率具有统计学意义。

[18]FDG-PET对淋巴结转移癌检测的敏感性、特异性和阳性率分别为60%、85%和80%，PET对淋巴结转移癌检测的敏感性低于CT，而特异性和阳性率高于CT。对检测胃壁区域淋巴结较近的转移灶PET较CT不敏感，主要是由于PET空间分辨率较差，不能较好地区分原发灶与淋巴结转移灶(17)。检测淋巴结转移的第12、13、14、15、16组可以改变手术淋巴结的清扫程度或能排除不必要的手术。理论上，癌细胞在这些部位转移较容易被识别，因为他们远离原发病灶。换句话说，PET的空间分辨率相对较低，不影响这些转移的检测是因为他们远离原发肿瘤的FDG摄取或高摄取的区域。PET对远处转移灶检测的敏感性、特异性和阳性率分别为65%、99%和88%，与CT类似。[18]FDG-PET因解剖成像方式的主要优点是检测远处器官转移的能力，如转移到肝、肺、肾上腺和卵巢等的[18]FDG PET容易识别这一类型的转移癌(18)。[18]FDG-PET在诊断腹膜转移癌上价值有限，虽然它特异性高(平均88.5%)，但灵敏度低(平均32%)。一些作者报道，腹膜病变因含广泛的纤维化组织和相对较少的恶性细胞，这可以解释[18]FDG-PET成像的灵敏度低，另外一个原因为腹膜结节体积小(<5 mm) (19)。Lee等人的研究(20)表明，[18]FDG摄取是预测胃癌根治性手术切除后肿瘤复发的重要独立预后因素。[18]FDG摄取阴性的患者胃癌手术切除的复发率明显高于[18]FDG摄取阳性的患者。同时，两者的无复发生存率有明显差异。因此，[18]FDG-PET/CT在胃癌中检出率低，但在术前行[18]F-FDG-PET/CT可以为胃癌手术的患者提供有效的预后信息，尤其是管状和未分化型的胃癌。此外，[18]FDG-PET在胃癌早期行新辅助化疗的疗效评价方面起重要作用。我们预计新的代谢示踪剂的使用，如共线或蛋氨酸将提高PET-CT在胃癌分期的敏感性。

致谢

声明：作者声称无任何利益冲突。

参考文献

1. Kostakoglu L, Agress H Jr, Goldsmith SJ. Clinical role of FDG PET in evaluation of cancer patients. Radiographics 2003;23:315-40; quiz 533.

2. Bilici A, Ustaalioglu BB, Seker M, et al. The role of 18F-FDG PET/CT in the assessment of suspected recurrent gastric cancer after initial surgical resection: can the results of FDG PET/CT influence patients' treatment decision making? Eur J Nucl Med Mol Imaging 2011;38:64-73.

3. De Potter T, Flamen P, Van Cutsem E, et al. Whole bodyPET with FDG for the diagnosis of recurrent gastric cancer. Eur J Nucl Med Mol Imaging 2002;29:525-9.

4. Dassen AE, Lips DJ, Hoekstra CJ, et al. FDG-PET has no definite role in preoperative imaging in gastric cancer. Eur J Surg Oncol 2009;35:449-55.

5. Kim SK, Kang KW, Lee JS, et al. Assessment of lymph node metastases using 18F-FDG PET in patients with advanced gastric cancer. Eur J Nucl Med Mol Imaging 2006;33:148-55.

6. Stahl A, Ott K, Weber WA, et al. FDG PET imaging of locally advanced gastric carcinomas: correlation with endoscopic and histopathological findings. Eur J Nucl Med Mol Imaging 2003;30:288-95.

7. Mochiki E, Kuwano H, Katoh H, et al. Evaluation of 18F-2-deoxy-2-fluoro-D-glucose positron emission tomography for gastric cancer. World J Surg 2004;28:247-53.

8. Yun M, Lim JS, Noh SH, et al. Lymph node staging of gastric cancer using (18)F-FDG PET: a comparison study with CT. J Nucl Med 2005;46:1582-8.

9. Oh HH, Lee SE, Choi IS, et al. The peak-standardized uptake value (P-SUV) by preoperative positron emission tomography-computed tomography (PET-CT) is a useful indicator of lymph node metastasis in gastric cancer. J Surg Oncol 2011;104:530-3.

10. Hur H, Kim SH, Kim W, et al. The efficacy of preoperative PET/CT for prediction of curability in surgery for locally advanced gastric carcinoma. World J Surg Oncol 2010;8:86.

11. Yamada A, Oguchi K, Fukushima M, et al. Evaluation of 2-deoxy-2-[18F]fluoro-D-glucose positron emission tomography in gastric carcinoma: relation to histological subtypes, depth of tumor invasion, and glucose transporter-1 expression. Ann Nucl Med 2006;20:597-604.

12. Mukai K, Ishida Y, Okajima K, et al. Usefulness of preoperative FDG-PET for detection of gastric cancer. Gastric Cancer 2006;9:192-6.

13. Stahl A, Ott K, Weber WA, et al. FDG PET imaging of locally advanced gastric carcinomas: correlation with endoscopic and histopathological findings. Eur J Nucl Med Mol Imaging 2003;30:288-95.

14. Koga H, Sasaki M, Kuwabara Y, et al. An analysis of the physiological FDG uptake pattern in the stomach. Ann Nucl Med 2003;17:733-8.

15. Takahashi H, Ukawa K, Ohkawa N, et al. Significance of (18)F-2-deoxy-2-fluoro-glucose accumulation in the stomach on positron emission tomography. Ann Nucl Med 2009;23:391-7.

16. Berger KL, Nicholson SA, Dehdashti F, et al. FDG PET evaluation of mucinous neoplasms: correlation of FDG uptake with histopathologic features. AJR Am J Roentgenol 2000;174:1005-8.

17. McAteer D, Wallis F, Couper G, et al. Evaluation of 18F-FDG positron emission tomography in gastric and oesophageal carcinoma. Br J Radiol 1999;72:525-9.

18. Kinkel K, Lu Y, Both M, et al. Detection of hepatic metastases from cancers of the gastrointestinal tract by using noninvasive imaging methods (US, CT, MR imaging, PET): a meta-analysis. Radiology 2002;224:748-56.

19. Turlakow A, Yeung HW, Salmon AS, et al. Peritoneal carcinomatosis: role of (18)F-FDG PET. J Nucl Med 2003;44:1407-12.

20. Lee JW, Lee SM, Lee MS, et al. Role of (18)F-FDG PET/CT in the prediction of gastric cancer recurrence after curative surgical resection. Eur J Nucl Med Mol Imaging 2012;39:1425-34.

(译者：张妍，南京军区福州总医院肿瘤科，

福州 350100。Email: 125677870@163.com)

Cite this article as: Graziosi L, Evoli LP, Cavazzoni E, Donini A. The role of 18FDG-PET in gastric cancer. Transl Gastrointest Cancer 2012;1(2):186-188. doi: 10.3978/j.issn.2224-4778.2012.07.11

第十一章：DNA异常甲基化是一种敏感而有前景的肿瘤标志物

Tomomitsu Tahara[1], Tomiyasu Arisawa[2], Tomoyuki Shibata[1], Naoki Ohmiya[1], Ichiro Hirata[1]

[1]Department of Gastroenterology, Fujita Health University School of Medicine, Toyoake, Japan;
[2]Department of Gastroenterology, Kanazawa Medical University, Ishikawa, Japan
Correspondence to: Tomomitsu Tahara. 1-98 Dengakugakubo Kutsukake-cho, Toyoake, Aichi, 470-1192, Japan. Email: tomomiccyu@yahoo.co.jp.

View the English edition of this article at: http://www.amepc.org/tgc/article/view/1891/2864

Yu和其合作者在近期所做研究中发现在术前腹腔冲洗液(preoperative peritoneal washes，PPW)中CDH1启动子的甲基化可作为胃部肿瘤患者的潜在预测因子(1)。启动子CpG岛过度甲基化所致的表观遗传学基因沉默和后续的转录基因沉默是抑癌基因失活的重要机制(2)。多种癌症的发生和进展都大量涉及DNA甲基化，该领域的众多研究表明DNA甲基化特征具有强大的潜力可在出现临床症状及其分类前对不同肿瘤的预后进行预测区分(3-6)。DNA甲基化也可见于肿瘤发生早期的癌前病变和老化或炎症组织(7-12)，这一现象表明通过创造分子多样性差异的表观遗传学改变组成了肿瘤转化的最早期步骤，此类变化对于鉴别具有肿瘤发病风险的人群具有重要作用。进而其可能在标本中检测出痕量的甲基化分子(13)。因此，异常甲基化被认为是一种非常敏感且很有希望的肿瘤早期诊断标志物。例如，目前一些研究显示黏膜冲洗液中DNA甲基化分析可作为胃部及结肠肿瘤标志物(14,15)。还有研究结果表明肿瘤细胞可向外周血释放DNA而肿瘤患者血清中富集的循环DNA水平可达到被检出程度，与非肿瘤个体相比其浓度高出数倍。之前的研究表明源于一些肿瘤组织的多基因甲基化可在血浆、尿液、痰及腹膜冲洗液中被检出(16-21)。这些结果表明对任何来源的标本，DNA甲基化检测都可用作肿瘤分子诊断标志物。

Yu及其合作者将上述概念进行尝试并评价。他们收集了92位准备进行胃部手术患者的术前腹膜冲洗液(PPW)。研究者将CHD1启动子作为备选标志物，该标志物的甲基化常见于胃癌；并使用实时甲基化专用PCR这一高灵敏度的方法进行检测。检测结果表明CDH1甲基化与更具侵袭性的胃癌临床病理亚型具有良好的相关性，后者是指具有肿瘤体积较大、浸润型、淋巴结及静脉侵袭、高T分期、淋巴结及远处转移。凡是患者的腹膜冲洗液中检测出CDH1甲基化的，其无病生存期显著缩短。Cox回归分析也确认了腹膜冲洗液中CDH1甲基化可作为胃癌患者的独立危险因素，此标志物阳性者手术后30个月无病生存期显著缩短(1)。

目前的研究结果支持来源于任何类型标本中的DNA甲基化作为最有潜力的分子诊断标志物，并且为DNA甲基化未来作为肿瘤治疗的临床诊断实验研究开辟了新的道路。

近些年，问世了多种检测方法可在基因组级别上提供DNA甲基化的状态，其着重点是可无差错地对肿瘤的DNA甲基化进行测绘(3-5)。进而通过对肿瘤中基因组规模的DNA甲基化缺失和出现深入理解，研究者发现肿瘤中最为常见的甲基化改变不是发生于启动子亦非CpG岛而是距离其2 kb上游序列的"CpG岛岸"，该结构与基因表达密切关联(22)。该领域的研究进展未来可使DNA甲基化状态用于临床成为肿瘤诊断标志物，发现特殊的甲基化改变进一步提高了将特定表观遗传用于治疗诸如骨髓增生异常综合征(myelodysplastic syndromes，MDS)和淋巴瘤等肿瘤的可行性(23)。

致谢

声明：作者声称无任何利益冲突。

参考文献

1. Yu QM, Wang XB, Luo J, et al. CDH1 methylation in preoperative peritoneal washes is an independent prognostic factor for gastric cancer. J Surg Oncol 2012;106:765-71.

2. Santini V, Kantarjian HM, Issa JP. Changes in DNA methylation in neoplasia: pathophysiology and therapeutic implications. Ann Intern Med 2001;134:573-86.

3. Matsusaka K, Kaneda A, Nagae G, et al. Classification of Epstein-Barr virus-positive gastric cancers by defiition of DNA methylation epigenotypes. Cancer Res2011;71:7187-97.

4. Noushmehr H, Weisenberger DJ, Diefes K, et al.Identification of a CpG island methylator phenotype that defies a distinct subgroup of glioma. Cancer Cell 2010;17:510-22.

5. Jover R, Nguyen TP, Perez-Carbonell L, et al.5-Fluorouracil adjuvant chemotherapy does

not increase survival in patients with CpG island methylator phenotype colorectal cancer. Gastroenterology 2011;140:1174-81.

6. Fang F, Turcan S, Rimner A, et al. Breast cancer methylomes establish an epigenomic foundation for metastasis. Sci Transl Med 2011;3:75ra25.

7. Chan AO, Broaddus RR, Houlihan PS, et al. CpG island methylation in aberrant crypt foci of the colorectum. Am J Pathol 2002;160:1823-30.

8. Issa JP, Ottaviano YL, Celano P, et al. Methylation of the oestrogen receptor CpG island links ageing and neoplasia in human colon. Nat Genet 1994;7:536-40.

9. Issa JP, Ahuja N, Toyota M, et al. Accelerated age-related CpG island methylation in ulcerative colitis. Cancer Res 2001;61:3573-7.

10. Nishida N, Nagasaka T, Nishimura T, et al. Aberrant methylation of multiple tumor suppressor genes in aging liver, chronic hepatitis, and hepatocellular carcinoma.Hepatology 2008;47:908-18.

11. Maekita T, Nakazawa K, Mihara M, et al. High levels of aberrant DNA methylation in Helicobacter pylori-infected gastric mucosae and its possible association with gastric cancer risk. Clin Cancer Res 2006;12:989-95.

12. Eads CA, Lord RV, Wickramasinghe K, et al. Epigenetic patterns in the progression of esophageal adenocarcinoma. Cancer Res 2001;61:3410-8.

13. Laird PW. The power and the promise of DNA methylation markers. Nat Rev Cancer 2003;3:253-66.

14. Watanabe Y, Kim HS, Castoro RJ, et al. Sensitive andspecifi detection of early gastric cancer with DNA methylation analysis of gastric washes. Gastroenterology 2009;136:2149-58.

15. Kamimae S, Yamamoto E, Yamano HO, et al. Epigenetic alteration of DNA in mucosal wash flid predicts invasiveness of colorectal tumors. Cancer Prev Res (Phila) 2011;4:674-83.

16. Ahmed IA, Pusch CM, Hamed T, et al. Epigenetic alterations by methylation of RASSF1A and DAPK1 promoter sequences in mammary carcinoma detected in extracellular tumor DNA. Cancer Genet Cytogenet 2010;199:96-100.

17. Leung WK, To KF, Man EP, et al. Quantitative detection of promoter hypermethylation in multiple genes in the serum of patients with colorectal cancer. Am J Gastroenterol 2005;100:2274-9.

18. Roupret M, Hupertan V, Yates DR, et al. A comparison of the performance of microsatellite and methylation urine analysis for predicting the recurrence of urothelial cell carcinoma, and defiition of a set of markers by Bayesian network analysis. BJU Int 2008;101:1448-53.

19. Feng Q, Hawes SE, Stern JE, et al. Promoter hypermethylation of tumor suppressor genes in urine from patients with cervical neoplasia. Cancer Epidemiol Biomarkers Prev 2007;16:1178-84.

20. Ibanez de Caceres I, Battagli C, Esteller M, et al. Tumor cell-specifi BRCA1 and RASSF1A hypermethylation in serum, plasma, and peritoneal flid from ovarian cancer patients. Cancer Res 2004;64:6476-81.

21. Hwang SH, Kim KU, Kim JE, et al. Detection of HOXA9 gene methylation in tumor tissues and induced sputum samples from primary lung cancer patients. Clin Chem Lab Med 2011; 49:699-704.

22. Irizarry RA, Ladd-Acosta C, Wen B, et al. The human olon cancer methylome shows similar hypo- and hypermethylation at conserved tissue-specifi CpG island shores. Nat Genet 2009;41:178-86.

23. Yoo CB, Jones PA. Epigenetic therapy of cancer: past, present and future. Nat Rev Drug Discov 2006;5:37-50.

(译者：赵爽，天津市第四中心医院检验科，
天津 300140。Email: zs0414@hotmail.com)

Cite this article as: Tahara T, Arisawa T, Shibata T, Ohmiya N, Hirata I. Aberrant DNA methylation as sensitive and promising biomarkers in diagnosing of cancers. Transl Gastrointest Cancer 2013;2(S1):80-82. doi: 10.3978/j.issn.2224-4778.2013.05.09

第十二章：胃食管结合部腺癌需要更明晰的定义

Aiwen Wu, Jiafu Ji

Department of Gastrointestinal Surgery, Beijing Cancer Hospital and Institute, Peking University School of Oncology, Key laboratory of Carcinogenesis and Translational Research (Ministry of Education), Beijing, China

Correspondence to: Jiafu Ji, MD, FACS. Department of Surgery, Peking University Cancer Hospital, Beijing Cancer Hospital & Institute, China. Email: jijfbj@yeah.net.

摘要： 在过去几年里，胃癌研究中有两个事实：全世界胃癌发病率和死亡率显示出显著下降趋势；胃食管结合部腺癌(adenocarcinoma of esophagogastric junction，AEG)在西方国家发病率逐渐升高，这可用西方人群肥胖和胃食管反流病高患病率来解释。AEG是近端1/3胃和食管下部(Z线上5 cm以内)腺癌的总称，包括贲门癌、远端食管癌、近端胃癌和胃底贲门部癌。标准化定义AEG有利于未来的科学研究和学术交流。

关键词： 胃食管结合部腺癌；分期；手术

View the English edition of this article at: http://www.amepc.org/tgc/article/view/2062/2844

1 引言

在过去几年里，胃癌研究中有两个事实：全世界胃癌发病率和死亡率显示出显著下降趋势(1)；胃食管结合部腺癌(adenocarcinoma of esophagogastric junction，AEG)在西方国家发病率逐渐升高(2)，这可用西方人群肥胖和胃食管

preoperative 5-florouracil (F)/cisplatin(P) to surgery alone in adenocarcinoma of the stomach and lower esophagus (ASLE): FNLCC ACCORD07-FFCD 9703 trial. J Clin Oncol 2007;25:4510.

（译者：朱季香，四川省遂宁市第一人民医院消化内科，遂宁 629000。Email: cacao45@foxmail.com）

Cite this article as: Shan F, Ji J. Updating advances and controversies on the multidisciplinary therapy of gastric cancer. Transl Gastrointest Cancer 2012;1(2):151-160. doi: 10.3978/j.issn.2224-4778.2011.12.02

第十四章：胃癌的多学科综合治疗

Yutaka Yonemura[1], Emel Canbay[1], Haruaki Ishibashi[1], Sachio Fushida[2]

[1]NPO to support Peritoneal Surface Malignancy Treatment, Oosaka, Japan; [2]Department of Surgery, Kanazawa University, Kanazawa, Japan

Correspondence to: Yutaka Yonemura. President of NPO to support peritoneal surface malignancy treatment, 1-26, Haruki-Moto-Machi, Kishiwada City, Oosaka, Japan. Email: y.yonemura@coda.ocn.ne.jp.

View the English edition of this article at: http://www.amepc.org/tgc/article/view/952/1134

过去，Ⅳ期胃癌常被认为是绝症和癌症的一个普遍形式。Ⅳ期胃癌患者即使给予了姑息化疗或最佳支持治疗，中位生存期也仅有为6~12个月。

90年代末期，替吉奥、伊立替康、泰素和奥沙利铂开始用于治疗胃癌，这些药单药的反应率大约为20%，当联合两类或三类药物进行化疗可显示良好的反应率（42%~74%），并能延长患者生存(1,2)。但是，也有报告由于药物毒性导致治疗失败(3,4)。最近，全世界公认联合应用氟尿嘧啶类药物(S-1或卡培他滨)和铂类(顺铂：CDDP或奥沙利铂)可作为转移性胃癌的标准化疗(5)。

即使全身化疗可达到高反应率，Ⅳ期胃癌患者的生存仍然不容乐观。单独全身化疗整体5年生存率<5%，而单独细胞减灭术(cytoreductive surgery，CRS)并未带来生存益处。

目前，使Ⅳ期胃癌患者获得长期生存的最先进治疗策略为联合CRS及围手术期化疗。这种策略现阶段作为治愈手段而被应用。CRS联合围手术期化疗包括新辅助化疗、术中腹腔温热化疗和术后早期腹腔化疗，可延长患者生存期(6)。

新辅助化疗(neoadjuvant chemotherapy，NAC)的目标是降期、清除外科手术野的微转移和增加切除率。全身化疗用于大的淋巴结转移或肝脏转移，S1联合

CDDP方案可作为标准一线化疗。S1联合CDDP方案NAC以后CRS 1年的生存率可达75%(2)。

胃癌最常见的远处转移为腹膜种植转移(peritoneal carcinomatosis，PC)。然而，全身化疗对PC仅显示少有许作用。相比全身化疗，腹腔(intraperitoneal，IP)化疗通过腹腔为PC提供更高药物浓度，提高了化疗疗效(7,8)。这种浓度区别能在CRS之前根除小的腹膜种植结节并且降低全身毒性。

最近，有学者又提出静脉和IP化疗结合的双向化疗方案(9)。双向化疗可能比单一化疗创造更宽的治疗领域。这种方法可采用新辅助腹腔内和全身化疗联合(neoadjuvant intraperitoneal and systemic chemotherapy，NIPS)。NIPS用于在手术前根除腹膜表面播散的和腹腔的游离癌细胞，相应地，NIPS也许能增加完全细胞减灭术的可能性，改善患者生存(9)。而且，NIPS没有增加后续手术治疗的并发症和死亡率(9)。

广泛术中腹腔灌洗(extensive intraoperative peritoneal lavage，EIPL)治疗是一种新的治疗方式，是指通过用生理盐水腹腔广泛灌洗去除腹腔游离癌细胞(10)。简单地在潜在治愈手术后腹膜腔灌注1 L普通生理盐水，广泛地摇动并且洗涤，然后完全吸净，重复10次。根据随机前瞻对照研究(randomized controlled trial，RCT)在有腹腔游离癌细胞(Cy1)但没有明显腹膜转移(P0)(P0/Cy1)的病人中，EIPL小组腹膜有更低的复发率。对有P0/Cy1状态的病人，EIPL疗法作为一种预防复发战略被强烈推荐(10)。

大量实验和临床证据表明恶性细胞在41~43 ℃范围内会被选择性地杀死。热疗抑制DNA修复，使蛋白质变性及在微环境中抑制恶性细胞有氧代谢，增加细胞死亡率。热疗可提高化疗的疗效，联合温热和抗肿瘤药物常能增加细胞毒性，一些化疗药物联和温和的热疗增加细胞毒性作用，已被报道有这样影响的药物包括丝裂霉素、顺铂、多西紫杉醇、吉西他滨和伊立替康。另外，温热将提高药物在体内的渗透，温度常在39~42 ℃之间(7)。

到目前为止，研究证明腹腔温热化疗(intraperitoneal hyperthermic chemotherapy，HIPEC)已被作为卵巢(11)、大肠癌(12,13)和胃癌腹膜种植(14,15)的可能治疗选择。两个随机对照试验报道了其在预防胃癌根治术后腹腔复发中的作用(16,17)。最近的一项随机对照试验荟萃分析显示对胃癌HIPEC联合CRS可提高患者总体生存(18)。

预计在不久的将来，分子靶向药物结合CRS和化疗将对胃癌治疗有新的突破。

致谢

声明：作者声称无任何利益冲突。

参考文献

1. Koizumi W, Tanabe S, Saigenji K, et al. Phase Ⅰ/Ⅱ study of S-1 combined with cisplatin in patients with advanced gastric cancer. Br J Cancer 2003;89:2207-12.

2. Yabusaki H, Nashimoto A, Tanaka O. Evaluation of TS-1 combined with cisplatin for neoadjuvant chemotherapy in patients with advanced gastric cancer. Gan To Kagaku Ryoho 2003;30:1933-40.

3. Matsuzaki T, Yashiro M, Kaizaki R, et al. Synergistic antiproliferative effect of mTOR inhibitors in combination with 5-fluorouracil in scirrhous gastric cancer. Cancer Sci 2009;100:2402-10.

4. Ajani JA. Optimizing docetaxel chemotherapy in patients with cancer of the gastric and gastroesophageal junction: evolution of the docetaxel, cisplatin, and 5-fluorouracil regimen. Cancer 2008;113:945-55.

5. Kim GM, Jeung HC, Rha SY, et al. A randomized phase Ⅱ trial of S-1-oxaliplatin versus capecitabine-oxaliplatin in advanced gastric cancer. Eur J Cancer 2012;48:518-26.

6. Yu WS, Sugarbaker PH. Early postoperativeintraperitoneal chemotherapy for gastric cancer. Cancer Treat Res 1991;55:265-75.

7. Los G, Mutsaers PH, van der Vijgh WJ, et al. Direct diffusion of cis-diamminedichloroplatinum(Ⅱ) in intraperitoneal rat tumors after intraperitoneal chemotherapy: a comparison with systemic chemotherapy. Cancer Res 1989;49:3380-4.

8. de Bree E, Tsiftsis DD. Experimental and pharmacokinetic studies in intraperitoneal chemotherapy: from laboratory bench to bedside. Recent Results Cancer Res 2007;169:53-73.

9. Yonemura Y, Bandou E, Sawa T, et al. Neoadjuvant treatment of gastric cancer with peritoneal dissemination. Eur J Surg Oncol 2006;32:661-5.

10. Kuramoto M, Shimada S, Ikeshima S, et al. Extensive intraoperative peritoneal lavage as a standard prophylactic strategy for peritoneal recurrence in patients with gastric carcinoma. Ann Surg 2009;250:242-6.

11. Jaaback K, Johnson N. Intraperitoneal chemotherapy for the initial management of primary epithelial ovarian cancer. Cochrane Database Syst Rev 2006;1:CD005340.

12. Verwaal VJ, van Ruth S, de Bree E, et al. Randomized trial of cytoreduction and hyperthermic intraperitoneal chemotherapy versus systemic chemotherapy and palliative surgery in patients with peritoneal carcinomatosis of colorectal cancer. J Clin Oncol 2003;21:3737-43.

13. Verwaal VJ, Bruin S, Boot H, et al. 8-year follow-up of randomized trial: cytoreduction and hyperthermic intraperitoneal chemotherapy versus systemic chemotherapy in patients with peritoneal carcinomatosis of colorectal cancer. Ann Surg Oncol 2008;15:2426-32.

14. Brücher BL, Piso P, Verwaal V, et al. Peritoneal carcinomatosis: cytoreductive surgery and HIPEC--overview and basics. Cancer Invest 2012;30:209-24.

15. Yang XJ, Huang CQ, Suo T, et al. Cytoreductive surgery and hyperthermic intraperitoneal chemotherapy improves survival of patients with peritoneal carcinomatosis from gastric cancer: final results of a phase Ⅲ randomized clinical trial. Ann Surg Oncol 2011;18:1575-81.

16. Hamazoe R, Maeta M, Kaibara N. Intraperitoneal thermochemotherapy for prevention of peritoneal recurrence of gastric cancer. Final results of a randomized controlled study. Cancer 1994;73:2048-52.

17. Yonemura Y, de Aretxabala X, Fujimura T, et al.Intraoperative chemohyperthermic peritoneal perfusion as an adjuvant to gastric cancer: final results of a randomized controlled study. Hepatogastroenterology 2001;48:1776-82.

18. Yan TD, Deraco M, Baratti D, et al. Cytoreductivesurgery and hyperthermic intraperitoneal chemotherapy for malignant peritoneal mesothelioma: multi-institutional experience. J Clin Oncol 2009;27:6237-42.

（译者：王国强，广州医科大学附属第二医院胃肠外科，广州 510260。Email: wgqjyh@163.com）

Cite this article as: Yonemura Y, Canbay E, Ishibashi H, Fushida S. Multidisciplinary approach for the treatment of gastric cancer. Transl Gastrointest Cancer 2012;1(2):178-180. doi: 10.3978/j.issn.2224-4778.2012.07.06

第十五章：一例罕见的梅克尔细胞癌转移导致消化道出血：病例报道及文献回顾

Malav P. Parikh[1], Salih Samo[1], Venu Ganipisetti[1], Sathish Krishnan[1], Maulik Dhandha[1], Margaret Yungbluth[2], Walter R. Glaws[1]

[1]Department of Internal Medicine, Division of Gastroenterology, [2]Department of Pathology, Presence Saint Francis Hospital, University of Illinois at Chicago, Evanston, IL-60202, USA
Correspondence to: Malav P. Parikh, MD. 725 Austin St, Apt 1S, Evanston, IL-60202, USA.
Email: malavparikh88@yahoo.com.

摘要：默克尔细胞癌是高度侵袭性神经内分泌肿瘤起源的皮肤肿瘤。它通常出现在老年白人男性阳光暴露的部位。默克尔细胞癌的诊断主要依靠免疫组化的方法确诊，这一癌症具有高度恶性的侵袭性，可以早期在局部及远处发生转移。但是该种肿瘤发生在胃部的情况非常少见，我们报道的病例是以上消化道出血为主要表现。

关键词：默克尔细胞癌；胃转移性胃肠道出血

View this article at: http://kysj.amegroups.com/articles/1496
View the English edition of this article at: http://dx.doi.org/10.3978/j.issn.2078-6891.2014.029

1 前言

默克尔细胞癌(Merkel cell carcinoma，MCC)是一种罕见的、高度恶性的皮肤肿瘤，起源于神经内分泌细胞，经常侵袭老年白人男性。目前认为紫外线(UV)辐射和免疫抑制是高危因素。近来，多瘤细胞株被认为是这一疾病的发

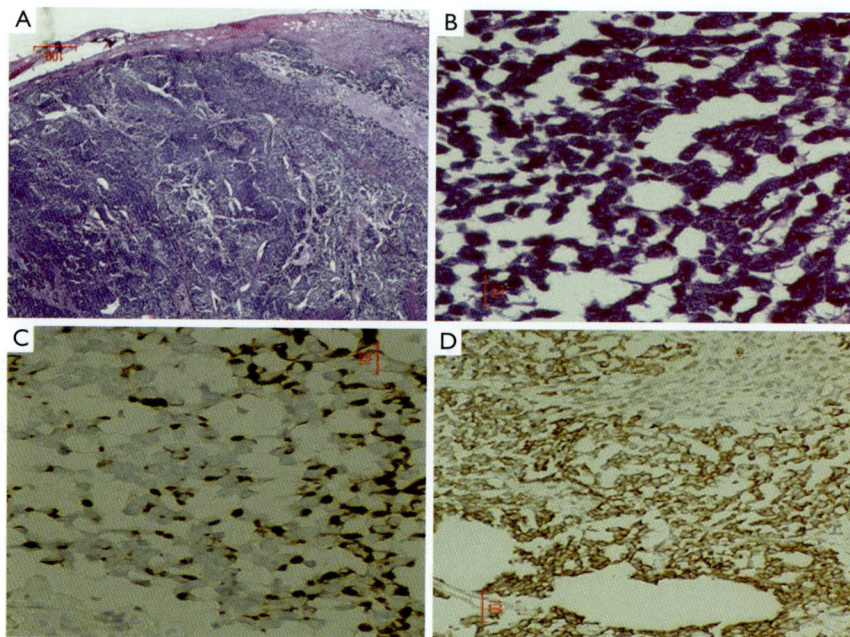

图1 腹股沟淋巴结活检组织病理学图像。(A,B)苏木精和伊红染色切片(H-E染色)腹股沟淋巴结显示小圆肿瘤细胞巢取代了正常组织；(C)CK-20活跃的肿瘤细胞显示细胞核周围的特征突触素染色阳性；(D)肿瘤细胞染色阳性。这些研究结果符合默克尔细胞癌。

病机制(1)，组织学上MCC可以表现为各种蓝色的小圆细胞；因此，免疫组化在其确诊中发挥重要作用。MCC有高度侵袭性的生物行为特点：快速增长、早期远处转移和预后不良。最常见的远处转移包括远处淋巴结、皮肤、肺、中枢神经系统和骨骼(2)。MCC在胃部的转移极其罕见，文献报道较少。一般来说，转移到肠胃是非常少见的，并且小肠较胃更为多见(3)。本文报道一例转移到胃部且表现为上消化道出血的病例。我们通过文献回顾来诊断和处理该种肿瘤。

2 病例资料

一个60岁的拉美裔男性就诊于急诊，主诉乏力、虚弱和伴有褐红色大便5 d。4个月前因为右侧腹股沟肿块就诊于我院。通过活检和病理免疫组化检查确诊为MCC(图1A-D)。在化疗(顺铂和依托泊苷)和放疗前予以正电子发射断层扫描(PET)，提示为弥漫性的骨浸润。

在上次诊疗过程中，病人否认了恶心、呕吐和腹痛等症状，并且否认了有任何消化性溃疡的病史。他在发生了非-ST段心肌梗塞后予以支架植入，近

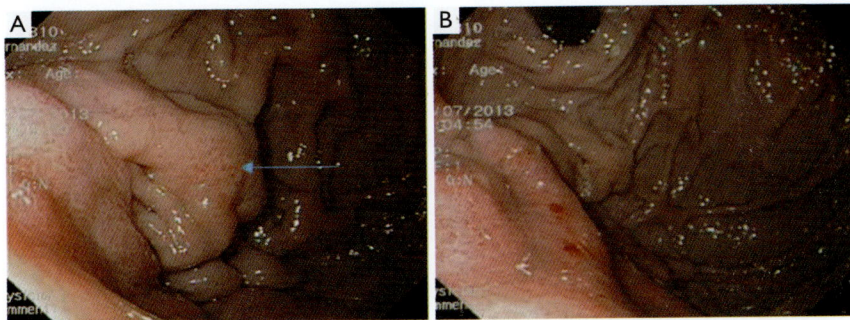

图2 胃镜图像(早期)。(A)转移后的胃出现褶皱(蓝色箭头)；(B)脆性胃黏膜，少量出血。

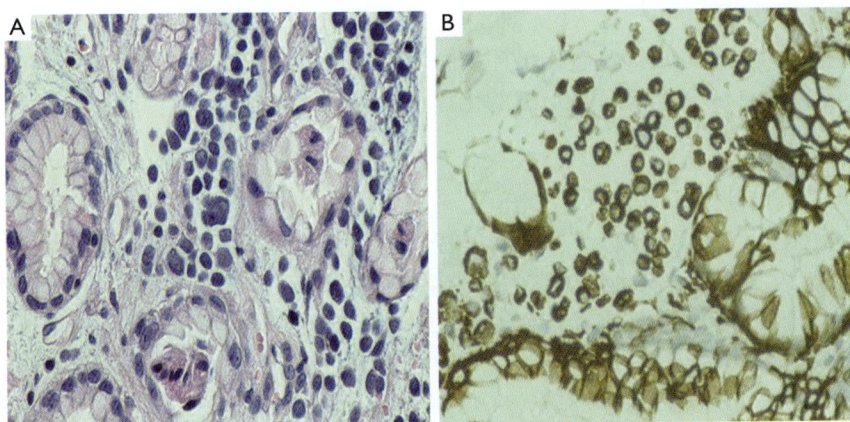

图3 胃活组织检查。(A)HE 染色显示非典型细胞胃黏膜固有层；(B)胃黏膜中CK-20阳性的肿瘤细胞。

期服用阿司匹林和氯吡格雷。体检中发现他血压正常，但是心率过快，为130/min。腹部检查没有发现明显的肌紧张，直肠指诊发现有褐红色大便，余均未见明显异常。化疗后实验室研究显示全血细胞减少症：血红蛋白为5.0 g/dL，血小板19 k/mm^3，白细胞计数1.4 k/mm^3。出凝血检查基本正常。对患者予以补液、质子泵抑制剂和输红悬及血小板治疗。结肠镜检查除外憩室病未发现明显异常。食道、胃、十二指肠镜检查(esophagogastroduodenoscopy，EGD)活检显示胃折叠区和胃体部(图2A-B)，但是没有看到明显出血处。病人保守治疗有效，反应良好。胃肠道出血被认为是由于血小板低和使用阿司匹林、氯吡格雷的结果，作为3个疗程化疗的副作用，与活检结果一致(图3A-B)。

　　患者由于同样的症状一个月后复诊，重新进行食道、胃、十二指肠镜检查(EGD)。此次显示在胃小弯区域有一个直径3 cm大小的溃疡(图4)和在胃底部

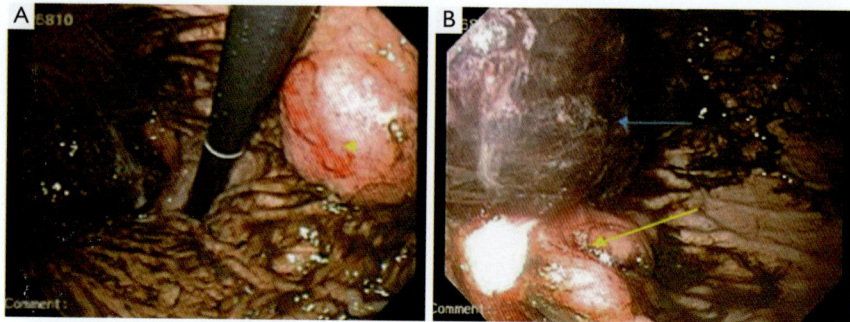

图4 内窥镜图像(重复EGD，1个月后)。(A)胃小弯处浸润溃疡组织(黄色箭头)；(B)大量附着的血凝块(蓝色箭头)和大片胃底部浸润溃疡(黄色箭头)。

附着血凝块的4 cm溃烂病变区域(图4B)。活动性出血予以局部肾上腺素注射处理，患者由于一般情况不佳后续的化疗和放疗不能进行。

3 讨论

MCC是一种罕见的、具有高度侵袭性的皮肤癌症，多影响老年白人男性(1)。1972年第一次将描述它为骨小梁癌(4)。随后，在此类细胞中发现具有大量神经内分泌颗粒，因此研究人员认为MCC起源于神经内分泌组织(5)。

根据3,870例MCC大样本调查，男性比女性高发MCC(61.5% *vs.* 38.5%)。此外，大多数情况下白人60~85岁(94.9%)占主体，黑人很少(6)受影响。阳光下直射是更重要的诱发MCC的高危因素。在免疫抑制的个体中更为普遍，如人类免疫缺陷病毒(human immunodeficiency virus，HIV)、感染、器官移植或淋巴组织恶性肿瘤(1)。最新研究表明，多瘤病毒也在MCC的发病机制中起作用(7,8)。

MCC通常表现为无痛、坚硬、淡红色的皮肤结节，多出现在长期阳光暴露的身体区域(1)。MCC发病率最高的皮肤部位是脸部(26.9%)，其次是上肢和肩部皮肤(22.0%)、下肢和臀部皮肤(14.9%)。MCC还可能涉及到无阳光照射区。唾液腺、鼻腔、嘴唇、淋巴结、外阴、阴道和食道是最常见的皮肤外累及区(6)。Heath等基于195名患者的研究中提出了用"AEIOU"来形容最常见的MCC临床特征(A =无症状，E =迅速扩张，I =免疫抑制，O =50岁以上，U =紫外线暴露区皮肤)(9)。

然而，MCC没有任何典型的早期诊断特性。如果苏木精和伊红染色(HE)染色发现异常，需进一步通过免疫组化确认。显微镜下，肿瘤细胞表现为一个小的圆形蓝色细胞，其中包括转移性肿瘤细胞。主要鉴别诊断是小细胞肺癌(small cell lung cancer，SCLC)、小B细胞淋巴瘤和未分化小细胞黑色素瘤。Cytokeratin-20(CK-20)是高度敏感的MCC的标志，89%~100%表达阳性，特点是肿瘤细胞的细胞核周围呈点状染色。通过CK-20，MCC被低分子量细胞角蛋白(CAM-5)、特定神经元烯醇酶(neuron specific enolase，NSE)和突触素着色。转录因子-1(transcription factor-1，TTF-1)在MCC中表达阴性，这有助于区分MCC和小细胞肺癌(1,10-12)。MCC不为s-100染色或白细胞共同抗原(leucocyte common antigen，LCA)所标记，分别与黑色素瘤和淋巴瘤区分(13,14)。

MCC是一个高侵袭性的肿瘤，可以迅速在数周到几个月内造成皮肤损伤。它的特点是早期局部及远处转移和频繁复发。局部复发的发生率是25%~30%，局部转移率为52%~59%，远处转移性率为34%~36%(15-17)。最常见的远处转移是远处淋巴结(27%~60%)、远处皮肤(9%~30%)、肺(10%~23%)、中央神经系统(18.4%)和骨髓(15.2%)(2)。很少有文献报道转移到胃。在Syal等近期报道的案例研究中发现有78%的病人出现上消化道出血，67%病人确诊后4个月内死于胃转移(18)。

国家综合癌症网络(National Comprehensive Cancer Network，NCCN)提供的MCC的详细诊断和治疗指南(19)是针对MCC的早期主要表现及明显症状而言的，前哨淋巴结节活检(sentinel lymph node biopsy，SLNB)是诊断淋巴结转移的最敏感方法。怀疑远处转移时优先进行正电子发射断层扫描(PET)扫描(19-21)。

手术是治疗MCC的主要方式，对于临床表现没有淋巴结转移的N0期患者需要进行淋巴结的穿刺活检。淋巴结活检阳性但没有远处转移的患者，需要进行局部淋巴结清扫术(19,22)。

放疗和化疗是治疗早期转移患者的重要方式。多学科联合治疗处理远处转移。肿瘤的性状和大小是最重要的预后因素(19)。MCC的死亡率超过恶性黑色素瘤，整体的5年存活率在30%~64%之间(15-17,23)。

总之，MCC是高度恶性且预后不佳的肿瘤。它缺乏任何典型的临床特征作为主要诊断依据，免疫组化诊断起着重要的作用。MCC胃转移是极其罕见的，但预后很差。考虑到胃转移肿瘤的罕见性和缺乏前瞻性临床试验，目前没有统一的共识和治疗方法。手术是主要的治疗肿瘤局部病灶方式，而化疗和放疗也是不可或缺的。建议对此类恶性肿瘤进行跨学科的联合诊疗和管理。

致谢

声明：作者声称无任何利益冲突。

参考文献

1. Becker JC. Merkel cell carcinoma. Ann Oncol 2010;21 Suppl 7:vii81-5.
2. Medina-Franco H, Urist MM, Fiveash J, et al. Multimodality treatment of Merkel cell carcinoma: case series and literature review of 1024 cases. Ann Surg Oncol 2001;8:204-8.

第十六章：自膨式金属支架植入术用于胃出口梗阻的姑息治疗

Iruru Mactani

Division of Gastroenterology and Hepatology, Department of Internal Medicine, Toho University Ohashi Medical Center, Tokyo, Japan
Correspondence to: Iruru Maetani. 2-17-6 Ohashi Meguro-ku Tokyo, 153-8515, Japan.
Email: mtnir50637@med.toho-u.ac.jp.

摘要： 恶性胃出口梗阻(gastric outlet obstruction，GOO)对于患者的生活质量(quality of life，QOL)常有显著负面影响。这类患者的治疗应着眼于减轻梗阻症状，恢复经口进食。胃空肠吻合术(gastrojejunostomy，GJJ)是一种传统的姑息疗法。GOO所采用的肠道支架为圆筒状，由金属合金网制成，称为自膨式金属支架(self-expandable metallic stent，SEMS)。置入时可采用导丝引导(over-the-wire，OTW)及内镜引导(through-the-scope，TTS)两种技术，TTS更简单常用。支架置入一般有着极高的成功率，几乎达100%，临床成功率约为90%。不过支架置入后可出现并发症，最常出现的并发症是支架梗阻及移位引起的迟发性支架失效。GOO前后可伴发胆道梗阻，在胆胰恶性肿瘤患者中尤其如此。考虑到治疗入路问题，一般应在置入肠道支架前先置入胆道支架。如果无法经乳头行支架置入，则可能需要经肝或肠壁置入。由于肠道支架更易出现迟发的支架失效药，故其更适用于预期寿命较短、行为评分较差的GJJ患者。化疗可能有降低梗阻风险的作用，不过存在移位风险，在胃癌所致的GOO患者中尤其如此。市面上现有许多种不同结构的肠道支架，不过对于支架设计及机械属性与临床结局之间的相关性仍了解很少。另外，对于覆膜SEMS的获益尚未达成共识。今后还需针对哪种SEMS最适于治疗GOO进行进一步的研究。

关键词：胃出口梗阻；肠道支架；自膨式金属支架；姑息治疗

View the English edition of this article at: http://www.amepc.org/apm/article/view/3678/4554

1 引言

时至今日，许多胃肠道(gastrointestinal，GI)恶性肿瘤发现时仍然已经高度进展，不可治愈。无法切除的恶性肿瘤常可引起腔内梗阻，而手术切除后能因局部复发或淋巴结转移出现再梗阻。在无法切除的壶腹周围肿瘤(如胰腺、壶腹及肝胆恶性肿瘤)或胃癌患者中，胃出口梗阻(GOO)尤其多见。

GOO可能有严重后果，包括不能经口进食及生活质量(QOL)恶化，以及呕吐、误吸、腹胀及营养不良。外科胃空肠吻合术(GJJ)是GOO的传统姑息治疗，不过该方法的缺点包括并发症发生及死亡率较高带来的显著风险(1)，以及胃排空延迟发生较多(2)。由于创伤较小、起效较快，肠道支架越来越多地用作外科姑息治疗的替代方法，许多有关GOO的肠道支架论文展示了丰富的证据。本篇综述对有关肠道支架在GOO中应用的文献进行了小结。

2 胃出口梗阻(GOO)的一般原则

GOO常为晚期并发症，可引起各种梗阻症状，包括恶心、呕吐或腹胀，常引起患者经口进食减少或无法进食。这些症状常引起脱水、营养不良及体重下降，而这些表现与恶性肿瘤进展引起的癌性恶液质有明显不同。阻碍胃液通过的严重GOO常伴有电解质紊乱以及脱水和反流性食管炎。这些症状很可能显著影响患者的生活质量。GOO姑息治疗的目标是恢复经口进食，改善梗阻症状。

3 恶性GOO的治疗

GOO的传统姑息治疗是开腹或腹腔镜下的GJJ。这一治疗可有效减轻梗阻症状，允许恢复经口进食。不过，20世纪90年代早期出现了肠道支架置入(3-6)，目前在临床上已应用了15年。

除支架置入与旁路手术外，其它姑息治疗包括化疗、放疗、置入减压管(如鼻胃管或胃造瘘管)以及给予生长抑素类似物。这些治疗常单独应用或与支架置入或GJJ联合应用。不过，可使经口进食恢复的治疗仅有GJJ手术及支架置入。不进行这两种治疗时，患者常无法经口进食，需要置入减压管。

外科姑息治疗可引起并发症及死亡等显著风险(1)，常可引起胃排空延迟(2)。另外，许多GOO患者因进展期肿瘤导致的身体状况较差及营养不良而不适宜行外科手术。这种情况下，支架置入可有效减轻GOO，创伤非常小，适于在这些患者中广泛应用。

4 肠道支架类型

用于GOO的肠道支架由合金(如镍钛诺)制成圆筒形，称为自膨式金属支架(SEMS)。胃十二指肠部位所用的多数SEMS具有结样或编织状结构。目前市面上有不同生厂商的多种网眼结构与属性(径向力、轴向力等)不同的SEMS可用。SEMS可在近端或远端张开，可用聚氨酯或聚四氟乙烯膜覆盖以防止肿瘤向内生长。

插入时，将关闭状态下的支架装入运送装置，多数设计为经内镜(TTS)置入。这一运送装置约为10-Fr，可通过治疗内镜的工作钳道。不过，一些国家也有设计为经导丝(OTW)置入的外鞘管较大的SEMS(7)。OTW方式置入常由放射医师进行。

5 置入方法

在专用装置开发之前，解剖上的困难使得GOO的支架置入成为一种困难而有挑战性的方法(3-6)。不过，专用支架及TTS方法的出现大大促进了支架置入的发展，即使面对较长而曲折的狭窄也可置入支架。

目前，TTS技术因其明显的便利性而使用最多(8) (图1)。另外，TTS技术具有可在不需要二次进镜的情况下同时置入两枚支架的优点 (图2)。不过，置入导管的直径为10~10.5 Fr，要求有具备大号工作钳道的治疗内镜。操作在无痛镇静的情况下进行。最佳体位为俯卧位，可防止误吸，并可拍摄理想的X线。应适当旋转C臂的X线管，以便看到狭窄侧面。插入具有大号工作钳道的治疗内镜，观察狭窄。狭窄明显时内镜不需要通过狭窄。采用带有ERCP导管的胆道导丝(直径常为"0.035")探查狭窄。导丝进入狭窄后，注入足量对比剂以明确狭窄长度。由狭窄远端至近端后撤导管/导丝，或采用测量导丝对于确定准确长度有用。然后根据狭窄长度选择恰当的支架长度(通常选择较狭窄两端各长出2 cm)以预防肿瘤的生长。通过内镜的工作钳道延导丝插入支架运送装置。将支架在狭窄部位展开时应注意考虑到不同类型支架的短缩比例。支架应缓慢展开，展开的同时调整位置。展开后，通过SEMS内的腰绳确认放置位置是否合适。另外，通过内镜注射对比剂确认支架是否通畅。每天行腹部X线平片确认支架位置及膨胀程度。常在3 d内达到完全膨胀。

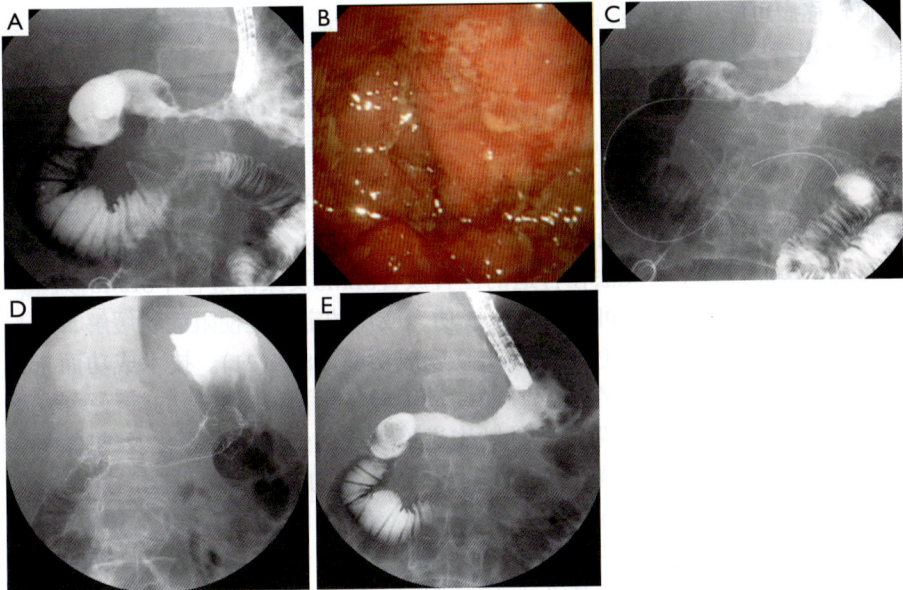

图1 一名胃窦癌患者中的支架置入。(A)造影检查显示胃窦出口梗阻；(B)内镜显示胃内肿瘤，易出血；(C)导丝通过梗阻；(D)支架成功置入理想位置；(E)X线最终确认支架内造影剂通过良好。

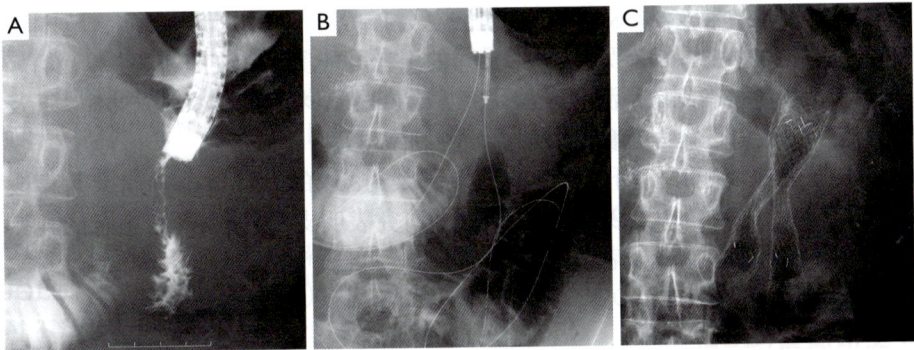

图2 姑息性胃空肠吻合术后梗阻的支架置入。(A)造影显示因无法切除的胃癌行胃空肠吻合后的肿瘤相关梗阻；(B)两根导丝通过狭窄分别置入输入袢与输出袢；(C)X线最终显示支架成功置入输入袢与输出袢。

6 适应证与禁忌证

　　因无法切除的肿瘤引起的幽门和/或十二指肠恶性梗阻的患者有置入肠道支架的适应证。支架置入常用于预期寿命较短、行为状况评分较差、有明显合并症及麻醉风险，不适合手术的患者(9,10)。

　　该操作的禁忌证是有GI穿孔的证据及证实有多发远端梗阻(尤其是小肠)。

"知之为知之，不知为不知，是知也。"每个外科医生必须坚持这样纯洁和诚实的美德。我一直认为最诚实的人往往也是最聪明的人。第二，合格的外科医生必须谦虚。子曰："三人行，必有我师焉。"年轻人，即使你已经取得博士学位或已经成为外科医生，千万别认为你就高人一等。无论何时都要保持清醒。第三，尊重别人，尤其是你的老师。尊重是一条双轨的路。如果想要被尊重必须先尊重别人。最后，合格的外科医生必须宽容。宽容是必备的美德。你应该学会原谅别人的缺点。一定要心胸开阔和乐于助人，尤其当你成为科主任或高年职的医生之后。

　　合格的外科医生也应该在科研领域获得一定的成就。你应该为此做好充分准备。首先，不要浪费时间，勤奋学习。成功人士通常有两个特征：天才与勤奋。天才就是对知识与技能(如外科操作)的学习、理解和运用有非凡的能力的人。然而，没有辛苦的工作和反复的实践，所谓"天才"也不能很好地发挥其能力，最终将收效甚微甚至一无所获。因此，勤奋就显得更加重要了。幸运的是，它完全可以由你的手及大脑控制。天才与勤奋的完美结合才能保证外科医生在他/她的科研领域的成功。第二，更深入而广泛地提高知识基础。外科住院医师培训计划应坚持执行轮转制度。年轻住院医师不应该在其毕业后就立即在固定的专业进行培训。人体是一个不可分割的整体。每个疾病，或多或少会对整个身体产生一定影响。因此，年轻医生必须抓住每一个在医疗保健活动中学习基础理论、基础知识以及基本技能的机会。只有根深蒂固才有枝繁叶茂。类似地，只有坚固和广泛的知识基础才能让医生去进行有效的创新。第三，不停思考，不停创新。在他们的职业生涯培训里，年轻医生必须时不时地向自己提出各种各样的问题，并且努力去找到解决的办法。这样尤其有助于培养他们的独立思考和创新能力。作为中国20世纪著名的教育家和改革家，陶行知先生曾经写过这样的诗歌："人生两个宝，双手与大脑。用脑不用手，快要被打倒。用手不用脑，饭也吃不饱。手脑都会用，才算是开天辟地的大好佬。"陶先生用简单的语言强调大脑和手共同使用的重要性，这点对外科医生来说尤其重要。第四，科学研究必须严谨和循证，同时也要重视研究伦理学。在中国过去10年见证了医学科学的快速发展。然而，急功近利的社会风气也迅速扩散，并且在科学研究领域恶化。医学研究者，尤其是年轻一代，必须抵制这些潜在的灾难性现象。必须拥护正确的学习方式，即总是循证，且与科学伦理一致。

　　我做了30多年的外科医生。在此期间，我深深认识到写作、成为一名合格的外科医生以及用科学方法进行科学研究的重要性。我真诚地希望年轻医生能珍惜时间，努力工作，不停思考，为成为一名优秀的医生和杰出的研究者做好充分准备。也希望你们成为一名合格的外科医生、一位好老师、一个诚实的人以及严肃的研究者。这是我一直以来的座右铭，希望能与所有年轻医生共勉。

致谢

声明：作者声称无任何利益冲突。

（译者：黄世金，广西医科大学第一附属医院妇产科，

南宁 530001。Email: kingh39@163.com）

Cite this article as: Ji J. Training as a surgeon: not just knowledge and skills. Transl Gastrointest Cancer 2012;1(2):122-123. doi: 10.3978/j.issn.2224-4778.07.10

第十八章：单切口腹腔镜远端胃癌根治术治疗早期胃癌

Sang-Hoon Ahn[1,2], Do Joong Park[1,2], Hyung-Ho Kim[1,2]

[1]Department of Surgery, Seoul National University College of Medicine, Seoul, Korea; [2]Department of Surgery, Seoul National University Bundang Hospital, Seongnam, Korea
Correspondence to: Hyung-Ho Kim, MD, PhD. Department of Surgery, Seoul National Bundang Hospital, 300 Gumi-dong, Bundang-gu, Seongnamsi, Gyenggi-do, 463-707, Korea.
Email: hhkim@snubh.org.

View the English edition of this article at: http://www.amepc.org/tgc/article/view/1714/2390

1 前言

腹腔镜胃癌根治术已经被广泛用作治疗早期胃癌的可选治疗方法，且据报道能让患者获益，因为与开腹胃癌根治术相比，腹腔镜手术有更好的早期术后结局以及可观的长期肿瘤结局(1,2)。

与此同时，人们正在努力把腹腔镜手术的创伤减到最小。经自然腔道内镜手术(natural orifice transluminal endoscopic surgery，NOTES)和单切口腹腔镜手术(single incision laparoscopic surgery，SILS)是其中的代表。由于设备的限制和缝合内腔切口的难度等原因，NOTES仍处于研究领域，而已经有大量报道SILS在各种临床手术领域中的应用(3)。

SILS已经被应用于减少腹壁切口和创伤，经脐部容易进入腹腔且不会留下任何可见的瘢痕。除了有更好的美容效果外，与传统腹腔镜手术相比，SILS手术能减轻患者术后疼痛和缩短住院时间，从而使患者术后恢复更快(4)。尽管仍缺乏长期的数据支持SILS的结局，但是对实施SILS的肿瘤患者的报道数据为

表1 既往发表的文献汇总

年份	作者	病例数	手术方法	手术结局	特点
2011年7月	Omori等	7	2.5 cm切口；2个2 mm辅助切口	手术时间：344 min；EBL 25 mL；淋巴结切除术：67；无严重并发症	第一个报道SIDG；非单纯SIDG
2012年3月	D.J.Park等	2	2.5 cm切口；1个2 mm辅助切口	手术时间：275 min；EBL 85 mL；淋巴结切除术：32；无并发症	病案报道；一个辅助孔
2012年5月	Omori等	20	2.5 cm切口；2个2 mm辅助切口	无术后并发症；包块渗漏及狭窄	关于体内Billroth I切除的技巧报道

SIDG：单切口腹腔镜远端胃癌根治术；EBL：估计出血量。

单孔手术的技术可行性提供了支持(5)。

然而，对比治疗早期胃癌的单切口腹腔镜远端胃癌根治术(single-incision laparoscopic distal gastrectomy，SIDG)与腹腔镜下远端胃癌根治术(laparoscopic distal gastrectomy，LDG)，SILS在胃癌根治术领域的可行性仍未被证实。

目前只有3个文献报道描述了用这种手术治疗早期胃癌(6-8)。此外，所有这些报道在SIDG术中使用了1个或2个额外辅助的孔(表1)。与传统的LDG相比，此手术的技术难度就是所需时间长，尽管淋巴结切除数并没减少。

于此，我们简短地介绍我们在首尔国民唐盆医院开展SIDG的临床经验。

2 方法

2.1 研究设计和资料收集

收集因胃癌进行腹腔镜下远端胃癌根治术(laparoscopic distal gastrectomy，LDG)的患者的前瞻性维护资料并进行回顾分析。从2010年10月~2013年1月30日，先后共30例早期胃癌患者在韩国首尔国民大学盆唐医院进行了SIDG。前10例SIDG患者增加了2 mm的辅助穿刺孔。后20例患者进行了无辅助穿刺孔的SIDG(单纯SIDG)。

30例手术中除了最先的7例之外，均由在开展单孔手术前曾经做过100例LDG和50例以上传统开腹胃癌根治手术的同一个医师进行。本研究纳入的患者术前诊断均为Ⅰ期(美国癌症联合会AJCC第7版)且无淋巴结(lymph node，LN)肿大。

2.2 手术技巧

2.2.1 单纯单切口远端胃癌根治术及D1+β淋巴结清扫术

患者取膀胱截石位及头高脚低位。术者及扶镜者站在患者两腿之间。取经脐纵切口长约2.5 cm。在脐切口置入含4孔的商业套管后(手套安装固定圈Glove port；韩国京畿道富川市Nelisy医疗公司)，向腹腔充入CO₂至13 mmHg建立气腹。除此之外，不增加其他辅助穿刺套筒trocar。使用10 mm灵敏的高清镜头(Endoeye灵敏高清摄像系统；日本东京奥林巴斯医学系统有限公司)来引导手术视野和使用超声刀(美国俄亥俄州辛辛那提市内镜手术有限公司，爱惜康)进行切除手术。在单孔手术中使用传统的腹腔镜抓钳在胃大弯侧进行操作和使用弯曲的器械在胃小弯侧进行操作(奥林巴斯医学系统有限公司)，包括进行胰腺上淋巴结清扫。用带直针的2-0普理灵和5 mm的止血夹改良合并缝合缩短镰状韧带及肝左叶(6)。距离胃网膜弓约3~4 cm处进行部分大网膜切除，并清扫第4组淋巴结。为防止大网膜梗死，远离大网膜分枝结扎左侧胃网膜血管。然后，从结肠系膜及胰十二指肠头部切除和移除大网膜。用逆行的方法靠近右侧胃网膜弓。首先切除十二指肠及根部之间的间隙，包括右侧胃网膜血管及第6组淋巴结，然后将这些组织从十二指肠和远端胃分离。至此，很容易切除和分离右侧胃网膜血管区而没有多少出血。切除第6组淋巴结之后，充分暴露胃右动脉及肝固有动脉以切除第5组及12a组淋巴结。术者将抓钳换成原型弯曲器械。接着于根部切断胃右动脉。用腹腔镜直线切割器(Echelon 60 mm -3.5和4.5；Ethicon)从幽门远端2 cm处切断十二指肠。沿着各个动脉清除位于胃左动脉右侧的第8a组及第9组淋巴结。暴露胃左动脉和静脉并分别钳夹切断，并清扫第11pl组淋巴结。然而，因行D2淋巴结切除，所以不暴露肝门静脉及脾静脉。清扫第1站淋巴结，包括迷走神经，以及胃小弯侧淋巴结以方便横断胃。用直线切割器横切胃后，将标本装进塑料标本袋并无需扩大脐部切口就可将标本取出。

2.2.2 非离断Roux-en Y胃空肠吻合术

使用腹腔镜灵活直线切割闭合器进行腔内吻合(Echelon flex 60-3.5和4.5；美国俄亥俄州辛辛那提市爱惜康内镜手术有限公司)。为了进行逆蠕动胃空肠吻合，在胃大弯侧切开2个小孔及离Treitz韧带20 cm处空肠切开两个小孔。胃空肠缝合(G-Jstomy)成型后，检查吻合线及内腔是否有出血，接着用直线切割器闭合共同开口。接着，用腔内的方法将两个直线切割器在胃空肠吻合口下25 cm处进行空肠—空肠侧侧吻合(J-Jstomy)。最后，用无刀直线切割器在G-Jstomy和J-Jstomy之间进行输入襻吻合以防止胆汁反流。检查腹腔内有无出血，经脐部切口在肝下区周围放置1根Jackson-Pratt (J-P)引流管，最后缝合切口。

表2 患者基本情况及临床特征

特征	SIDG (n=30)	
年龄	56.2±12.8	
性别(女性：男性)	23：7	
BMI (kg/m^2)	23.4±3.7	
伴随疾病	33.3% (n=10)	
既往腹部手术史	16.7% (n=5)	
ASA		
1		15
2		15

SIDG：单切口腹腔镜远端胃癌根治术。

3 结果

3.1 患者的基本情况和临床特征

患者的基本情况如表2所示。SIDG组共有23名男性及7名女性。平均年龄56.2±12.8岁。

3.2 手术数据

所有手术，包括D1+β或D2淋巴结清扫术都无中转腹腔镜或开腹手术，都是由同一个外科医生进行并都以R$_0$状态完成。两组的手术参数详见表3。平均手术时间的计算是从切皮开始至缝合皮肤切口结束。SIDG组的平均手术时间为175.5±46.6 min，术中出血为49.3±40.9 mL。前10例手术增加了1个2 mm的辅助孔，后20例为单纯SIDG，没有增加任何辅助孔。无严重的术中事件或并发症。

3.3 术后结局

术后的手术结局详见表4。

在SIDG组出现早期并发症的有3例(10%)。早期并发症包括1例伤口血肿、1例胃延迟排空、1例吻合口狭窄。伤口并发症通过保守治疗后好转。胃延迟排空经禁食5天后好转。1例(3.3%)患者发生高于Clavien-Dindo Ⅲa级的并发症，通过放置临时支架来治疗。

3.4 病理结果

本研究的病理结果如表5所示。所有患者在术前检查都被诊断为早期胃

表3 手术数据

参数	SIDG (n=30)
手术时间(min)	175.5±46.6
手术类型	SIDG：单纯SIDG=10：20
腹腔镜或转开腹手术，n(%)	0
淋巴结清扫(D1+β：D2)	28：2
可切除率(%)	16.7% (n=5)
R_0	
其他器官切除，n(%)	1 (3.3%)
估计出血量(mL)	49.3±40.9
重建	BI：R-Y=10：20
SIDG：单切口腹腔镜远端胃癌根治术。	

表4 术后结局

参数	SIDG (n=30)
术后住院时间(d)	5.8±2.5
术后排气时间	3.1±0.8
进食时间	3.6±1.0
淋巴结清扫(D1+β：D2)	0.77±1.00
J-P引流	
术后第1天	105.6±90.5
术后第2天	109.9±109.2
术后第3天	13.8±149.3
早期并发症	10% (n=3)
晚期并发症	0
再次手术	0
SIDG：单切口腹腔镜远端胃癌根治术。	

癌。淋巴结清扫数为46.9±12.2。

3.5 手术时间和学习曲线

　　图1显示了在SIDG组的手术时间逐渐减少。为了检验SIDG的学习过程，根据手术序号(分别为0~10，11~20和21~30)将SIDG病例分成3个组。11~20病例组以及21~31病例组的手术时间明显比0~10病例组短($p=0.007$)。

表5 病理结果

参数	SIDG (n=30)
大小(cm)	2.49±1.88
近端切缘(cm)	5.28±2.62
远端切缘(cm)	5.76±3.16
T-分期	
T1a	11
T1b	14
T2	3
T3	1
T4a	1
N-分期	
N0	24
N1	3
N2	1
N3a	2
清除淋巴结数	46.9±12.2

SIDG，单切口腹腔镜远端胃癌根治术。

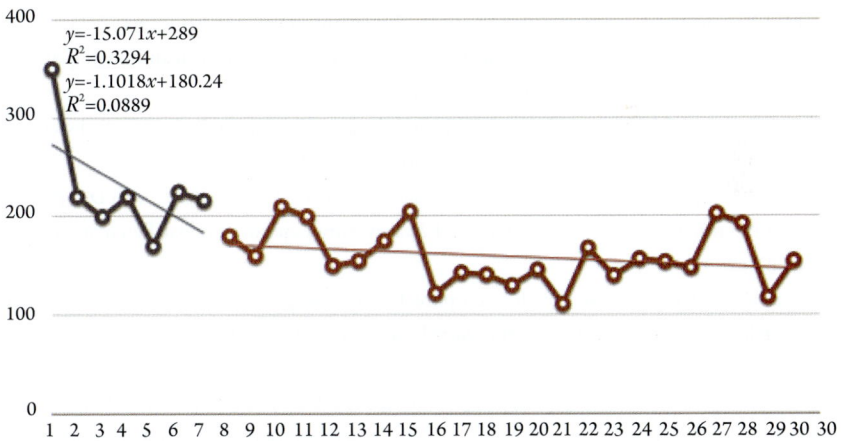

图1 手术时间。

$y=-15.071x+289$
$R^2=0.3294$
$y=-1.1018x+180.24$
$R^2=0.0889$

4 结论

在本研究中，我们评估了30例早期胃癌患者的SIDG手术结局，数据显示获得了非常好的手术结局，如可接受的肿瘤结局、手术时间以及并发症发生率。因此，我们认为SIDG很可能是治疗早期胃癌的可接受手术方式；此外，它也是一种能减少术后疼痛以及促进美容的灵活、安全、有用的方法。

致谢

声明：作者声称无任何利益冲突。

参考文献

1. Kim HH, Hyung WJ, Cho GS, et al. Morbidity and mortality of laparoscopic gastrectomy versus open gastrectomy for gastric cancer: an interim report--a phase III multicenter, prospective, randomized Trial (KLASS Trial). Ann Surg 2010;251:417-20.

2. Hwang SH, Park do J, Jee YS, et al. Actual 3-year survival after laparoscopy-assisted gastrectomy for gastric cancer. Arch Surg 2009;144:559-64; discussion 565.3.

3. Pfuke JM, Parker M, Stauffer JA, et al. Laparoscopic surgery performed through a single incision: a systematic review of the current literature. J Am Coll Surg 2011;212:113-8.

4. Velthuis S, van den Boezem PB, Lips DJ, et al. Comparison of Short-Term Surgical Outcomes after Single-Incision Laparoscopic versus Multiport Laparoscopic Right Colectomy: A Two-Center, Prospective Case-Controlled Study of 100 Patients. Dig Surg 2013;29:477-83.

5. Kim SJ, Ryu GO, Choi BJ, et al. The short-term outcomes of conventional and single-port laparoscopic surgery for colorectal cancer. Ann Surg 2011;254:933-40.

6. Omori T, Oyama T, Akamatsu H, et al. Transumbilical single-incision laparoscopic distal gastrectomy for early gastric cancer. Surg Endosc 2011;25:2400-4.

7. Park do J, Lee JH, Ahn SH, et al. Single-port laparoscopic distal gastrectomy with D1+β lymph node dissection for gastric cancers: report of 2 cases. Surg Laparosc Endosc Percutan Tech 2012;22:e214-6.

8. Omori T, Tanaka K, Tori M, et al. Intracorporeal circular-stapled Billroth I anastomosis in single-incision laparoscopic distal gastrectomy. Surg Endosc 2012;26:1490-4.

(译者：黄世金，广西医科大学第一附属医院妇产科，南宁 530001。Email: kingh39@163.com)

Cite this article as: Ahn SH, Park DJ, Kim HH. Singleincision laparoscopic distal gastrectomy for early gastric cancer. Transl Gastrointest Cancer 2013;2(2):83-86. doi: 10.3978/j.issn.2224-4778.2013.03.04

第十九章：腹腔镜下经脐单切口袖套状胃切除术的中期结果

Ayham Ghinagow[1], Kirubakaran Malapan[1], Andrea Ooi Se[1], Anirudh Vij[1], Po-Chih Chang[1], Xiao-Yan Chen[2], Chih-Kun Huang[1,2]

[1]Department of Bariatric and Metabolic International Surgery Centre, Eda Hospital, Kaohsiung City 82445, Taiwan; [2]The First Affiliated Hospital of Guangzhou Medical University, Guangzhou 510182, China

Correspondence to: Dr. Chih-Kun Huang, Director. Department of Bariatric and Metabolic International Surgery Centre, Eda Hospital, No 1, E-Da Rd., Jiaosu Village, Yan-chau District, Kaohsiung City 82445, Taiwan. Email: dr.ckhuang@hotmail.com.

背景： 腹腔镜下袖套状胃切除术(laparoscopic sleeve gastrectomy，LSG)被公认可作为独立的减肥术式。单切口腹腔镜手术(single incision laparoscopic surgery，SILS)已成功应用于减肥手术。2010年，我们报道了经脐单切口(single-incision transumbilical，SITU)腹腔镜减肥手术的初步结果，该结果包括6个SITU-LSG病例，短期结果令人满意。在本次研究中，我们在安全性、可行性、有效性、并发症及美观效果几个方面评估SITU-LSG的短期及中期结果。

方法： 对2008年11月~2012年11月的51名因病态肥胖而行SITU-LSG的患者进行分析。数据经前瞻性收集及回顾性分析。

结果： 患者平均年龄31岁(范围18~50岁)，平均术前体重指数(body mass index，BMI)是36.3 kg/m^2(范围32.16~45.67 kg/m^2)。13名男性，38名女性。所有手术按既定术式进行，未增加穿刺套管(trocar)，亦未转为传统的5孔或开放手术。平均手术时间为72 min(范围30~170 min)。未出现术中并发症。平均住院日为2 d(范围1~5 d)。术后2年内未发生死亡、吻合口瘘、狭窄、切口感染和切口疝。

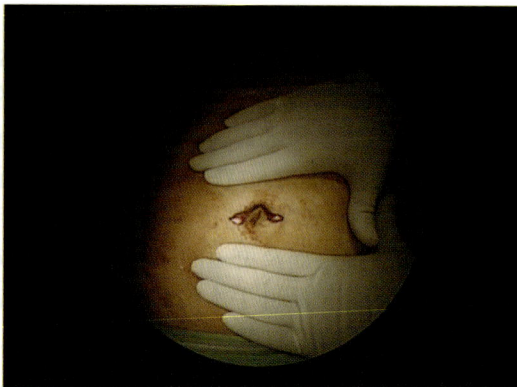

图1 于脐周上半开一长4 cm的Ω形水平皮肤切口。

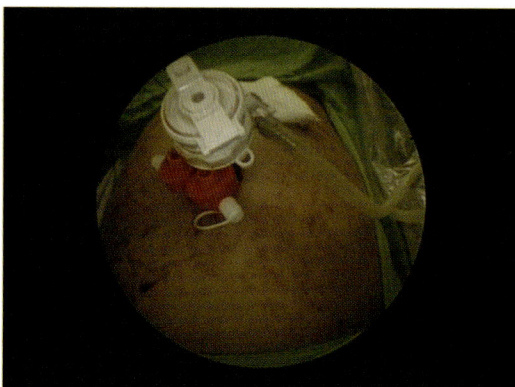

图2 trocar呈三角形分布。

入5 mm、30°腹腔镜硬镜摄像头。在摄像头直视下，于Ω切口两侧插入2个5 mm的Versaport plus V2 trocars (Covidien 公司)(图2)。

然后于腹膜腔内置入肝脏悬吊带(liver-suspension tape，LST)。应用先前报道的新方法进行肝脏悬吊(18)。持针者一针穿肝左叶的外侧缘然后穿腹壁的左上象限，另一针于镰状韧带附近穿入肝左叶经腹壁右上象限穿出。肝脏即可固定于合适的位置，用钳子固定缝线(18)。固定肝脏于合适位置后，开始行手术治疗。

在SITU-LSG手术中，大弯侧的血管阻断采用5 mm的Ligasure(Tyco，New Haven，CT，USA)，开始于距幽门4 cm，一直延续至His角。松解胃后壁粘连以避免袖状切除后胃后壁冗余，充分暴露左侧膈角使His角完全移位以便完整切除胃底部。

表1 伴发疾病的患者数量	
伴发病	患者数
2型糖尿病	2
高血压	8
高脂血症	28
高尿酸血症	9
非酒精性肝硬化	32

沿胃小弯侧插入36 Fr胃管至幽门部并固定，为纵行切除胃部提供管状结构支持，用Endo GIA沿纵轴切除。在标准化测量的引导下进行缝合以避免狭窄，使管状切除保持规范的形状。第一次激发距胃幽门部4 cm，使用绿色钉夹，然后使用蓝色钉夹。第一次激发钉夹时需距胃角切迹约3 cm以避免狭窄。完成主要的手术操作后，移除LST并采用烧灼法止血。拔除所有trocar，切除标本经脐部15 mm原trocar穿刺口取出。所有的腹膜缺损均由2-0的Vicryl可吸收缝线缝合。随后关闭切口并穿衣。患者术后转入恢复室，然后转回病房，术后操作规程无特殊。术后允许患者饮水，在无并发症的情况下患者早期即可出院。

4 结果

51名患者接受SITU-LSG手术治疗。其中13名男性，38名女性。平均年龄为31±7.7岁(范围18~50岁)，术前平均体重指数(BMI)为36.32±2.89 kg/m²(范围32.16~45.67 kg/m²)术前伴发病如表1所示。

所有手术均未加用多余trocar，也未转为传统5孔手术或开腹手术。平均手术时间为72±27.91 min(范围30~170 min)。未发生术中并发症。平均住院日为2±0.84 d(范围1~5 d)。未发生死亡、吻合口瘘、狭窄及切口感染。1名患者术后出现切口积液，经抽吸引流后即愈。另有1患者术后2周因严重呕吐及脱水再次入院，经静脉补液和PPI治疗后好转，并于2 d后出院。术后1年及2年的超重体重减轻(EWL%)分别为73.86±7.511%(范围48.43%~102.95%)及76.12±17.54%(范围43.35%~103.16%)。伴发疾病的缓解情况如下：2型糖尿病(1位患者)，高血压(4位患者)，高脂血症(6位患者)，高尿酸血症(9名患者)，非酒精性脂肪肝(9名患者)。伴发病缓解情况的更多细节见表2。患者对美观效果满意。

5 讨论

信息管理系统的进步为通过腹壁小尺寸单切口成功实施多种手术即单切口腹腔镜手术提供了可能。由于存在过多内脏脂肪，体积较大的脂肪肝及SILS应用于病态肥胖相关患者时本身存在的高难度，使SILS在肥胖相关外科应用时

2009;373:1083-96.

6. Colquitt JL, Picot J, Loveman E, et al. Surgery for obesity. Cochrane Database Syst Rev 2009;(2):CD003641.

7. Regan JP, Inabnet WB, Gagner M, et al. Early experience with two-stage laparoscopic Roux-en-Y gastric bypass as an alternative in the super-super obese patient. Obes Surg 2003;13:861-4.

8. Baltasar A, Serra C, Pérez N, et al. Laparoscopic sleeve gastrectomy: a multi-purpose bariatric operation. Obes Surg 2005;15:1124-8.

9. Akkary E, Duffy A, Bell R. Deciphering the sleeve: technique, indications, efficacy, and safety of sleeve gastrectomy. Obes Surg 2008;18:1323-9.

10. Trelles N, Gagner M. Updated review of sleeve gastrectomy. The Open Gastroenterol J 2008;2:41-9.

11. Vidal J, Ibarzabal A, Romero F, et al. Type 2 diabetes mellitus and the metabolic syndrome following sleeve gastrectomy in severely obese subjects. Obes Surg 2008;18:1077-82.

12. Zachariah SK, Chang PC, Ooi AS, et al. Laparoscopic Sleeve Gastrectomy for Morbid Obesity: 5 Years Experience from an Asian Center of Excellence. Obes Surg 2013;23:939-46.

13. Pelosi MA, Pelosi MA 3rd. Laparoscopic supracervical hysterectomy using a single-umbilical puncture (minilaparoscopy). J Reprod Med 1992;37:777-84.

14. Saber AA, Elgamal MH, Itawi EA, et al. Single incision laparoscopic sleeve gastrectomy (SILS): a novel technique. Obes Surg 2008;18:1338-42.

15. Saber AA, El-Ghazaly TH, Minnick DB. Single port access transumbilical laparoscopic Roux-en-Y gastric bypass using the SILS Port: first reported case. Surg Innov 2009;16:343-7.

16. Lakdawala MA, Muda NH, Goel S, et al. Single-incision sleeve gastrectomy versus conventional laparoscopic sleeve gastrectomy--a randomised pilot study. Obes Surg 2011;21:1664-70.

17. Huang CK, Tsai JC, Lo CH, et al. Preliminary surgical results of single-incision transumbilical laparoscopic bariatric surgery. Obes Surg 2011;21:391-6.

18. Huang CK, Lo CH, Asim S, et al. A novel technique for liver retraction in laparoscopic bariatric surgery. Obes Surg 2011;21:676-9.

19. Pourcher G, Di Giuro G, Lafosse T, et al. Routine singleport sleeve gastrectomy: a study of 60 consecutive patients. Surg Obes Relat Dis 2013;9:385-9.

20. Delgado S, Ibarzabal A, Adelsdorfer C, et al. Transumbilical single-port sleeve gastrectomy: initial experience and comparative study. Surg Endosc 2012;26:1247-53.

21. Gentileschi P, Camperchioli I, Benavoli D, et al. Laparoscopic single-port sleeve gastrectomy for morbid obesity: preliminary series. Surg Obes Relat Dis 2010;6:665-9.

(王震，北京大学肿瘤医院肿瘤外科学硕士研究生，北京 100142。Email: 15154101748@126.com)

Cite this article as: Ghinagow A, Malapan K, Se AO, Vij A, Chang PC, Chen XY, Huang CK. Mid-term results after single incision transumbilical laparoscopic sleeve gastrectomy. Transl Gastrointest Cancer 2013;2(2):87-92. doi: 10.3978/j.issn.2224-4778.2013.03.11

第二十章：新辅助化疗后腹腔镜辅助胃癌根治术治疗进展期胃癌的策略与进展

Takaki Yoshikawa[1,2], Takashi Oshima[2], Yasushi Rino[2], Munetaka Masuda[2]

[1]Department of Gastrointestinal Surgery, Kanagawa Cancer Center, Yokohama, Japan; [2]Department of Surgery, Yokohama City University, School of Medicine, Yokohama, Japan

Correspondence to: Takaki Yoshikawa, MD. Department of Gastrointestinal Surgery, Kanagawa Cancer Center, 1-1-2 Nakao, Asahi-Ku, Yokohama 241-0815, Japan. Email: yoshikawat@kcch.jp.

摘要： 现行进展期胃癌治疗标准为D2胃癌根治术并术后予以S-1或卡培他滨+奥沙利铂方案的辅助化疗。但是，Ⅲ期胃癌患者的预后并不令人满意。为延长生存率，更多强化化疗方案被采用。考虑到患者在强化二联或三联化疗中观察到的依从性问题，新辅助化疗是一种富有吸引力和令人鼓舞的方法。在东亚国家，许多Ⅲ期试验正在进行，以评估新辅助化疗疗效。另一方面，手术方法已经转向腔镜方式。在日本和韩国，已进行了一些评价腹腔镜辅助远端胃部分切除术(laparoscopy-assisted distal gastrectomy, LADG)效果的Ⅲ期试验，两个国家的病例包括早期和进展期胃癌患者。因此，下一步标准治疗候选方案应是一种多模式的，包括针对肿瘤位于中部或远端1/3胃的进展期胃癌患者的新辅助化疗结合随之的LADG手术方案。在新辅助化疗成为标准时，必须确保继之LADG手术可能性、安全性及术后能长期存活。基于此背景，我们进行了一项随机Ⅱ期试验，以比较新辅助化疗后LADG和开腹远端胃部分切除术(open distal gastrectomy，ODG)的疗效。

关键词： 胃癌；腹腔镜；D2；胃切除术；新辅助化疗

View this article at: http://kysj.amegroups.com/articles/1212
View the English edition of this article at: http://www.amepc.org/tgc/article/view/1716/2392

1 为什么要进行新辅助化疗？

胃癌死亡率在全球位居第二，并且在日本、南美和东欧国家中是最常见的恶性肿瘤(1)。胃癌的治疗必须完整切除肿瘤(2)，但是进展期患者单靠手术其预后不能令人满意。自2000年以来，手术结合化疗在全球范围已成为治疗进展期胃癌的标准。在美国，基于INT-0116 III期试验结果，手术结合术后放化疗已成为标准治疗方案(3)。在英国及一些欧洲国家，基于来自MAGIC试验证据，通常采用表柔比星、顺铂及5-氟尿嘧啶的术前或术后化疗方案(4)。但是，在美国或欧洲进行的III期临床试验中，手术结合辅助化疗的方案并不乐观。经过长时间的争论(5)，最早由日本制定的D2胃癌根治术在欧洲(6)和美国(7)已被接受并成为标准术式。旨在比较D1和D2胃癌根治术的荷兰III期长期观察报告清晰表明，D2胃癌根治术能减少术后局部复发率，因此对生存有益(8)。

在东亚，D2胃癌根治术已成为标准术式，两项重要的旨在比较D2胃癌根治术和D2术后结合化疗的III期试验已经开展。日本进行的ACTS-GS III期试验结果表明术后予以S-1 12个月患者可以获益(9)，而主要在韩国进行的CLASSIC III期试验结果显示D2术后辅以卡培它滨+奥沙利铂6个月患者可以获益(10)。现在，D2胃癌根治术结合辅助化疗已被推荐作为进展期胃癌的标准治疗方案：在日本是D2手术+S-1，在韩国和美国是D2手术+卡培它滨+奥沙利铂(11)。

然而，进展期胃癌患者即使接受D2手术及术后辅助化疗，其生存也不令人满意。为了提高预后，除此之外下一步应该积极开展更有效、对癌细胞毒性更强的治疗方法。但问题在于，胃切除术后予以对癌细胞毒性更强的综合治疗方案是否可行或安全。同时结合如CDDP方案在内的二联方案还不能接受(12)。虽然S-1只产生轻微毒性，但是到术后12个月治疗失败时间其结果不能令人满意，在ACTS-GC试验中只有65.8%有效(9)。通常，患者在接受胃切除术后会出现食欲下降、进食减少，进而引起体重减轻和生活质量降低。这些因素可以影响到患者化疗的依从性。最近，我们对胃癌术后未连续使用S-1的风险因子进行了研究，发现体重减轻为一显著的独立风险因素(13)。胃癌术后予以对癌细胞毒性更强的化疗方案通常缺乏可行性和安全性。

与术后辅助化疗不同，在新辅助化疗中实施强效化疗方案是可能的。MAGIC试验清晰表明，与术后辅助化疗比较，由于化疗中的低毒性，新辅助化疗依从性率高(4)。更重要的是，所有应该接受化疗的患者在手术前都能开始化疗。很明显，由于致残率和死亡率，一些患者术后不能开始化疗。而且，由于化疗作用使得肿瘤缩减以及化疗过程中由于肿瘤进展避免了一些不必要的手术，这样就提高了真正R0切除率。

另外一个原因为新辅助化疗理论上的优势。辅助化疗的目的在于消灭术中未能被切除的微转移肿瘤细胞。只有到患者术后恢复并开始术后化疗，针对微转移肿瘤细胞的治疗才开始。而在新辅助化疗中，微转移肿瘤细胞一开始就得到了治疗，没有被耽搁，这是新辅助化疗的另一个理论上的优势。

另一方面，新辅助化疗的缺点为过度诊断。在MAGIC试验中，目标患者都处于临床Ⅱ~Ⅲ期，并且所有患者都是cT2-T4(4)。但是，在随机单独手术组中，8.3%的病人为pT1。

2 新辅助化疗临床试验现状

在日本，日本临床肿瘤组织(Japan Clinical Oncology Group，JCOG)正在临床可切除的胃硬癌患者中进行一项旨在评估新辅助化疗和辅助化疗生存获益的Ⅲ期临床试验，该试验包括术前S-1+CDDP方案以及比较单独手术和手术+S-1的术后S-1方案。最近，一些临床Ⅱ期研究在临床T4/临床Ⅲ期患者中进行了多种新辅助化疗方案的试验(14,15)。COMPASS试验为其中之一，旨在Ⅲ期临床患者中评价新辅助化疗方案，该试验采取2×2析因设计，包括2个和4个疗程的S-1+CDDP、紫杉醇及CDDP方案。COMPASS-D为另一项评价新辅助化疗方案的试验，该实验亦采取2×2析因设计，在大体可切除且浆膜层阳性胃癌患者中进行2个和4个疗程的S-1+CDDP、S-1、CDDP、多西他赛(15)。

在韩国，正在T2-3/N+和T4患者中进行一项旨在评估新辅助化疗生存获益的PRODIGY Ⅲ期临床试验(NCT01515748)，该试验包括D2根治术前予以多西他赛、顺铂及S-1方案以及比较单独D2手术和D2手术+S-1的术后S-1方案。在中国，正在进行两项不同的旨在评估新辅助化疗获益的Ⅲ期临床试验，该实验通过比较单独手术和手术+(S-1+奥沙利铂)方案。其中一项正在进行的试验(RESONANCE Ⅲ期，NCT01583361)在于证实新辅助化疗受益，在术前和术后予以S-1+顺铂。另一项正在进行的试验(河北医科大学，NCT01516944)是在3个组中评估手术前后S-1+顺铂方案及手术前后卡培他滨+顺铂方案。在英国进行了STO3 Ⅲ期临床试验(NCT00450203)，该实验在于评估围手术期贝伐单抗结合MAGIC方案。

虽然一些新的方案，例如S-1继之S-1+顺铂、化放疗结合S-1或卡培他滨+顺铂或S-1+多西他赛，在Ⅲ期临床试验中作为术后辅助化疗已被证实，但是还没有试验对术后三联方案进行评估。下一步，很明显术后化疗将转向新辅助化疗。

致谢

声明：作者声称无任何利益冲突。

参考文献

1. Kitano S, Iso Y, Moriyama M, et al. Laparoscopy-assisted Billroth I gastrectomy. Surg Laparosc Endosc 1994;4:146-8.

2. Huscher CG, Mingoli A, Sgarzini G, et al. Laparoscopic versus open subtotal gastrectomy for distal gastric cancer: five-year results of a randomized prospective trial. Ann Surg 2005;241:232-7.

3. Kim YW, Baik YH, Yun YH, et al. Improved quality of life outcomes after laparoscopy-assisted distal gastrectomy for early gastric cancer: results of a prospective randomized clinical trial. Ann Surg 2008;248:721-7.

4. Kim HH, Hyung WJ, Cho GS, et al. Morbidity and mortality of laparoscopic gastrectomy versus open gastrectomy for gastric cancer: an interim report--a phase III multicenter, prospective, randomized Trial (KLASS Trial). Ann Surg 2010;251:417-20.

5. Ferlay J, Shin HR, Bray F, et al. Estimates of worldwide burden of cancer in 2008: GLOBOCAN 2008. Int J Cancer 2010;127:2893-917.

6. Ziqiang W, Feng Q, Zhimin C, et al. Comparison of laparoscopically assisted and open radical distal gastrectomy with extended lymphadenectomy for gastric cancer management. Surg Endosc 2006;20:1738-43.

7. Kim MC, Kim W, Kim HH, et al. Risk factors associated with complication following laparoscopy-assisted gastrectomy for gastric cancer: a large-scale korean multicenter study. Ann Surg Oncol 2008;15:2692-700.

8. Kim W, Song KY, Lee HJ, et al. The impact of comorbidity on surgical outcomes in laparoscopy-assisted distal gastrectomy: a retrospective analysis of multicenter results. Ann Surg 2008;248:793-9.

9. Yoshikawa T, Fukunaga T, Taguri M, et al. Laparoscopic or open distal gastrectomy after neoadjuvant chemotherapy for operable gastric cancer, a randomized Phase II trial (LANDSCOPE trial). Jpn J Clin Oncol 2012;42:654-7.

（译者：李俊霖，永州市中心医院普外科，永州 425000。Email: leejunlin@live.cn）

Cite this article as: Li Z, Ji J. Laparoscopic D2 dissection for locally advanced gastric cancer in China. Transl Gastrointest Cancer 2013;2(2):100-101. doi: 10.3978/ j.issn.2224-4778.2013.03.02

第二十二章：腹腔镜手术治疗胃食管反流的最佳疗效能否实现?

David I. Watson

Flinders University Department of Surgery, Flinders Medical Centre, Bedford Park, South Australia, Australia

Correspondence to: Professor David I. Watson, MBBS, MD, FRACS. Head, Flinders University Department of Surgery, Room 3D211, Flinders Medical Centre, Bedford Park, South Australia 5042, Australia. Email: david.watson@flinders.edu.au.

摘要：为寻求抗反流治疗的最佳效果，原Nissen胃底折叠术经历了许多改良。经典的手术方式获得了良好的反流控制效果，但这却被相对较高的不良反应发生率所抵消。作为解决不良反应发生问题的改良术式现在都被建议作为随机试验进行验证。但这些试验结果表明，胃底折叠术中分离胃短血管并非必要，并且部分胃底折叠术与更低的不良反应发生率相关。然而，抗反流手术包括的全包裹的Nissen胃底折叠术与部分包裹的胃底折叠术当中存在着反流复发与不良反应发生风险之间的权衡问题。虽然几乎可以肯定的是，抗反流手术不能达到一个更好的疗效，但在反流控制效果与不良反应发生风险间的权衡需要在诊疗工作当中予以考虑，并且根据患者术前食管动力情况和个体情况来选择胃底折叠术以达到更好的治疗效果。

关键词：最佳疗效；腹腔镜手术；胃食管反流

View the English edition of this article at: http://www.amepc.org/tgc/article/view/1718/2394

进行胃底折叠术来完全控制反流症状，但需要患者改变其饮食习惯才能在一定程度上避免术后出现吞咽困难的情况出现。若原来的反流症状特别顽固，那么部分患者可能需要有所权衡，比如说可以接受轻微的吞咽困难症状。

在决定了总体疗效之后，接受胃底折叠术的患者通常会在反流控制效果和不良反应中有所权衡，并且往往是在术前考虑总体效果是否可接受时决定的。因此，从全球满意度调查去评估以患者角度得出的反馈结果、整合症状控制和不良反应之间的整体平衡，从客观测试上来说比显著的手术技术成功更为重要。

3 决定最佳治疗方法去提供"最佳"疗效的证据是什么？

从1990年以来一系列前瞻性随机对照临床试验已报道了抗反流手术的评价结果。总的来说，这些试验解决了技术上的问题，并提供了一个良好的证据基础来决定如何更好地进行抗反流手术。

3.1 腹腔镜胃底折叠术与开放性胃底折叠术

10项前瞻性随机试验报道了腹腔镜胃底折叠术与开放性胃底折叠术的对比，其中9项评价了Nissen胃底折叠术，1项评价了腹腔镜与开放性后壁胃底折叠术(13-17)，后续随访报道达到10~15年。这些试验收集了40和192例病例来表明腹腔镜手术对比开放性手术的优势。早期结果在随访12个月后得出，腹腔镜手术具有住院期短(中位3~4 d)和较少术后并发症的优势。在对比两者的反流复发再次手术率和不良反应(如吞咽困难)的发生率均相似，虽然在某些试验中开放性手术术后会出现更高的切口疝形成发病率(14)。然而，在这些试验中，腹腔镜手术的优势则被稍微更长的手术时间(约30 min)所抵消。

3.2 分离胃短血管的Nissen胃底折叠术

经典的Nissen胃底折叠术是将胃底360°折叠包裹食管，其中的胃短血管被完整保留(1)。然而，在术后出现吞咽困难被相继报道后，在1970~1980年间由Donahue(3)和DeMeester(4)提出的，将胃短血管分离以更好地使胃底游离，确保宽松的胃底折叠，已逐渐成为了常规的手术方式。支持这方面的证据是根据病例的治疗效果。最近，有6项随机试验报道了共438例患者进行Nissen胃底折叠术分与不分离胃短血管的对比(18-21)。这些研究结果非常一致地表明，分离与不分离胃短血管在反流控制的效果或术后吞咽困难的发生率中没有明显差异。然而，更大型的试验表明，在胃底折叠术中分离胃短血管会增加胃胀与嗳气困难发生的风险。最近一项来自于澳大利亚和瑞典的，结合201例病例的Meta分析证实了这项试验——分离胃短血管会导致更频繁的胃胀症状发生(22)。随机试验的结果并不支持普遍认为的胃底折叠术中分离胃短血管可以提高治疗效果的观点。此外，这些试验实际上更表明了分离胃短血管将会导致更差的效果。

3.3 Nissen胃底折叠术与后壁胃底折叠术

11项前瞻性随机对照试验将Nissen胃底折叠术与后壁胃底折叠术进行了对比(23-26)。该研究例数达到了200名患者，其中有6项试验超过了100名。大规模的研究试验均表明，后壁胃底折叠术达到了相同的反流控制效果，而胃胀发生率则有所降低。在后续2项更大规模研究试验中同样表明了后壁胃底折叠术出现术后吞咽困难的情况并不常见。Meta分析证实，后壁胃底折叠术后出现相关不良反应和吞咽困难发生率有所下降，同时也证实了其具有相同的反流控制效果(27)。

可以说最具意义的是由Lundell和他的同事(23)所进行的研究。他们在一系列的出版物中报道了Nissen胃底折叠术对比后壁胃底折叠术的随机试验结果，并在近20年的随访后作出了详细的说明(23)。共137名患者参与了这项研究。研究表明，两者的反流症状控制率及吞咽困难发生率是相近的，而Nissen胃底折叠术后在早中期出现胃胀症状则更为常见。经过18年的随访，在两种手术成功率均高于80%的病例结果中表明，二者具有相近的反流症状控制率、不良反应发生率及总体治疗效果。这项试验表明，早期不良反应发生更常见于Nissen胃底折叠术，并在长期随访中实际上这些症状也得到了改善，虽然这更常发生于后壁胃底折叠术后的第一个5年中。

3.4 Nissen胃底折叠术与前壁胃底折叠术

6项前瞻性随机试验将前壁胃底折叠术与胃底折叠术进行对比并作出了报道。其中有4项为评价胃底前壁180°折叠术与胃底折叠术的对比(28,29)，以及有两项为评价胃底前壁90°折叠术的对比(30,31)。这些研究都证实了前壁胃底折叠术后不良反应(吞咽困难和包裹松紧度相关的问题)发生的风险有所下降。此外，在这些试验中，胃底前壁180°折叠术可实现相同的反流控制效果，而在5年随访中，胃底前壁90°折叠术则与反流症状复发率增高相关。在这些试验中所有类型的胃底折叠术疗效的整体满意度是相近的。最近的Meta分析报道也证实了上述结论(32)。Watson和他的同事们进行了一项关于前壁胃底折叠术与胃底折叠术对比的10年跟踪试验(29)，并在后续随访中报道了这两种手术的早期疗效差异已消失，因为在第一个10年随访中胃底折叠术后吞咽困难发病率已在逐渐下降。

3.5 前壁胃底折叠术与后壁胃底折叠术

有两项试验将前与后壁胃底折叠术进行了对比(32,33)。这两项试验报道表明，后壁胃底折叠术反流症状控制的效果更好，而前壁胃底折叠术后不良反应发生率更低，二者疗效的总体满意度相近。从由全球疗效评分得出的对比Nissen胃底折叠术与前、后壁胃底折叠术的随机试验中证实二者总体疗效是相近的，但这需要考虑全包裹的Nissen胃底折叠术后的不良反应发生与胃底前壁90°折叠术后反流复发风险之间的权衡。

4 能否实现反流手术治疗的"最佳"疗效?

这个问题的答案是，反流的手术治疗实际上不能达到最佳的疗效。反流复发与胃底折叠术后不良反应发生的风险都需要在抗反流手术的诊疗计划中予以权衡考虑。不过，从随机试验的数据中确实表明，在5年的随访中部分胃底折叠术通常能达到更好的治疗效果，因其不良反应发生率更低，并在许多试验中得到了更令人满意的结果。然而，两项试验在10年后的数据报道中(23,29)显示Nissen胃底折叠术与任何类型的部分胃底折叠术最终都达到了相同的治疗效果，但这可需要花费长达10年的时间!

5 手术治疗胃食管反流的一个实际方法

在我院的临床实践中，我们从来没有将胃短血管分离，并且目前我们对将近80%的胃食管反流患者进行了部分胃底折叠术(34)。我们的标准做法是解剖食管和食管裂孔，其次，无论裂孔疝是否可见，常规通过后路进行食管裂孔修补，然后我们在此进行胃底折叠术。若患者在术前的食管测压中表现出功能紊乱和较差的食管动力时，我们通常会构建一个胃底前壁180°包裹结构，而在患者有足够的食管动力时，我们会讨论每个患者在进行Nissen胃底折叠术与部分胃底折叠术的优点与缺点，并向他们提供反流复发风险较低的Nissen胃底折叠术与不良反应发生风险较低的部分胃底折叠术(通常是胃底前壁180°包裹)的选择，并鼓励患者在其中作出选择。通过讨论，大约2/3的患者会选择进行胃底前壁180°折叠术。

致谢

声明：作者声称无任何利益冲突。

参考文献

1. Nissen R. A simple operation for control of reflux esophagitis. Schweiz Med Wochenschr 1956;86:590-2.

2. Rossetti M, Hell K. Fundoplication for the treatment of gastroesophageal reflux in hiatal hernia. World J Surg 1977;1:439-43.

3. Donahue PE, Bombeck CT. The modified Nissen fundoplication – reflux prevention without gas bloat. Chir Gastroent 1977;11:15-27.

4. DeMeester TR, Bonavina L, Albertucci M. Nissen fundoplication for gastroesophageal reflux disease. Evaluation of primary repair in 100 consecutive patients. Ann Surg 1986;204:9-20.

5. Toupet A. Technique d'oesophago-gastroplastie avec phrenogastropexie appliquee dans la cure radicale des hernies hiatales et comme complement de l'operation d'heller dans les cardiospasmes. Med Acad Chir 1963;89:374-9.

6. Dor J, Himbert P, Paoli JM, et al. Treatment of reflux by the so-called modified Heller–Nissen technic. Presse Med 1967;75:2563-5.

7. Belsey R. Mark IV repair of hiatal hernia by the trans thoracic approach. World J Surg 1977;1:475-81.

8. Jamieson GG, Watson DI, Britten-Jones R, et al. Laparoscopic Nissen fundoplication. Ann Surg 1994;220:137-45.

9. Corley DA, Katz P, Wo JM, et al. Improvement of gastroesophageal reflux symptoms after radiofrequency energy: a randomized, sham-controlled trial. Gastroenterol 2003;125:668-76.

10. Johnson DA, Ganz R, Aisenberg J, et al. Endoscopic implantation of enteryx for treatment of GERD: 12-month results of a prospective, multicenter trial. Am J Gastroenterol 2003;98:1921-30.

11. Rothstein R, Filipi C, Caca K, et al. Endoscopic full thickness plication for the treatment of gastroesophageal reflux disease: a randomized, sham-controlled trial. Gastroenterology 2006;131:704-12.

12. Hoppo T, Immanuel A, Schuchert M, et al. Transoral incisionless fundoplication 2.0 procedure using EsophyX for gastroesophageal reflux disease. J Gastrointest Surg 2010;14:1895-901.

13. Salminen PT, Hiekkanen HI, Rantala AP, et al. Comparison of long-term outcome of laparoscopic and conventional nissen fundoplication: a prospective randomized study with an 11-year follow-up. Ann Surg 2007;246:201-6.

14. Broeders JA, Rijnhart-de Jong HG, Draaisma WA, et al. Ten-year outcome of laparoscopic and conventional Nissen fundoplication: randomized clinical trial. Ann Surg 2009;250:698-706.

15. Salminen P, Hurme S, Ovaska J. Fifteen-year outcome of laparoscopic and open Nissen fundoplication: a randomized clinical trial. Ann Thorac Surg 2012;93:228-33.

16. Nilsson G, Wenner J, Larsson S, et al. Randomized clinical trial of laparoscopic versus open fundoplication for gastro-oesophageal reflux. Br J Surg 2004;91:552-9.

17. Ackroyd R, Watson DI, Majeed AW, et al. Randomized clinical trial of laparoscopic versus open fundoplication for gastro-oesophageal reflux disease. Br J Surg 2004;91:975-82.

18. Yang H, Watson DI, Lally CJ, et al. Randomized trial of division versus non-division of the short gastric vessels during laparoscopic Nissen fundoplication – 10 year outcomes. Ann Surg 2008;247:38-42.

19. Mardani J, Lundell L, Lönroth H, et al. Ten-year results of a randomized clinical trial of laparoscopic total fundoplication with or without division of the short gastric vessels. Br J Surg 2009;96:61-5.

20. Chrysos E, Tzortzinis A, Tsiaoussis J, et al. Prospective randomized trial comparing Nissen to Nissen–Rossetti technique for laparoscopic fundoplication. Am J Surg 2001;182:215-21.

21. Luostarinen ME, Isolauri JO. Randomized trial to study the effect of fundic mobilization on long-term results of Nissen fundoplication. Br J Surg 1999;86:614-8.

22. Engström C, Jamieson GG, Devitt PG, et al. Meta-analysis of two randomized controlled trials to identify long-term symptoms after division of short gastric vessels during Nissen fundoplication. Br J Surg 2011;98:1063-7.

23. Mardani J, Lundell L, Engström C. Total or posterior partial fundoplication in the treatment of GERD: results of a randomized trial after 2 decades of follow-up. Ann Surg 2011;253:875-8.

24. Shaw JM, Bornman PC, Callanan MD, et al. Long-term outcome of laparoscopic Nissen and laparoscopic Toupet fundoplication for gastroesophageal reflux disease: a prospective, randomized trial. Surg Endosc 2010;24:924-32.

25. Zornig C, Strate U, Fibbe C, et al. Nissen vs Toupet laparoscopic fundoplication. Surg Endosc 2002;16:758-66.

26. Guérin E, Bétroune K, Closset J, et al. Nissen versus Toupet fundoplication: results of a randomized and multicenter trial. Surg Endosc 2007;21:1985-90.

27. Broeders JA, Mauritz FA, Ahmed Ali U, et al. Systematic review and meta-analysis of laparoscopic Nissen (posterior total) versus Toupet (posterior partial) fundoplication for gastro-oesophageal reflux disease. Br J Surg 2010;97:1318-30.

28. Baigrie RJ, Cullis SN, Ndhluni AJ, et al. Randomized double-blind trial of laparoscopic Nissen fundoplication versus anterior partial fundoplication. Br J Surg 2005;92:819-23.

29. Cai W, Watson DI, Lally CJ, et al. Ten-year clinical outcome of a prospective randomized clinical trial of laparoscopic Nissen versus anterior 180(degrees) partial fundoplication. Br J Surg 2008;95:1501-5.

30. Nijjar RS, Watson DI, Jamieson GG, et al. Five-year follow-up of a multicenter, double-blind randomized clinical trial of laparoscopic Nissen vs anterior 90 degrees partial fundoplication. Arch Surg 2010;145:552-7.

31. Spence GM, Watson DI, Jamieson GG, et al. Single centre prospective randomized trial of laparoscopic Nissen versus anterior 90 degree partial fundoplication. J Gastrointest Surg 2006;10:698-750.

32. Engström C, Lönroth H, Mardani J, et al. An anterior or posterior approach to partial fundoplication? Long-term results of a randomized trial. World J Surg 2007;31:1221-5.

33. Khan M, Smythe A, Globe J, et al. Randomized controlled trial of laparoscopic anterior versus posterior fundoplication for gastro-oesophageal reflux disease. ANZ J Surg 2010;80:500-5.

34. Engström C, Cai W, Irvine T, et al. Twenty years of experience with laparoscopic antireflux surgery. Br J Surg 2012;99:1415-21.

(译者：彭隽晖，广东省佛山市顺德区中医院外二科，
佛山 528300。Email: 429853285@qq.com)

Cite this article as: Watson DI. Perfect-results after laparoscopic surgery for gastroesophageal reflux-are they achievable? Transl Gastrointest Cancer 2013;2(2):102-107. doi: 10.3978/ j.issn.2224-4778.2013.03.05

第二十三章：胃癌腹腔镜手术的前景：早期胃癌的前哨淋巴结导航保留功能手术

Keun Won Ryu, SENORITA (Sentinel Node Oriented Tailored Approach) Study Group

Gastric Cancer Branch, Research Institute and Hospital, National Cancer Center, Republic of Korea
Correspondence to: Keun Won Ryu, M.D, PhD. 809 Madu1-dong, Ilsandong-gu, Goyang-si, Gyeonggi-do, 410-769, Republic of Korea. Email: docryu@korea.com.

摘要：随着腹腔镜手术引入胃癌的治疗，腹腔镜手术与传统开腹手术相比，患者在并发症发生率不受影响的基础上提高了近期生活质量。然而，或许是因为腹腔镜手术和开腹手术胃切除的范围和淋巴结清扫范围相同，胃癌患者腹腔镜手术后的远期生活质量是否得到改善尚存争议。为了提高患者远期生活质量，在不影响胃癌外科手术后肿瘤复发率及患者生存期的前提下，应考虑应用腹腔镜以最小程度的淋巴结清扫行保留胃手术，并保证胃及胃周淋巴结无残余肿瘤。为了达到这一目的，应行前哨淋巴结活检术(sentinel node biopsy，SNB)。但是，不同机构的SNB结果在灵敏度方面并不令人满意，且不同操作医生之间SNB结果在灵敏度方面并不一致。然而，最近在日本进行的一项有关胃癌前哨淋巴结活检多中心研究提供了令人鼓舞的结果。目前，韩国的SENOTITA (前哨淋巴结导航个体化方法)研究小组正准备应用SNB技术开展保留胃手术的Ⅲ期临床试验。在这项Ⅲ期试验之前，参与机构正进行试验标准化及克服SNB学习曲线的质量控制研究。如果这一Ⅲ期试验能证实SNB及保留胃手术有效，因其不影响复发及生存，对于早期胃癌，此手术可能取代标准的胃切除术及淋巴结清扫术，成为更好的手术选择。

关键词：早期胃癌；前哨淋巴结活检，保留胃手术

View the English edition of this article at: http://www.amepc.org/tgc/article/view/1869/2839

1 前言

在韩国，由于胃癌筛查项目的开展，早期胃癌(early gastric cancer，ECG)发现比例提高，同时胃癌的生存期也得到改善(1,2)。按照日本胃癌治疗指南，除非符合内镜切除(endoscopic resection，ER)的绝对指征，保证足够切缘及淋巴结清扫的胃切除术是早期胃癌患者外科治疗的标准(3)。这种手术治疗方式使得早期胃癌的生存提高90%以上，但术后的近期效果不佳。同时由于切除了胃，并且在淋巴结清扫过程中破坏了神经系统，导致患者术后生活质量降低。因此对于能够长期生存的早期胃癌患者，需行最低创伤手术。

随着腹腔镜手术引入胃癌的治疗，腹腔镜手术与传统开腹手术相比，患者在并发症发生率不受影响的基础上提高了近期生活质量。韩国进行的一项前瞻性研究仍在随访远期生存结果(4,5)。然而，胃癌患者腹腔镜手术后的远期生活质量是否改善尚存争议。为了提高患者远期生活质量，在不影响胃癌手术后肿瘤复发率及患者生存期的前提下，应考虑应用腹腔镜以最小程度的淋巴结清扫行保留胃手术，并保证胃及胃周淋巴结无残余肿瘤。

虽然已尝试过一些保留器官或保留功能的手术，例如：近端胃大部切除术(proximal gastrectomy，PG)、保留幽门的胃大部切除术(pylorus preserving gastrectomy，PPG)和迷走神经保留手术，但手术效果仍有争议(6,7)。保留胃功能的手术基本要素不仅是剩余的胃容积，还需保留神经支配，胃食管结合部(esophagogastric junction，EGJ)及幽门。因此，保留胃功能的手术也应保证这些要点。ER也许是保留胃功能手术的最佳选择。但是ER的指征有限，导致其应用有限(3)。虽然已开展了一些扩大ER指征的回顾性研究，但是由于有潜在的淋巴结转移风险，这些扩大指证的临床应用仍受限(8,9)。

SNB的概念最先应用于阴茎癌，现已被临床应用于防止乳腺癌和黑色素瘤淋巴水肿。目前认为SNB可应用于胃癌的保留器官或保留功能手术。

2 文献综述

过去十余年间，已有大量关于SNB应用于胃癌可行性研究的文献报道。但大部分研究样本量小、参与机构单一、缺乏SNB的标准定义及技术。SNB方法的细节在指征、活检方法、示踪剂、注射部位和病理评估等方面也不同。幸

运的是，已有一些关于SNB应用于胃癌的文献综述和Meta分析被报道(10-12)。合并估计检出率超过90%，但因不同研究间的差异，灵敏度仅有约80%。提高敏感性的重要因素分别为SN数量、EGC、双示踪剂、黏膜下注射以及更精确的病理方法。SNB应用于胃癌的Meta分析得出结论，SNB的结果差强人意，同时不同的操作医师间存在差异。因此，对SNB在胃癌中的临床应用应持谨慎态度，需要更多的研究来提高SNB应用于胃癌的灵敏度。最近SNB应用于胃癌的可行性研究鲜有报道，但更具挑战的的方法仍在研究中。

3 过去及目前的试验

目前，日本已完成两项关于SNB应用于胃癌可行性多中心临床试验。一项是日本临床肿瘤组试验(JCOG0302)，另一项是日本学会开展的前哨淋巴结导航外科(Sentinel Node Navigation Surgery，SNNS)试验。两项研究的试验方案略有不同，最后的结果大不相同。JCOG0302研究半途终止，其原因考虑为简单的病理评价方法和参与机构的学习曲线导致未预料到的高假阴性率(13)。另一方面，SNNS试验结束，并在医学会议中报道出来(14)：检出率为97.5%，平均前哨淋巴结检出数5.6个，灵敏度为93%，4例假阴性。有2例为T2期病变，有3例漏检的淋巴结位于相同前哨部位。这些结果表明如果将指征限制在T1期病变且前哨淋巴结清除5个以上，SNB可能有良好的应用前景。

来自日本单机构的Ⅱ期临床试验报告表明，采用SNB的胃限制性切除术的近期结果及观察期内的复发率是令人鼓舞的(15)。另一项来自韩国的单中心Ⅱ期试验正在进行中，结果令人期待(16)。

尽管SNB在胃癌中的应用尚存争议，但学术团体还是积累了大量经验，包括怎样通过研究来提高SNB结果的认知。更重要的是SNB能否在胃癌中进行临床应用。目前，世界上尚无明确的SNB在胃癌中应用的Ⅲ期试验。最近一个名为SENORITA(前哨淋巴结导航个体化方法)的研究小组在韩国的学术界出现，研究者包括外科医生、胃肠病学家、病理学家和核医学专家，以期解决关于Ⅲ期临床试验的相关问题(17-19)。经过一些合作研究者的共识会议及专家研讨，SENORITA多中心Ⅲ期临床试验的试验方案已经制定(20)。

正如许多先前的研究所指出的那样，SNB在胃癌应用的基本及不可或缺的要求是标准化和克服学习曲线。目前正在进行Ⅲ期临床试验的质量控制研究(21)。质量控制方法由SNB的关键7步如内窥镜、手术及病理过程核查等，如果能在10例患者完美地完成这7个步骤，该机构便可以参加Ⅲ期临床试验。

4 结语

腹腔镜下SNB和器官保留手术在胃癌中应用可能会改善术后近期的发病率

和病死率及生活质量方面的结果；也可能在不影响胃癌外科手术后肿瘤复发率及患者生存期的基础上，通过最小化胃切除及淋巴结清扫范围，提高患者远期的生活质量。为了验证这一假设，多中心Ⅲ期临床试验将会提供有力的支持，并使EGC患者通过这项技术获益。

致谢

该文章获得韩国国家癌症中心的支持(Grant1110550-3)。

声明：作者声称无任何利益冲突。

参考文献

1. Lee KS, Oh DK, Han MA, et al. Gastric cancer screening in Korea: report on the national cancer screening program in 2008. Cancer Res Treat 2011;43:83-8.

2. Shin A, Kim J, Park S. Gastric cancer epidemiology in Korea. J Gastric Cancer 2011;11:135-40.

3. Japanese Gastric Cancer Association. Japanese gastric cancer treatment guidelines 2010 (ver. 3). Gastric Cancer 2011;14:113-23.

4. Kim YW, Baik YH, Yun YH, et al. Improved quality of life outcomes after laparoscopy-assisted distal gastrectomy for early gastric cancer: results of a prospective randomized clinical trial. Ann Surg 2008;248:721-7.

5. Kim HH, Hyung WJ, Cho GS, et al. Morbidity and mortality of laparoscopic gastrectomy versus open gastrectomy for gastric cancer: an interim report--a phase Ⅲ multicenter, prospective, randomized Trial (KLASS Trial). Ann Surg 2010;251:417-20.

6. Park do J, Lee HJ, Jung HC, et al. Clinical outcome of pylorus-preserving gastrectomy in gastric cancer in comparison with conventional distal gastrectomy with Billroth I anastomosis. World J Surg 2008;32:1029-36.

7. Ahn SH, Lee JH, Park DJ, et al. Comparative study of clinical outcomes between laparoscopy-assisted proximal gastrectomy (LAPG) and laparoscopy-assisted total gastectomy (LATG) for proximal gastric cancer. Gastric Cancer 2013;16:282-9.

8. Son SY, Park JY, Ryu KW, et al. The risk factos for lymph node metastasis in early gastric cancer patients who underwent endoscopic resection: Is the minimal lymph node dissection applicable? A retrospective study. Surg Endosc 2013;27:3247-53.

9. Ryu KW, Choi IJ, Doh YW, et al. Surgical indication for non-curative endoscopic resection in early gastric cancer. Ann Surg Oncol 2007;14:3428-34.

10. Ryu KW, Eom BW, Nam BH, et al. Is the sentinel node biopsy clinically applicable for limited lymphadenectomy and modified gastric resection in gastric cancer? A metaanalysis of feasibility studies. J Surg Oncol 2011;104:578-84.

11. Lips DJ, Schutte HW, van der Linden RL, et al. Sentinel lymph node biopsy to direct treatment in gastric cancer. A systemic review of the literature. Eur J Surg Oncol 2011;37:655-61.

12. Wang Z, Dong ZY, Chen JQ, et al. Diagnostic value of sentinel lymph node biopsy in gastric cancer: a metaanalysis. Ann Surg Oncol 2012;19:1541-50.

13. Miyashiro I. What is the problem in clinical application of sentinel node concept to gastric cancer surgery? J Gastric Cancer 2012;12:7-12.

14. Kitagawa Y, Takeuchi H, Takagi Y, et al. Prospective multicenter trial of sentinel node mapping for gastric cancer. J Clin Oncol 2009 ASCO Annual Meeting Proceedings Vol 27, No 15S, 2009:4518.

15. Ichikura T, Sugasawa H, Sakamoto N, et al. Limited gastrectomy with dissection of sentinel node stations for early gastric cancer with negative sentinel node biopsy. Ann Surg 2009;249:942-7.

16. Accessed on March 29, 2013. Available online: http://www.clinicaltrials.gov/ct2/show/NCT01441310

17. Ryu KW. The future of sentinel node oriented tailored approach in patients with early gastric cancer. J Gastric Cancer 2012;12:1-2.

18. Yang HK, Suh YS, Lee HJ. Minimally invasive approaches for gastric cancer-Korean experience. J Surg Oncol2013;107:277-81.

19. Mihaljevic AL, Friess H, Schuhmacher C. Clinical trials in gastric cancer and the future. J Surg Oncol 2013;107:289-97.

20. Accessed on March 29, 2013. Available online: http://www.clinicaltrials.gov/ct2/show/NCT01804998

21. Accessed on March 29, 2013. Available online: http://www.clinicaltrials.gov/ct2/show/NCT01544413

(译者：王乐，福建医科大学外科学硕士研究生，福州 350004。Email：wlsurg@outlook.com)

Cite this article as: Ryu KW, SENORITA Study Group. Future perspective of laparoscopic surgery for gastric cancer: sentinel node navigation function-preserving surgery for early gastric cancer. Transl Gastrointest Cancer 2013;2(3):160-163.doi: 10.3978/j.issn.2224-4778.2013.05.02

第二十四章：胃癌切除术后随访的基本证据 ——共识会议

Domenico D'Ugo[1], Gian Luca Baiocchi[2]

[1]Department. of Surgical Sciences, Catholic University, Rome, Italy; [2]Department. of Clinical and Experimental Sciences, Surgical Clinic, University of Brescia, Brescia, Italy
Correspondence to: Dr. Gian Luca Baiocchi, MD. Via Cicognini, 6, 25127 Brescia, Italy.
Email: baiocchi@med.unibs.it.

View the English edition of this article at: http://www.amepc.org/tgc/article/view/2188/3785

先生们：

目前，尚无明确科学证据支持胃癌切除术后随访的作用。尽管许多回顾性研究已明确证明对于无症状期的胃癌患者，肿瘤复发的早期诊断与后期诊断相比并未改善患者生存(1-4)，但实际上在大多数大型临床中心仍然会让胃癌术后患者反复进行临床和仪器检查随访。

因此，我们认为胃癌术后随访计划确实需要一个更坚实的证据基础。比如需要鉴别各种检测和检查最佳的可靠性和灵敏性；当怀疑复发时应在规定时间内进行相关检查；更加关注那些复发会严重影响生存和生活质量的患者，不断改善临床工作和医疗费用。

随机对照试验(randomized controlled trials，RCT)被认为是判断一项干预措施及其结果之间是否存在因果关系的最严格的工具。然而，由于需要非常大的样本数、大量经费和时间才能证明随访的效果，因此在这个特殊领域并不太推荐进行随机对照试验。而当存在矛盾或缺乏科学证据时，另一种处理方法是达成共识，而其焦点也正是由于缺乏科学证据或存在有矛盾的证据未能达成一致意见。由决策小组或委员会制定的决策通常由一个人或联盟所操控，而共识方

表1 需要回答的问题
1. 胃癌患者在根治性手术后是否应放弃辅助治疗(和辅助化疗)?
2. 胃癌术后患者随访是否应该完全由全科医生替代外科医生、肿瘤学家和胃肠病学家管理?
3. 胃癌术后患者随访是否按照复发风险区别对待?
4. 定期随访期间是否仅进行临床检查?
5. 定期随访期间是否常规进行先进的影像技术检查?
6. 定期随访期间是否常规进行上消化道内窥镜检查?
7. 多少年后定期随访应该停止?

法克服了其中的一些缺点(5)。

2013年6月19日~22日由意大利胃癌研究小组组织的国际胃癌协会(the International Gastric Cancer Association，IGCA)第10届国际大会(the 10th International Congress，IGCC)在意大利维罗纳召开，会上召开了一场主题为"胃癌切除术后随访"的共识会议，旨在制定一项有关"随访"的章程。基于既往经验的分享，斯卡利格章程(SCALIGER CHARTER)旨在提供一项理想的胃癌切除术后随访标准，既要考虑合理诊断过程的需要，也不能失去发现早期复发的良机。需要考虑的其他因素还包括：(Ⅰ)外科手术预后的可靠数据；(Ⅱ)充分考虑患者的要求；(Ⅲ)无效治疗导致的心理压力；(Ⅳ)仪器检查的成本/收益比率；(Ⅴ)侵入性诊断技术的不良反应；(Ⅵ)导致过早"死亡诊断"的可能性。

当一个限制工作组(Restricted Working Group，RWG)成立后，2012年12月国际共识会议开始建立开展工作：RWG通过回顾文献提出了7项未解决的问题(表1)，并发布了提议声明提交至第10届IGCC的科学委员会。其中国际专家包括外科医生、肿瘤学家、放射肿瘤学家、肠胃病学家、统计学家和方法学家。而且地理分布反映了世界范围内不同的健康文化，包括了"新兴"和高度发达的国家。根据德尔菲法的规定，其中48位专家同意加入扩大工作组(Enlarged Working Group，EWG)。截止目前，该组织已摸索着创建了一项有关以上7个问题的在线初步共识。修订版本的声明将在第10届IGCC全体会议上发布和签署。此后，基于共识会议的研究结果，RWG将制定一个最终随访指南草案，并将在IGCC/IGCA网站上发布，直至2013年12月31日。所有的共识会议参与者将受邀在日常临床实践中应用该随访指南。

该指南将每两年重新修订一次。

致谢

声明：以上信息由意大利胃癌研究小组提供。

参考文献

1. Whiting J, Sano T, Saka M, et al. Follow-up of gastric cancer: a review. Gastric Cancer 2006;9:74-81.
2. Tan IT, So BY. Value of intensive follow-up of patients after curative surgery for gastric carcinoma. J Surg Oncol 2007;96:503-6.
3. Bennett JJ, Gonen M, D'Angelica M, et al. Is detection of asymptomatic recurrence after curative resection associated with improved survival in patients with gastric cancer? J Am Coll Surg 2005;201:503-10.
4. Cardoso R, Coburn NG, Seevaratnam R, et al. A systematic review of patient surveillance after curative gastrectomy for gastric cancer: a brief review. Gastric Cancer 2012;15 Suppl 1:S164-7.
5. Jones J, Hunter D. Consensus methods for medical and health services research. BMJ 1995;311:376-80.

(译者：王玉栋，河北医科大学第四医院肿瘤内科，
石家庄 050011。Email: wyd_999@126.com)

Cite this article as: D'Ugo D, Baiocchi GL. Rationale of oncological follow-up after gastrectomy for cancer—the Consensus Conference. Transl Gastrointest Cancer 2013;2(4):233-234. doi: 10.3978/j.issn.2224-4778.2013.06.01

第二十七章：安全、简单和有效的完全腹腔镜胃切除+吻合器械的毕 II 重建术

Kirubakaran Malapan[1], Chih-Kun Huang[1,2]

[1]Department of Bariatric and Metabolic International Surgery Centre, E-Da Hospital, Kaohsiung City 82445, Taiwan; [2]The First Affiliated Hospital of Guangzhou Medical University, Guangzhou 510120, China

Correspondence to: Chih-Kun Huang, MD, Director. Department of Bariatric and Metabolic International Surgery Centre, E-da Hospital, No 1, E-Da Rd., Yan-chau District, Kaohsiung City 82445, Taiwan. Email: dr.ckhuang@hotmail.com.

View the English edition of this article at: http://www.amepc.org/tgc/article/view/2081/2870

　　2011年，全球男性胃癌预期患病64万例，排在第4位，女性则排第5位，预期患病35万例(1)。胃癌大约占所有病例总量的8%，占每年全球癌症死亡率的10%，这些数据的产生均源自胃癌这种可怕的疾病。对于这种疾病，手术切除是唯一能根治胃癌的治疗方法(2)。自1881年开始引入胃切除术毕式重建方式以来，胃癌手术技术不断进步。在1990年代初，Azagra等首次成功给胃癌患者实施腹腔镜远端胃切除术加毕 II 式消化道重建术，对于胃癌患者而言，腹腔镜胃癌根治手术已成为一种极其有前景的手术治疗方式，并拥有超越开放手术的诸多优点(3,4)。

　　考虑到体内相关吻合技术难度，大多数外科医生首选腹腔镜辅助胃切除术而不是完全的腹腔镜手术。然而，近来手术缝合技术的进步，使用完全腹腔镜的方法进行胃癌手术已不再是一种可能的术式(5)。与腹腔镜辅助胃大部切除术相比，完全腹腔镜手术似乎更具创口更小，疼痛更轻以及恢复更快等优点(6)。尽管对于大多数腹腔镜外科医生来说，完全腹腔镜胃癌手术需要相

对较长操作时间，但研究显示完全腹腔镜胃切除术仍然具有其可行性、安全性和有效性(7,8)。

完全腹腔镜胃切除术后毕Ⅱ式消化道重建可通过手工缝合技术、使用吻合器械以及两者的结合等方式完成。Du等报道了使用双层腔内吻合手工缝合技术经验(9)，而Ruiz等介绍了一种使用可吸收线连续缝合4层的方法(10)。腹腔镜下手工缝合技术需要娴熟的腔镜技能，尽管这种技术十分非常耗时的，而对于使用腔镜管状吻合器而言，却有避免创口感染和减少疝形成等优点。同时，也具有减少胃肠吻合口出血的风险，并降低手术成本(11)。然而，完全手工胃肠吻合技术要求较高，需要一个较长的学习曲线。在开始学习阶段往往是令人沮丧的，因此外科医生需要广泛地接受先进的腹腔镜手术技术培训。虽然在最初学阶段将延长手术时间，但作为一种经验积累，必要的培训外科技能可以明显缩短将来的手术时间(9-11)。

然而，腔镜下完全手工缝合操作非常困难，并已被大多数腹腔镜外科医生所摒弃。而有作者一直使用直线闭合器联合手术缝合技术进行完全腹腔镜胃切除术后消化道重建(12,13)。Lee等用endo-GIA吻合器施行了胃空肠端—侧吻合术，并用手工双层体内缝合技术封闭(12)。其中重要的条件是要确保胃和肠切开口不是太大，只要足以容纳闭合器的夹爪即可，以便关闭切口耗时不长。

一项与开放胃大部切除术后毕Ⅱ消化道重建的比较研究发现，腹腔镜胃大部分切除术手术时间显著较长的原因在于进行腔镜下胃肠吻合方式。然而，随着时间的推移，医生们能够提高他们的技术，并使得手术更快(12)。虽然和开放远端胃大部切除术比较，腔镜手术具有更多的技术要求，Wong等人报道腹腔镜吻合器械和手工缝合技术的结合具有术中出血少、炎症反应轻、恢复胃肠功能迅速、住院时间短以及不影响手术效果等优点(13)。

迄今为止，管状吻合器也已广泛应用于胃癌胃切除毕Ⅱ重建。Seo等对接受腹腔镜辅助远端胃大部切除术(laparoscopy assisted distal gastrectomy，LADG)后手工缝合方法和管状吻合器吻合的患者进行比较(14)，显示临床病理参数和术后的结果无显著差异。但是，吻合器械组手术时间和吻合时间显著较短(14)。因此，管状吻合器械缝合方法可安全有效地应用于LADG和胃肠吻合等手术。

近来，Du等描述了一种新的方法，只用环形和直线吻合器而不做任何手工缝合方法的毕Ⅱ胃切除术(15)。大多数外科医生乐于选择手工缝合而不选择直线闭合器关闭用于引入管形闭合器轴的肠切开口，往往认为这可引起术后肠腔狭窄的发生(16)。然而，Du等通过在肠切开的部位使用线性闭合以扩大肠管内腔，附加一个空肠侧侧吻合可以防止狭窄的形成。在一项腹腔镜远端胃切除后，毕Ⅱ重建仅做手工缝合术和吻合器吻合的对比研究显示，Du的方法似乎也是安全可行的，并且具有较短的手术时间和较短的学习曲线(15)。

体内胃肠吻合也同样可以使用两把线性闭合技术完成(17-19)。在使用线性闭合器时，需用一把闭合器关闭置入闭合器的空肠开口，并细心操作，以防止空肠输出段的狭窄。Ahn等报告有经验的腔镜外科医生在采用体内直线闭合器重建术后并发症的发生率显著低于体外组(17)。这项研究还得出结论，如果医生对体外重建已经积累了足够多的经验，在完成20例学习曲线后，行腹腔镜远端胃切除术体内重建是安全可行的。一项由Lee等完成的研究显示，采用直线闭合器的腹腔镜远端胃大部切除术和普通LADG组比较，前者的平均手术时间和术后住院时间显著短于后者(18)。吻合相关的并发症两组无显著差异。但是，吻合部位的出血在体内吻合过程似乎高于体外吻合方法(18)。

选用腔镜下吻合，线性吻合器有诸多优于管形缝合器的优点。为了在腹腔内使用25 mm时，需要一个33 mm的套管或延长切口，但这似乎有悖于微创的优势。其次，这些操作是繁琐和复杂的，需要做个荷包缝合并安放吻合器底砧(19)。与此相反，线性吻合器仅仅需要一个12 mm戳孔引入即可，因此可取得更好的美容效果。此外，线性吻合器更加容易在腹腔内完成(18,19)。

尽管具有明显的优点，但腹腔镜胃大部切除术尚未被广泛接受，目前仍然仅限于少数治疗中心。这种缓慢的接受程度不仅与腔镜下重建的难度有关，而且也因为腹腔镜设备使用和吻合器械的额外成本增加有关(13,20)。从Song等完成的成本分析研究显示，操作相关的成本和总费用在腹腔镜下远端胃切除组明显高于开放手术组和普通的LADG组(21)。其差异主要是手术室中各种材料的使用，一些外科医生为降低吻合器的成本，通过手工缝合技术关闭胃肠吻合器使用时需要的肠管置入孔(19,21)。也有的通过完全手工缝合以降低了费用(11)。

其他可能增加手术费用的另一重要因素是由于并发症导致的住院时间延长。2006年，在全日本八州范围的内镜外科调查报告，腹腔镜远端胃切除术后并发症是9.2%，其中超过一半的并发症都与吻合相关(占54.0%)，包括吻合口漏、吻合口狭窄和梗阻(20)。在最近发表的一项荟萃分析中发现，尽管腹腔镜远端胃切除术有较长的手术时间，但明显降低整体的并发症、预计失血量和住院时间(22)。

同样，一项LADG和腹腔镜毕Ⅱ远端胃切除术的研究表明，后者可以安全的在更短的时间内完成并取得更好的美容效果，无疑腹腔镜毕Ⅱ远端胃切除术是一种更可行的方法(18)。只要手术技术成熟，并且没有发生可能延长住院时间的并发症，因此完全腹腔镜远端胃切除术显然是一种更具成本效益的方法(13)。

腹腔镜技术对于早期胃癌治疗的文献报道就肿瘤学治疗角度而言具有等同于开放技术的价值，且具有更多的微创优势，包括痛苦少、恢复快、住院时间短，而且生活质量更高(23)。对于进展期胃癌，Shuang等在LADG和开放胃切除术组进行的D2淋巴结清扫术研究中，其淋巴结数目及肿瘤学结果无明显统计学差异(3)。在一项60例胃癌患者分别行腹腔镜胃大部分切除术和开放胃切除术的病例对照研究中，Strong等报告了腹腔镜胃大部分切除术技术的可行性和等效短期无复发生存(24)。

总之，腹腔镜下毕Ⅱ式胃肠重建使用吻合器械已证实是安全、可行和有效的。如果从事腹腔镜远端胃切除术的外科医生使用这种方法有可能获得更短的学习曲线和有更好治疗效果，但是成本问题仍然是影响其普及的一个主要障碍。

致谢

声明：作者声称无任何利益冲突。

参考文献

1. Jemal A, Bray F, Center MM, et al. Global cancer statistics. CA Cancer J Clin 2011;61:69-90.
2. Russell MC, Mansfield PF. Surgical approaches to gastric cancer. J Surg Oncol 2013;107:250-8.
3. Shuang J, Qi S, Zheng J, et al. A case-control study of laparoscopy-assisted and open distal gastrectomy for advanced gastric cancer. J Gastrointest Surg 2011;15:57-62.
4. Azagra JS, Goergen M, De Simone P, et al. Minimally invasive surgery for gastric cancer. Surg Endosc 1999;13:351-7.
5. Ikeda T, Kawano H, Hisamatsu Y, et al. Progression from laparoscopic-assisted to totally laparoscopic distal gastrectomy: comparison of circular stapler (i-DST) and linear stapler (BBT) for intracorporeal anastomosis. Surg Endosc 2013;27:325-32.
6. Kinoshita T, Shibasaki H, Oshiro T, et al. Comparison of laparoscopy-assisted and total laparoscopic Billroth-I gastrectomy for gastric cancer: a report of short-term outcomes. Surg Endosc 2011;25:1395-401.
7. Kim MG, Kim KC, Kim BS, et al. A totally laparoscopic distal gastrectomy can be an effective way of performing laparoscopic gastrectomy in obese patients (body mass index ≥30). World J Surg 2011;35:1327-32.
8. Roukos DH, Katsios C. Totally intracorporeal laparoscopic gastrectomy for gastric cancer. Surg Endosc 2010;24:3247-8; author reply 3249-50.
9. Du J, Zheng J, Li Y, et al. Laparoscopy-assisted total gastrectomy with extended lymph node resection for advanced gastric cancer--reports of 82 cases. Hepatogastroenterology 2010;57:1589-94.
10. Ruiz-de-Adana JC, López-Herrero J, Hernández-Matías A, et al. Laparoscopic hand-sewn gastrojejunal anastomoses. Obes Surg 2008;18:1074-6.
11. Ballesta-López C, Poves I, Cabrera M, et al. Learning curve for laparoscopic Roux-en-Y gastric bypass with totally hand-sewn anastomosis: analysis of first 600 consecutive patients. Surg Endosc 2005;19:519-24.
12. Lee WJ, Wang W, Chen TC, et al. Totally laparoscopic radical BⅡ gastrectomy for the treatment of gastric cancer: a comparison with open surgery. Surg Laparosc Endosc Percutan Tech 2008;18:369-74.

13. Wong SK, Tsui DK, Li MK. Laparoscopic distal gastrectomy for gastric cancer: initial experience on handassisted technique and totally laparoscopic technique. Surg Laparosc Endosc Percutan Tech 2009;19:298-304.

14. Seo SH, Kim KH, Kim MC, et al. Comparative Study of Hand-Sutured versus Circular Stapled Anastomosis for Gastrojejunostomy in Laparoscopy Assisted Distal Gastrectomy. J Gastric Cancer 2012;12:120-5.

15. Du J, Shuang J, Li J, et al. Totally laparoscopic Billroth II gastrectomy with a novel, safe, simple, and time-saving anastomosis by only stapling devices. J Gastrointest Surg 2012;16:738-43.

16. Noshiro H, Ohuchida K, Kawamoto M, et al. Intraabdominal Roux-en-Y reconstruction with a novel stapling technique after laparoscopic distal gastrectomy. Gastric Cancer 2009;12:164-9.

17. Ahn CW, Hur H, Han SU, et al. Comparison of intracorporeal reconstruction after laparoscopic distal gastrectomy with extracorporeal reconstruction in the view of learning curve. J Gastric Cancer 2013;13:34-43.

18. Lee J, Kim D, Kim W. Comparison of laparoscopy-assisted and totally laparoscopic Billroth- II distal gastrectomy for gastric cancer. J Korean Surg Soc 2012;82:135-42.

19. Kim JJ, Song KY, Chin HM, et al. Totally laparoscopic gastrectomy with various types of intracorporeal anastomosis using laparoscopic linear staplers: preliminary experience. Surg Endosc 2008;22:436-42.

20. Ikeda O, Sakaguchi Y, Aoki Y, et al. Advantages of totally laparoscopic distal gastrectomy over laparoscopically assisted distal gastrectomy for gastric cancer. Surg Endosc 2009;23:2374-9.

21. Song KY, Park CH, Kang HC, et al. Is totally laparoscopic gastrectomy less invasive than laparoscopyassisted gastrectomy?: prospective, multicenter study. J Gastrointest Surg 2008;12:1015-21.

22. Viñuela EF, Gonen M, Brennan MF, et al. Laparoscopic versus open distal gastrectomy for gastric cancer: a metaanalysis of randomized controlled trials and high-quality nonrandomized studies. Ann Surg 2012;255:446-56.

23. Kim YW, Baik YH, Yun YH, et al. Improved quality of life outcomes after laparoscopy-assisted distal gastrectomy for early gastric cancer: results of a prospective randomized clinical trial. Ann Surg 2008;248:721-7.

24. Strong VE, Devaud N, Allen PJ, et al. Laparoscopic versus open subtotal gastrectomy for adenocarcinoma: a casecontrol study. Ann Surg Oncol 2009;16:1507-13.

（译者：金丽明，浙江中医药大学附属第一医院胃肠外科，
杭州 310018。Email: hz_jlm@163.com；
审校：程向东 教授，浙江中医药大学附属第一医院胃肠外科）

Cite this article as: Malapan K, Huang CK. Safe, simple & efficient totally laparoscopic Billroth gastrectomy by only stapling devices. Transl Gastrointest Cancer 2013;2(S1):98-101. doi: 10.3978/j.issn.2224-4778.2013.05.28

第二十八章：若无法完成胃十二指肠三角吻合，完全腹腔镜下远端胃切除术后最好的重建方式是什么？

Sang-Hoon Ahn[1,2], Hyung-Ho Kim[1,2]

[1]Department of Surgery, Seoul National University College of Medicine, Seoul, Korea; [2]Department of Surgery, Seoul National University Bundang Hospital, Seongnam, Korea
Correspondence to: Hyung-Ho Kim, MD, PhD, Professor. Department of Surgery, Seoul National Bundang Hospital, 300 Gumi-dong, Bundang-gu, Seongnam-si, Gyenggi-do, 463-707, Korea. Email: hhkim@snubh.org.

View the English edition of this article at: http://www.amepc.org/tgc/article/view/2082/2871

完全腹腔镜下远端胃切除术(totally laparoscopic distal gastrectomy，TLDG)的所有步骤均在腹腔镜下操作完成，而不需要如腹腔镜辅助远端胃切除术(laparoscopy-assisted distal gastrectomy，LADG)一样在上腹部作一小切口用于完成重建(1)。胃十二指肠三角吻合是一种典型的腹腔内吻合方式。与LADG相比，已有报道称TLDG在术后早期结果评价如预估失血量、肠功能恢复、术后疼痛以及住院时间等方面均有明显改善。此外，由于腹腔镜直视下提供了更好的手术视野并减少了难以预料的手术损伤，TLDG总体并发症的发生率比LADG明显下降，这一点对肥胖患者尤其明显(2,3)。最近，Kanaya等人报道了连续100名患者的短期和长期随访结果，其平均随访时间为54.9个月。他们得出结论：三角吻合不仅安全、简便，而且有满意的术后效果(4)。

然而直到今天，腹腔内Billroth-Ⅱ式吻合的报道依然罕见。仅有一篇腹腔内Billroth-Ⅱ式吻合的报道(5)。腹腔内Billroth-Ⅱ式吻合通常使用直线型吻合器完成。理论上讲，当使用直线型吻合器时，开口狭窄会成为一个问题(6)。

为解决这个问题，Du Jianjun等人在*Journal of Gastrointestinal Surgery* (2012；16:738-43)上报道了已在36名患者中使用的一种新型、安全、简便、省时的Billroth-Ⅱ式吻合。这种吻合在腹腔镜下远端胃切除术后仅用闭合装置完成吻合。其结果显得非常优异：有很好的术后效果并且手术步骤安排合理。然而，我们认为这一报道带来了几个疑问。首先，用直线型吻合器关闭开口真的会造成狭窄吗？Du Jianjun及其同事假定腹腔内Billroth-Ⅱ式重建大多数通过使用腹腔镜直线型吻合器联合手工缝合来完成。近来，用直线型吻合器关闭开口已逐渐成为一种普遍趋势，并且这是腹腔内胃—空肠吻合最简便、省时的方法。经验丰富的术者可在5~10 min内完成。而要选择手工缝合开口是因为费用问题以及担心输出袢狭窄。如果不考虑花费问题的话，开口在输入袢一侧可以避免这类狭窄问题(7)。另外，使用合适的吻合技术，直线型吻合器切除的组织甚至比手工缝合的少，这意味着合适的直线型吻合技术不会造成空肠狭窄。

其次，当前Billroth-Ⅱ式重建已不作为推荐的方法。这是考虑到残胃癌和碱性反流性胃炎造成的术后生活质量下降(8)，即便远端胃切除术后Billroth-Ⅱ式胃—空肠吻合依然被广泛使用。从这点来看，Roux-en-Y式重建是一个更好的选择，因其相比于Billroth-Ⅱ式吻合可减少胆汁反流入残胃或者反流性食管炎(9)。并且使用弧形吻合器进行胃—空肠Roux-en-Y式重建被认为是一种更加自然、简便的方法。

那么，若无法完成胃十二指肠三角吻合，什么才是完全腹腔镜下远端胃切除术后最佳的重建方式呢？相比于Billroth-Ⅱ式，我们更加推荐胃-空肠Roux-en-Y式吻合。在胆汁反流频率方面，已有报道显示Roux-en-Y式吻合优于Billroth-Ⅱ式。另外，这样可以不必考虑共同开口狭窄的问题。然而，我们需要未来的临床试验提供更多有力的证据来决定TLDG术后最佳的吻合方式。

致谢

声明：作者声称无任何利益冲突。

参考文献

1. Ikeda O, Sakaguchi Y, Aoki Y, et al. Advantages of totally laparoscopic distal gastrectomy over laparoscopically assisted distal gastrectomy for gastric cancer. Surg Endosc 2009;23:2374-9.

2. Kim MG, Kim KC, Kim BS, et al. A totally laparoscopic distal gastrectomy can be an effective way of performing laparoscopic gastrectomy in obese patients (body mass index ≥30). World J Surg 2011;35:1327-32.

3. Kim MG, Kawada H, Kim BS, et al. A totally laparoscopic distal gastrectomy with gastroduodenostomy (TLDG) for improvement of the early surgical outcomes in high BMI

patients. Surg Endosc 2011;25:1076-82.

4. Kanaya S, Kawamura Y, Kawada H, et al. The delta-shaped anastomosis in laparoscopic distal gastrectomy: analysis of the initial 100 consecutive procedures of intracorporeal gastroduodenostomy. Gastric Cancer 2011;14:365-71.

5. Lee HW, Kim HI, An JY, et al. Intracorporeal Anastomosis Using Linear Stapler in Laparoscopic Distal Gastrectomy: Comparison between Gastroduodenostomy and Gastrojejunostomy. J Gastric Cancer 2011;11:212-8.

6. Lee WJ, Wang W, Chen TC, et al. Totally laparoscopic radical B II gastrectomy for the treatment of gastric cancer: a comparison with open surgery. Surg Laparosc Endosc Percutan Tech 2008;18:369-74.

7. Uyama I, Sakurai Y, Komori Y, et al. Laparoscopy-assisted uncut Roux-en-Y operation after distal gastrectomy for gastric cancer. Gastric Cancer 2005;8:253-7.

8. Osugi H, Fukuhara K, Takada N, et al. Reconstructive procedure after distal gastrectomy to prevent remnant gastritis. Hepatogastroenterology 2004;51:1215-8.

9. Lee MS, Ahn SH, Lee JH, et al. What is the best reconstruction method after distal gastrectomy for gastric cancer? Surg Endosc 2012;26:1539-47.

（译者：李斌，国家肿瘤临床医学研究中心，天津医科大学肿瘤医院胃部肿瘤科，天津 300060。Email: tjmuchlibin@126.com）

Cite this article as: Ahn SH, Kim HH. What is the best reconstruction after totally laparoscopic distal gastrectomy if the delta-shaped gastroduodenostomy cannot be performed? Transl Gastrointest Cancer 2013;2(S1):102-103. doi: 10.3978/j.issn.2224-4778.2013.05.35

第二十九章：淋巴结阴性胃癌：研究胃癌预后因子的好素材

Gian Luca Baiocchi, Guido Alberto Massimo Tiberio, Nazario Portolani, Arianna Coniglio, Stefano Maria Giulini

Surgical Clinic, Department of Clinical and Experimental Sciences, University of Brescia, Brescia, Italy

Correspondence to: Gian Luca Baiocchi. Surgical Clinic, Department of Clinical and Experimental Sciences, University of Brescia, Brescia, Italy. Email: baiocchi@med.unibs.it.

View the English edition of this article at: http://www.amepc.org/tgc/article/view/2083/2872

在西方国家(1-3)与东方国家(4-6)的系列研究之外，Liu医生和他的同事们(7)提供了一项有意义的研究。这些研究分析了明确为淋巴结阴性的胃癌患者(术中淋巴结清扫多于15个)预后相关的因素，试图说明是分期还是分级对于患者的生存更加重要。实际上，这样的研究显示淋巴结阴性的病人都被简单地当作比较早期的胃癌病人，这将导致对于病人筛选分期的重新重视；或者，从另一方面讲，同样的分析也揭示有些被忽视的影响因素(也可称分级)，这些因素有可能明显影响疾病的生物学行为，这将导致对肿瘤的个体化生物学行为的更好地描述。

对淋巴结阴性的胃癌其临床病理学特性和预后因素的研究大多数都来自东方国家的肿瘤中心。许多研究都有下列缺陷：手术方式不同，淋巴结清扫程度不同，相对肿瘤复发而言随访时间太短，包括了复发可能性很小的病例(如T1)，还有那些清扫淋巴结不足15个的病历。Liu医生和他的同事们查阅了大量病例(跨度12年，有4,426例病例入选，差不多每年400例左右)，然而，不寻常的是淋巴结阴性的病历相对较少：事实上，只有234例(5.3%)，明显少于已报道研究的约30%淋巴结阴性病历的比例。这种病例比例减少的原因在研究中并没有解释。所有病例都至少清扫了15个淋巴丛从而保证了准确的病理分期，平均清扫了21.1个淋巴结，比标准的D2胃癌根治术中理想的淋巴结清扫数25个略少。另一个值得考虑的因素是病例中中低分化病例的偏差(G2+G3病例数超过95%，而在其他大部分的N0的病例中约为50%)。还有，病例中还包括了约30%T1(早期胃癌)的病人，这些病例应该被排除，因为这些病例基本上不会复发。另一方面，入选病历分期准确，随访时间足够长(平均51个月)和密集。因此我们可以期待这项研究可以为分析提供可靠的数据。

234例N0病例中，33例复发，提示有一小部分病例需要进行病理分析以找到除分期外提示肿瘤恶性行为的生物学指标。然而，这篇研究中并没有对病例进行了全面的分子生物学检查：所有的检查指标都是组织学方面的，而没有分子生物学方面的检查，这些指标在常规的病理学检查中很容易得到。这也是一个优势，因为研究中所提供的有价值的愈合指标在临床中很容易获得，很实用。

这项研究似乎提示：在分期和分级中，分期是更重要的预后指标。实际上，与预后有关的3个独立因素中，没有一个与组织分化或生物学指标有关，而这3个指标提示，那些复发的病例，如果观察时间延长的话可能就不会继续保持N0的状态，因为它们已经在瘤旁的脉管和淋巴管中有了新生的瘤栓，提示转移已经发生。如果知道那些预后不良的病例的复发形式可能更有帮助，但是论文中没有提供相关资料。

未来应进行如下的研究：一方面增强我们更深入研究肿瘤分期的能力(如研究常规HE染色阴性淋巴结中的微转移情况)(8,9)，一方面找寻提示分期较早病例具有较高侵袭能力的生物学指标(例如一项由意大利胃癌协会主持的正在进行的关于胃癌中HER2过表达和小分子受体TP53、KRAS、CTNNB1、APC以及PI3CA表达的研究)。

致谢

声明：作者声称无任何利益冲突。

参考文献

1. Liu X, Cai H, Shi Y, et al. Prognostic factors in patients with node-negative gastric cancer: a single center experience from China. J Gastrointest Surg 2012;16:1123-7.

2. Kooby DA, Suriawinata A, Klimstra DS, et al. Biologic predictors of survival in node-negative gastric cancer. Ann Surg 2003;237:828-35; discussion 835-7.

3. Bruno L, Nesi G, Montinaro F, et al. Clinicopathologic characteristics and outcome indicators in node-negative gastric cancer. J Surg Oncol 2000;74:30-2.

4. Baiocchi GL, Tiberio GA, Minicozzi AM, et al. A multicentric western analysis of prognostic factors in advanced, node-negative gastric cancer patients. Ann Surg 2010;252:70-3.

5. Maehara Y, Kabashima A, Tokunaga E, et al. Recurrences and relation to tumor growth potential and local immune response in node-negative advanced gastric cancer. Oncology 1999;56:322-7.

6. Kunisaki C, Shimada H, Nomura M, et al. Therapeutic strategy for patients with pN0 gastric carcinoma. J Surg Oncol 2006;94:212-9.

7. Adachi Y, Mori M, Maehara Y, et al. Prognostic factors of node-negative gastric carcinoma: univariate and multivariate analyses. J Am Coll Surg 1997;184:373-7.

8. Yasuda K, Adachi Y, Shiraishi N, et al. Prognostic effect of lymph node micrometastasis in patients with histologically node-negative gastric cancer. Ann Surg Oncol 2002;9:771-4.

9. Nakajo A, Natsugoe S, Ishigami S, et al. Detection and prediction of micrometastasis in the lymph nodes of patients with pN0 gastric cancer. Ann Surg Oncol 2001;8:158-62.

(译者：赵雪峰，河北医科大学第四医院河北省肿瘤医院外三科，石家庄 050011。Email: xuexuexue1976@126.com)

Cite this article as: Baiocchi GL, Tiberio GA, Portolani N, Coniglio A, Giulini SM. Node-negative gastric cancer: a good occasion for studying new prognostic factors. Transl Gastrointest Cancer 2013;2(S1):104-105. doi: 10.3978/j.issn.2224-4778.2013.05.39

第三十章：完全腹腔镜下远端胃切除术的消化道重建：何为最佳方式？

Hiroshi Okabe

Department of Surgery, Graduate School of Medicine Kyoto University, Kyoto, Japan
Correspondence to: Hiroshi Okabe, MD, PhD, FACS. Department of Surgery, Graduate School of Medicine Kyoto University, 54 Kawahara-cho, Shogoin, Sakyo-ku, Kyoto, 606-8507, Japan.
Email: hokabe@kuhp.kyoto-u.ac.jp.

View the English edition of this article at: http://www.amepc.org/tgc/article/view/1887/2874

自20世纪90年代初期首例腹腔镜下胃切除术(laparoscopic gastrectomy，LG)开展以来，其数量逐年增加(1,2)。特别是在许多胃癌患者发病早期就可获得确诊的韩国和日本，因为腹腔镜下胃切除术相比开腹手术具有术后疼痛轻、恢复快及切口美观等优势，所以在这些国家LG已成为治疗早期胃癌的常规手术方式之一。在刚开展的早期阶段，大部分LG手术采用的是腹腔镜辅助下的远端胃切除术，其消化道重建采用的方式是先行在腹腔镜下完成胃的切除，然后在腹壁做一小切口来完成消化道的重建(2)。这种手术方式的优势在于外科医师可以用他们所熟悉的类似开腹手术的方法来完成消化道的重建。对于肥胖病人或术中胃切除范围较大的患者，即使采用相对较大的腹壁切口，由于操作空间的限制要完成这种手术方式仍很困难。

完全腹腔镜下远端胃切除术(totally laparoscopic distal gastrectomy，TLDG)以腹腔内完成消化道重建的方法来解决上述难题。虽然Goh等在1992年首次报道成功完成了TLDG(1)，但是由于技术难度的限制，此类手术在20世纪90年代并没有广泛开展。2002年Kanaya等首次报道使"三角吻合"的方式，即在腹腔内使用直线型切割吻合器完成毕Ⅰ式消化道重建(3)。由于操作简单且在术中仅使用直线型切割吻合器就能迅速完成，已成为日本首选的重建方式。在2000年代后期关于开展TLDG手术的临床报道逐渐增加(4-7)。原先开展TLDG手术的主要目的只是为了追求手术切口的微创化并为肥胖病人创建一种安全的标准消化道重建方式。但是随着开展例数的增多，相比腹腔镜辅助技术，TLDG显示出其他方面的优势，包括：术后肠道功能恢复快、疼痛轻、术后并发症少、住院时间短和更安全的手术切缘等(6-8)，这些结果都提示了TDLG优于腹腔镜下辅助远端胃切除术。

由于毕Ⅰ式、毕Ⅱ式及ROUX-Y胃肠吻合方式各有其优势，所以在传统开腹手术消化道重建方式的选择上往往更多取决于手术医师的个人习惯。在TDLG手术中多种毕Ⅰ式和ROUX-Y胃肠吻合方式都有报道使用(9)，但是更多的外科医师目前倾向于使用毕Ⅰ式的胃肠吻合方式，其原因可能是因为ROUX-Y吻合方式技术更加复杂且耗时更长。杜建军等报道其团队单纯使用吻合器即可完成全腹腔镜下的毕Ⅱ式胃肠吻合(10)，他们认为在腹腔镜下使用手工吻合或吻合器吻合都是安全可行的，但是使用吻合器吻合的手术方式更为简便省时，而且更加容易学习掌握。

许多的外科医师不太愿意采用毕Ⅱ式的胃肠吻合方式是因为担心这种吻合方式可能引发严重的术后胆汁反流，并由此可能诱发术后残胃癌的发生(11,12)。但是最近的研究表明幽门螺旋杆菌感染才是术后残胃癌的高危因素。没有确切的临床证据证明毕Ⅱ式胃肠吻合方式比采用其他吻合方式的残胃癌发生率更高(13)。并且行毕Ⅱ式胃肠吻合的胃切除术到残胃癌发生的时间间隔往往长达20~30年(13,14)，因此只要操作简便，毕Ⅱ式的胃肠吻合方式至少是老年患者可采用的一种标准术式。杜建军等报道了一种使用吻合器的新型的腹腔镜下毕Ⅱ式胃肠吻合方式，仅需20~25 min，比他们手工吻合耗时更短(10)，并且没有术后并发症。他们的研究结果表明TLDG可选择毕Ⅱ式消化道重建方法。

简单且方便的胃肠吻合技术是影响TDLG术式推广的关键之一。虽然杜建军等报道的结果很好，但是他们的方法比最近报道的另一种使用直线切割吻合器吻合的毕Ⅱ式胃肠吻合方式(需10 min)或"三角吻合"方式(需13 min)耗时略长(9,15)。这个差别可能是由于杜建军等的吻合技术应用尚处于学习积累阶段所致，他们仅报道了34例，而其他的两种方式各报道了130及100例。另一个差别是其他两种吻合方式只需使用直线切割吻合器即可完成。对于有经验的腹腔镜外科医师而言，使用圆形吻合器、直线切割吻合器或手工吻合都可以取得良好的疗效，所以在熟练的吻合技术的基础上采用毕Ⅱ式胃肠吻合方式的TDLG取得的临床疗效令人期待。

对于采用毕Ⅱ式胃肠吻合的TLDG的普及而言，尽量减少术后并发症如：输入袢综合征，腹内疝和十二指肠残端瘘也非常重要。在采用ROUX-Y胃肠吻合方式的TLDG患者长期随访中，术后腹内疝的发生率为2%~5%(16,17)。其发生率较开腹手术高的原因可能是因为腹腔镜手术术后腹腔内粘连较少所致。虽然腹内疝的发生率较低，但是可导致肠坏死并危及患者的生命，因此对于采用ROUX-Y或毕Ⅱ式胃肠吻合方式的TLDG患者术中建议关闭胃肠系膜裂孔，并且有必要对此类患者行术后长期的密切随访。

致谢

声明：作者声称无任何利益冲突。

参考文献

1. Goh P, Tekant Y, Kum CK, et al. Totally intra-abdominal laparoscopic Billroth Ⅱ gastrectomy. Surg Endosc 1992;6:160.

2. Kitano S, Iso Y, Moriyama M, et al. Laparoscopy-assisted Billroth I gastrectomy. Surg Laparosc Endosc 1994;4:146-8.

3. Kanaya S, Gomi T, Momoi H, et al. Delta-shaped anastomosis in totally laparoscopic Billroth I gastrectomy: new technique of intraabdominal gastroduodenostomy. J Am Coll Surg 2002;195:284-7.

4. Kim JJ, Song KY, Chin HM, et al. Totally laparoscopic gastrectomy with various types of intracorporeal anastomosis using laparoscopic linear staplers: preliminary experience. Surg Endosc 2008;22:436-42.

5. Tanimura S, Higashino M, Fukunaga Y, et al. Intracorporeal Billroth 1 reconstruction by triangulating stapling technique after laparoscopic distal gastrectomy for gastric cancer. Surg Laparosc Endosc Percutan Tech 2008;18:54-8.

6. Kim MG, Kawada H, Kim BS, et al. A totally laparoscopic distal gastrectomy with gastroduodenostomy (TLDG) for improvement of the early surgical outcomes in high BMI patients. Surg Endosc 2011;25:1076-82.

7. Song KY, Park CH, Kang HC, et al. Is totally laparoscopic gastrectomy less invasive than laparoscopy-assisted gastrectomy?: prospective, multicenter study. J Gastrointest Surg 2008;12:1015-21.

8. Ikeda O, Sakaguchi Y, Aoki Y, et al. Advantages of totally laparoscopic distal gastrectomy over laparoscopically assisted distal gastrectomy for gastric cancer. Surg Endosc 2009;23:2374-9.

9. Hosogi H, Kanaya S. Intracorporeal anastomosis in laparoscopic gastric cancer surgery. J Gastric Cancer 2012;12:133-9.

10. Du J, Shuang J, Li J, et al. Totally laparoscopic Billroth Ⅱ gastrectomy with a novel, safe, simple, and time-saving anastomosis by only stapling devices. J Gastrointest Surg 2012;16:738-43.

11. Fukuhara K, Osugi H, Takada N, et al. Reconstructive procedure after distal gastrectomy for gastric cancer that best prevents duodenogastroesophageal reflux. World J Surg 2002;26:1452-7.

12. Sugiyama Y, Sohma H, Ozawa M, et al. Regurgitant bile acids and mucosal injury of the gastric remnant after partial gastrectomy. Am J Surg 1987;153:399-403.

13. Tanigawa N, Nomura E, Lee SW, et al. Current state of gastric stump carcinoma in Japan: based on the results of a nationwide survey. World J Surg 2010;34:1540-7.

14. Takeno S, Noguchi T, Kimura Y, et al. Early and late gastric cancer arising in the remnant stomach after distal gastrectomy. Eur J Surg Oncol 2006;32:1191-4.

15. Lee J, Kim D, Kim W. Comparison of laparoscopy-assisted and totally laparoscopic Billroth-II distal gastrectomy for gastric cancer. J Korean Surg Soc 2012;82:135-42.

16. Okabe H, Obama K, Tsunoda S, et al. Advantage of completely laparoscopic gastrectomy with Linear stapled reconstruction: a long-term follow-up study. Ann Surg 2014;259:109-16.

17. Kojima K, Inokuchi M, Kato K, et al. Petersen's hernia after laparoscopic distal gastrectomy with Roux-en-Y reconstruction for gastric cancer. Gastric Cancer 2014;17:146-51.

(译者：严强、张鸣杰，浙江省湖州市中心医院浙江大学湖州医院普外科，湖州 313000。Email: yanqiangdoc@hotmail.com)

Cite this article as: Okabe H. Completely laparoscopic reconstruction following distal gastrectomy: what is the best method? Transl Gastrointest Cancer 2013;2(S1):108-110. doi: 10.3978/j.issn.2224-4778.2013.05.08

第三十一章：胃恶性肿瘤穿孔的急诊手术治疗：单中心经验及文献回顾

Ker-Kan Tan, Terence Jin-Lin Quek, Ningyan Wong, Kelvin Kaiwen Li, Khong-Hee Lim

Digestive Disease Centre, Department of General Surgery, Tan Tock Seng Hospital, Singapore
Correspondence to: Ker-Kan Tan, MD. Department of General Surgery, Tan Tock Seng Hospital, 11 Jalan Tan Tock Seng, Singapore 308433. Email: kerkan@gmail.com.

目的： 评价胃恶性肿瘤穿孔病例外科手术治疗结果。

方法： 回顾研究手术治疗的胃恶性肿瘤穿孔病例。

结果： 本研究共纳入12例病例(9例为胃腺癌，3例为B细胞淋巴瘤)。10例(83.3%)行胃大部切除术，2例(16.7%)行全胃切除术。所有8例初始手术后存活的胃腺癌病例均预后不佳。2例术后存活的胃B细胞淋巴瘤病例经过术后化疗至今均无病生存。

结论： 胃恶性肿瘤穿孔的手术治疗充满挑战。

关键词： 急诊；手术；穿孔；治疗效果；恶性肿瘤

View the English edition of this article at: http://www.thejgo.org/article/view/40/html_33

1 简介

　　胃恶性肿瘤穿孔的外科治疗充满挑战。虽然胃恶性肿瘤穿孔诊断较容易，但鉴别穿孔的原因是恶性肿瘤还是良性病变仍较困难(1,2)，这也给术中决定手术范围产生了不利影响。

　　胃恶性肿瘤穿孔的手术具有双重目的，即解决腹腔污染与切除引起穿孔的病灶。腹腔污染易于处理，但由于患者血流动力学稳定性、手术者经验及肿瘤分期等诸多因素的影响，理想的切除肿瘤病灶的手术却面临复杂多变的问题(3-6)。对此类患者施行完整的肿瘤切除术可能存在极大的风险，但局限性的手术却可能显著影响患者的远期生存。

由于穿孔所致的感染并发症及同期胃切除手术存在高风险，这类患者的近期疗效往往不佳(3-6)。此外，穿孔的胃恶性肿瘤往往为晚期，穿孔亦可能导致腹腔肿瘤种植，此类患者的远期疗效也并不满意(3-6)。

对于上述问题过去的文献探讨不多，本文的目的在于评价接受急诊手术治疗的胃恶性肿瘤穿孔患者的近期及远期治疗效果。

2 方法

陈笃生医院共有1,400张床位，是新加坡第二大医院，向150万居民提供二级和三级医疗服务。本研究回顾性分析了2003年10月~2009年3月期间在本院接受急诊手术的所有胃恶性肿瘤穿孔的病例，研究病例通过医院的诊断索引及手术记录检索而获得，所有病例均通过病理检查确诊恶性肿瘤的诊断。

研究中收集了病例的年龄、性别、美国麻醉医师协会(American Society of Anesthesiologists，ASA)评分、疾病情况、术中探查情况、术中干预、手术时长、围手术期并发症、死亡率及住院天数等数据。

所有患者术前均接受了液体复苏、留置鼻胃管、静脉注射抗生素和质子泵抑制剂等治疗。术中对所有患者均采取了腹腔大量液体灌洗和筋膜整块缝合等治疗。手术切除的范围在术中由主刀外科医生决定，所有病例均由主任医师级别的医师完成手术。

术后随访中，有无肿瘤复发通过影像学和/或病理学检查来判断，随访至患者死亡并记录术后总生存时间。所有肿瘤均依据美国癌症联合会(the American Joint Committee of Cancer，AJCC)的指南进行分期(7)。围手术期并发症分级(grades of complications，GOC)采用Clavien团队发表的标准(8-10)(表1)。

3 结果

在研究周期中共有12例接受手术的胃恶性肿瘤穿孔患者纳入研究(8例为男性，占66.7%)。其中胃腺癌8例(75.0%)，B细胞淋巴瘤3例(25.0%)，术前已病理确诊的有3例。本研究中中位年龄为75岁(范围30~84岁)，大多数患者(10例，占83.3%)ASA评分为3~4分。

所有患者临床表现均有剧烈腹痛，立位平片发现气腹者有5例(41.7%)，其他患者则通过急诊CT确诊气腹。大多数患者(9例，占75%)在发病24 h内接受手术治疗。表2显示了本研究中的病例特征。

表1 手术并发症分类(8–10)

Ⅰ级：术后正常恢复过程中发生的任何不需要进一步药物、外科手术、内镜治疗或放射介入治疗的异常情况
Ⅱ级：需要超出Ⅰ级内允许的药物治疗的并发症，包括输血和全肠外营养
Ⅲ级：需要进一步外科手术、内镜治疗或放射介入治疗
Ⅳ级：危及生命、需要ICU治疗的并发症(包括器官功能不全)
Ⅴ级：病人死亡

表2 12例接受手术治疗的胃恶性肿瘤穿孔患者的病例特点

特点	胃腺癌组(9例)	淋巴瘤组(3例)
中位年龄[范围](岁)	76 [30~83]	47 [41~84]
男性	5	3
ASA评分		
1	0	0
2	1	1
3	6	1
4	2	1
发病前状况		
高血压	5	0
糖尿病	4	0
高脂血症	3	0
缺血性心脏病	3	0
心脑血管意外史	0	1
术前确诊恶性肿瘤	2	1
术前行CT检查	5	3

在手术中，7例患者(59.3%)存在严重的腹腔污染。10例患者(83.3%)行胃部分切除或胃大部切除(毕Ⅱ式吻合)，其余2例患者(16.7%)行全胃切除及食管空肠Roux-en-Y吻合。

术后2例患者死于肺炎及腹腔脓肿等感染性并发症，其中1例患者术后因十二指肠残端瘘行二次开腹探查、腹腔引流及十二指肠残端瘘修补术。其余10例病人恢复良好后出院，术后中位住院日为16 d(范围8~100 d)。表3显示了术后的观察、处理及治疗结果。

除前述的1例十二指肠残端瘘行手术治疗外，另有3例病人出现十二指肠残端瘘，均通过保守治疗治愈。几乎所有病人术后均出现了肺部或心血管并发症。

表3 研究病例的外科观察及结果

结果	胃腺癌组(9例)	淋巴瘤组(3例)
穿孔部位		
近端胃：贲门或胃小弯	7	3
远端胃：胃角切迹或幽门	2	0
手术方式		
胃部分切除或胃大部切除	7	3
全胃切除	2	0
肿瘤分期		
肿瘤	均为T3	均为高级别
淋巴结情况	N0：1；N1：2；N2：2；N3：3	均有淋巴结转移
肿瘤转移	M1 3例	无
并发症分级		
无并发症	0	0
Ⅰ级	0	1
Ⅱ级	3	0
Ⅲ级	0	1
Ⅳ级	5	0
死亡或Ⅴ级	1	1
特殊并发症		
十二指肠残端瘘	3	1
肺部相关并发症	7	2
心血管相关并发症	4	1
切口感染/不愈合	5	0
中位住院天数[范围](d)	24 [11-100]	16 [8-32]

3.1 胃腺癌

　　9例患者为胃腺癌。所有患者T分期均为T3期，仅1例患者无淋巴结转移，但术后死亡。其余8例患者均存在淋巴结转移。3例患者同时存在腹膜转移，其中1例同时合并肝转移。

　　8例患者术后存活。在3例发生转移的患者中，1例患者来自新加坡以外的国家，术后返回本国而失随访，另2例患者术后均未接受姑息化疗或放疗，分别于术后3、10个月死于疾病进展。

　　其余5例患者中，1例术后3个月失随访，2例在术后8个月内出现腹腔转移导致的肠梗阻并随后很快死亡，这2例患者术后均未接受任何辅助化疗或放疗。

仅有2例患者术后接受了辅助化疗和放疗。1例患者术后10个月出现肝转移及肺转移，术后17个月死亡。另1例术后16个月出现脊柱转移，患者拒绝进一步放化疗，随后失访。

3.2 淋巴瘤

2例患者术后于肿瘤内科进行化疗及术后监测，目前均生存良好，并且未见肿瘤复发。

4 讨论

虽然胃恶性肿瘤穿孔的发生率较低，但其引起的严重后果却值得我们重视(1,2)。本组病例研究结果证实了这类患者手术治疗效果并不令人满意。2例患者(16.7%)死亡，另有6例(50%)出现了严重并发症(GOC Ⅲ级和Ⅳ级)。和其他报道一样，这些并发症集中在心肺系统及感染等方面(11-15)。

文献指出恶性肿瘤是胃穿孔预后不良的独立危险因素，此外预后不良的因素还包括术前休克、发病前状况不佳、高龄、临床表现较晚和胃切除等(11-16)。这些年来，多种评分系统被提倡用于胃穿孔患者预后评价，其中Boey评分是普遍采用和被许多研究所验证的(15,16)。

Boey评分使用3个独立的指标：伴有严重内科疾病、术前休克和穿孔时间长，以上三者均具备者死亡率大于80%。然而，Boey评分主要的不足之处在于本评分系统未将其他的生理学指标及术中指标考虑在内。故而，例如其他评分系统如曼氏腹膜炎指数(Mannheim peritonitis Index，MPI)、ASA评分和APACHE Ⅱ评分等也被学者采用，这些评分也各有利弊。简而言之，胃恶性肿瘤穿孔患者的治疗效果由患者、疾病和医生三者共同作用。

更严重的是，如果术前未明确恶性肿瘤的前提下，术中确切地诊断恶性肿瘤是很困难的(1,2)。病变周围明显的胃壁僵硬及炎症所致的淋巴结肿大等表现，误导医生将良性疾病胃穿孔误诊为恶性肿瘤所致的胃穿孔并非不可能。误诊将可能导致不必要的扩大手术范围和胃切除术，并带来术后众多并发症的发生(1-6,17)。很多诊断线索提示穿孔原因可能为恶性，如高龄、胃溃疡直径>6 cm、穿孔直径>0.5 cm、白细胞计数升高及症状出现的时间长等(1)。通过术中冰冻切片明确病理诊断的重要性一直以来被强调，但该技术并不一定总可行，而且假阴性也不可避免。在我们的病例中，因冰冻切片技术不可行、主刀医生根据溃疡直径判断其为恶性、临床高度怀疑或临床诊断为恶性等多种原因，无一例患者术中进行冰冻切片检查。这说明胃切除术的策略制定不一定需要依赖冰冻切片结果。

既便是目前恶性穿孔可以准确诊断，这类患者手术方式的选择也常取决于多种因素，例如是否存在肿瘤转移、主刀医师肿瘤切除手术的经验、腹腔污染的程度等，最主要的因素是术中血流动力学状况。

由于胃恶性肿瘤穿孔可能合并腹腔种植和早期复发等原因，一度被认为是终末期疾病(18-20)。此观点导致了术中采用将穿孔部位简单封闭的方法(21,22)，但这种手术方式合并难以接受的并发症，已被弃用。目前仅可能适用于血流动力学极不稳定，而无法耐受任何切除的病例。

近些年来，随着外科技术和重症医学的进步，急诊行胃切除术的并发症率已经得到控制(23)。急诊胃切除术成为胃恶性肿瘤穿孔的外科首选治疗。胃切除术不仅可处理穿孔，同时可以去除引起穿孔的病灶，但是肿瘤根治手术的范围可能需根据前述的影响因素进行权衡。采用手术范围大的根治性切除术可能存在危险，但对于潜在治愈可能的胃恶性肿瘤进行局限手术则会显著影响患者的长远生存。针对这种复杂的情况，一些学者采用分期手术的策略(3,24)，第一次手术着眼于清除腹腔污染和胃切除，其后进行的第二次手术则进行足够范围的淋巴结清扫。但这种分期手术同样面临一些问题，如第一次手术后的显著腹腔粘连，患者身体状况是否能耐受第二次的扩大手术等。此外，分期手术可能延迟患者术后化疗或放疗开展的时机，特别是对于合并并发症的患者而言。

近来数据证明胃穿孔增加肿瘤复发和转移风险的观点是错误的。胃腺癌穿孔患者的长期生存与同样病期的患者类似(3-6)。唯一影响远期生存的因素是肿瘤分期。如我们研究中所提到的，大部分病例诊断之时为进展期肿瘤，几乎所有患者都出现肿瘤复发，预后很差。虽然一些患者术后发生腹膜转移，但可能与肿瘤分期晚、原发病灶进展相关，而非穿孔所致。遗憾的是，目前文献中并无大宗病例以明确上述观点。

外科手术在胃淋巴瘤治疗中的应用已有很多报道阐述，外科手术如根治性切除、姑息性切除均仅适用于出现大出血或穿孔的病例(25-28)。由于尚无关于胃穿孔术后淋巴瘤复发的相关文献报道，胃穿孔对于胃淋巴瘤患者远期生存的影响可能是极小的，影响此类患者远期生存最重要的因素是分期。在我们的研究中胃淋巴瘤患者在接受化疗后均未发生任何全身或腹腔复发。

5 结论

胃恶性肿瘤穿孔的手术治疗充满挑战性。手术治疗的近期疗效取决于患者和疾病多方面因素，总体效果并不满意，而这类患者远期疗效则取决于引起穿孔的肿瘤的分期。

致谢

声明：作者声称无任何利益冲突。

参考文献

1. Ergul E, Gozetlik EO. Emergency spontaneous gastric perforations: ulcus versus cancer. Langenbecks Arch Surg 2009;394:643-6.

2. Wysocki A, Biesiada Z, Beben P, et al. Perforated gastric ulcer. Dig Surg 2000;17:132-7.

3. Adachi Y, Mori M, Maehara Y, et al. Surgical results of perforated gastric carcinoma: an analysis of 155 Japanese patients. Am J Gastroenterol 1997;92:516-8.

4. Kasakura Y, Ajani JA, Mochizuki F, et al. Outcomes after emergency surgery for gastric perforation or severe bleeding in patients with gastric cancer. J Surg Oncol 2002;80:181-5.

5. Roviello F, Rossi S, Marrelli D, et al. Perforated gastric carcinoma: a report of 10 cases and review of the literature. World J Surg Oncol 2006;4:19.

6. Kotan C, Sumer A, Baser M, et al. An analysis of 13 patients with perforated gastric carcinoma: A surgeon's nightmare? World J Emerg Surg 2008;3:17.

7. Edge SB, Byrd DR, Compton CC, et al. eds. AJCC Cancer Staging Handbook. 7th ed. New York: Springer-Verlag; 2010.

8. Clavien PA, Sanabria JR, Mentha G, et al. Recent results of elective open cholecystectomy in a North American and a European center. Comparison of complications and risk factors. Ann Surg 1992;216:618-26.

9. Clavien PA, Camargo CA Jr, Croxford R, et al. Definition and classification of negative outcomes in solid organ transplantation. Application in liver transplantation. A nn Surg 1994;220:109-20.

10. Dindo D, Demar tines N, Clavien PA. Classification of surgical complications: a new proposal with evaluation in a cohort of 6336 patients and results of a survey. Ann Surg 2004;240:205-13.

11. Noguiera C, Silva AS, Santos JN, et al. Perforated peptic ulcer: main factors of morbidity and mortality. World J Surg 2003;27:782-7.

12. Kocer B, Surmeli S, Solak C, et al. Factors affecting mortality and morbidity in patients with peptic ulcer perforation. J Gastroenterol Hepatol 2007;22:565-70.

13. Evans JP, Smith R. Predicting poor outcome in perforated peptic ulcer disease. Aust N Z J Surg 1997;67:792-5.

14. Lee FY, Leung KL, Lai BS, et al. Predicting mortality and morbidity of patients operated on for perforated peptic ulcers. Arch Surg 2001;136:90-4.

15. Lohsiriwat V, Prapasrivorakul S, Lohsiriwat D. Perforated peptic ulcer: clinical presentation, surgical outcomes, and the accuracy of the Boey scoring system in predicting postoperative morbidity and mortality. World J Surg 2009;33:80-5.

16. Boey J, Wong J, Ong GB. A prospective study of operative risk factors in perforated duodenal ulcers. Ann Surg 1982;195:265-9.

17. Horowitz J, Kukora JS, Ritchie WP Jr. All perforated ulcers are not alike. Ann Surg 1989;209:693-6.

18. Bisgard JD. Gastric resection for certain acute perforated lesions of stomach and duodenum with

diffuse soiling of the peritoneal cavity. Surgery 1945;17:498–509.

19. Gertsch P, Chow LW, Yuen ST, et al. Outcome after emergency surgery in gastric cancer patients with free perforation or severe bleeding. Dig Surg 2006;23:217-23.

20. Bonenkamp JJ, Songun I, Hermans J, et al. Prognostic value of positive cytology findings from abdominal washings in patients with gastric cancer. Br J Surg 1996;83:672-4.

21. Miura T, Ishii T, Shimoyama T, et al. Surgical treatment of perforated gastric cancer. Dig Surg 1985;2:200-4.

22. Herdman JP. Perforation of carcinoma of the stomach into the general peritoneal cavity. Br J Surg 1949;36:435.

23. So JB, Yam A, Cheah WK, et al. Risk factors related to operative mortality and morbidity in patients undergoing emergency gastrectomy. Br J Surg 2000;87:1702-7.

24. Lehnert T, Buhl K, Dueck M, et al. Two – stage radical gastrectomy for perforated gastric cancer. Eur J Surg Oncol 2000;26:780-4.

25. Yoon SS, Coit DG, Portlock CS, et al. The diminishing role of surgery in the treatment of gastric lymphoma. Ann Surg 2004;240:28-37.

26. Yabuki K, Tamasaki Y, Satoh K, et al. Primary gastric lymphoma with spontaneous perforation: report of a case. Surg Today 2000;30:1030-3.

27. Spectre G, Libster D, Grisariu S, et al. Bleeding, obstruction, and perforation in a series of patients with aggressive gastric lymphoma treated with primary chemotherapy. Ann Surg Oncol 2006;13:1372-8.

28. Binn M, Ruskoné-Fourmestraux A, Lepage E, et al. Surgical resection plus chemotherapy versus chemotherapy alone: comparison of two strategies to treat diffuse large B-cell gastric lymphoma. Ann Oncol 2003;14:1751-7.

(译者：李成鹏，北京大学肿瘤医院肝胆胰肿瘤外科，
北京 100142。Email: chengpeng_li@sina.com)

Cite this article as: Tan K, Quek T, Wong N, Li K, Lim K. Emergency surgery for perforated gastric malignancy: An institution's experience and review of the literature. J Gastrointest Oncol 2011;2(1):13-18. doi:10.3978/j.issn.2078-6891.2011.001

第三十二章：内镜下支架置入术与胃空肠吻合术在恶性胃出口梗阻治疗中的比较——一项包含随机及非随机研究的系统综述及荟萃分析

Vinayak Nagaraja, Guy D. Eslick, Michael R. Cox

The Whiteley-Martin Research Centre, Discipline of Surgery, The Sydney Medical School Nepean, Penrith, New South Wales, Australia

Correspondence to: Associate Professor Guy D. Eslick. The Whiteley-Martin Research Centre, Discipline of Surgery, The University of Sydney Nepean Hospital, Level 5, South Block, P.O. Box 63, Penrith, NSW 2751, Australia. Email: guy.eslick@sydney.edu.au.

背景：作为曾经的治疗选择，开腹胃空肠吻合术(gastrojejunostomy，GJ)有着较高的并发症率及死亡率。在过去的数十年中，内镜下自膨式金属支架(self-expandable metal stents，SEMS)已被用于临床实践。本荟萃分析的目的是对外科GJ与内镜下支架置入术在恶性胃出口梗阻(gastric outlet obstruction，GOO)姑息治疗中的应用进行比较。

方法：通过对MEDLINE、PubMed、EMBASE、Current Contents Connect、Cochrane library、Google Scholar、Science Direct以及Web of Science进行系统检索。获得了针对恶性胃十二指肠流出道梗阻采用外科GJ或内镜下支架置入治疗的研究，包括3篇随机对照研究(randomized controlled trials，RCTs)，以及14篇非RCTs研究。

结果：来自3篇RCTs的结果显示，接受SEMS治疗的患者能够更快耐受经口进食(SEMS组：3.55 d，GJ组：7.15 d)，且住院时间短(SEMS组：5.1 d，GJ组：12.13 d，$p=0.11$，差异不具有统计学意义)，两组患者的主要(OR =0.62；CI 0.021~18.371)及次要(OR =0.32；CI 0.049~2.089)并发症发生率具有可比性。在非RCTs中：SEMS组更快耐受经口进食(SEMS组：1.48 d，GJ组：8.07 d，$p<0.01$)，并发症发生率相当(OR =0.33；CI 0.1~1.08)，死亡率低(OR =0.5；CI 0.21~1.20；$p<0.01$)，且住院时间短(SEMS组：7.61 d，GJ组：19.04 d，$p<0.0001$)。RCTs与非RCTs的中位生存时间无显著性差异。

结论：上述结果提示，支架置入术的短期效果更好，因此十二指肠支架置入术是恶性胃流出道梗阻姑息治疗的安全选择。尽管如此，我们还需要设计一项大型模的RCT，进一步对支架置入术与GJ在疗效、生活质量以及花费方面进行系统的比较。

关键词：内镜下支架置入术；胃空肠吻合术；恶性胃出口梗阻

View the English edition of this article at: http://www.thejgo.org/article/view/2322/2901

1 引言

　　胃出口梗阻(gastric outlet obstruction，GOO)是上消化道(upper gastrointestinal，UGI)恶性肿瘤的典型并发症。最常见的原因是胰腺及胃的恶性肿瘤，有时淋巴瘤、壶腹癌、胆管癌以及转移瘤也会成为病因。胰腺癌患者中，约有15%~20%会发生GOO(1)。大多数局部进展期或转移癌患者的预后糟糕，且中位生存时间仅为3~6个月(2)。对合并恶性GOO的患者而言，姑息治疗的目标是恢复胃肠道的连贯性，重新实现经口进食，最终提高肿瘤进展期患者的生活质量。外科胃空肠吻合术(gastrojejunostomy，GJ)曾经一度是这些患者的标准治疗手段。尽管几乎所有患者能够通过GJ缓解症状，但手术并发症率为10%~16%，死亡率可高达7%(3-5)。同时，多数患者会因术后胃排空延迟造成住院时间延长(6)。尽管腹腔镜GJ相比开腹GJ创伤更小，但该技术本身仍有潜在风险，尚未获得广泛应用(7-10)。

　　内镜下自膨式金属支架(self-expandable metal stents，SEMSs)置入术为GOO的姑息治疗提供了新的方法。多个非随机化的病例系列研究显示SEMSs安全有效，其技术成功率为90%~100%，临床有效率为67%~100%(11-17)。而随机化的研究却得到不同结果，其中两项研究推荐采用内镜下SEMS(18,19)，而一项研究则推荐外科GJ(20)。因此对于GOO患者而言，目前尚不清楚最佳的姑息治疗手段究竟是内镜下支架置入术还是GJ。而且SEMS价格昂贵，与外科GJ相比，

186

是否能够降低花费尚未可知。尽管关于直接费用的多个研究显示，与外科手术相比置入SEMS花费更少，但由于这些研究的入组患者例数均较少，其结论的可接受性尚存争议(7,21,22)。

为此，我们进行了荟萃分析，对内镜下支架置入术(endoscopic stenting，ES)和GJ的效果进行比较。本研究的主要目标是比较SEMS与GJ在治疗GOO中总的并发症率及其有效性(是否能够耐受经口进食)。次要目标是找到临床结果[再次介入治疗比例，住院时长(length of hospital stay，LOHS)，住院费用及并发症]的预测因子。

2 方法

2.1 研究方案

我们根据系统回顾与荟萃分析优先报告项目(preferred reporting items for systematic reviews and meta-analyses，PRISMA)的原则来进行系统综述(23)。对截至2013年1月的MEDLINE(自1950起)、PubMed(自1946年起)、EMBASE(自1949年起)、Current Contents Connect(自1998年起)、Cochrane library、Google scholar、Science Direct以及Web of Science数据库进行系统检索。检索项目包括"胃出口、胃十二指肠或十二指肠梗阻""胃空肠吻合术、胃肠吻合术或外科旁路手术"以及"内镜下和支架"，采用纯文本格式对医学主题标题进行检索。检索及研究过程中没有对文章语言进行限制。并且在相关文章的参考文献中检索适合的研究。未发表的文章不在检索之列。

2.2 研究筛选

纳入本研究的标准为：因GOO接受GJ或SEMS治疗，且有确切病例数量的研究。

2.3 数据提取

通过采用标准化的数据提取表格来收集相关信息，内容包括研究发表年代、研究设计、病例数量、总体样本大小、样本类型、国别、大洲、平均年龄及临床资料。通过计算获得事件的发生率以及置信区间(confidence interval，CI)。

2.4 统计学分析

采用随机效应模型计算总的事件发生率以及CI(24)。采用Cochran's Q统计

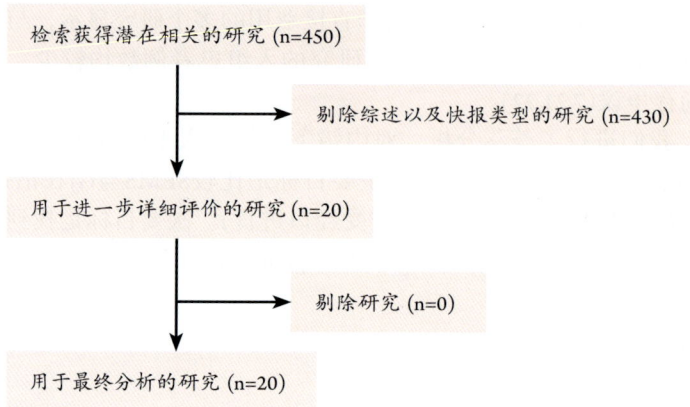

检索获得潜在相关的研究 (n=450)

剔除综述以及快报类型的研究 (n=430)

用于进一步详细评价的研究 (n=20)

剔除研究 (n=0)

用于最终分析的研究 (n=20)

图1 入组研究的流程图。

学法检测异质性，$p<0.10$ 时认为具有异质性，并采用 I^2 统计学法对异质性进行量化，以反映出单个研究在总体变异度中所占的比例。I^2 的值为25%、50%、75%，分别代表异质性程度的低、中、高(25)。对于发表偏倚我们采用 Egger's 回归模型进行量化(26)，采用失效安全数法来评估偏倚效应。失效安全数是指当 $p<0.05$ 时为了抵消造成不具有统计学意义而需要剔除的研究的数量。当失效安全数小于 $5n+10$ 时(n等于荟萃分析中包含的研究数量)，则需要关注发表偏倚(27)。所有数据均采用 Comprehensive Meta-analysis 软件(2.0版)进行分析。

3 结果

通过最初的检索策略获得备选研究(图1)。根据纳入及排除标准对摘要进行分析，筛选出适合的研究对全文进行评估。最终只有20篇文章符合本研究的入选标准，详见表1。文章发表时间介于2001年~2013年。

来自3篇随机对照研究(randomized controlled trials，RCTs)的结果显示，接受 SEMS 治疗的患者更快耐受经口进食(SEMS组：3.55 d，GJ组：7.15 d)，且住院时间短(SEMS组：5.1 d，GJ组：12.13 d)，主要(OR =0.62；CI 0.021~18.371)及次要(OR =0.32；CI 0.049~2.089)并发症发生率低。在非RCTs中，SEMS组更快耐受经口进食(SEMS组：1.48 d，GJ组：8.07 d)，并发症少(OR =0.33；CI 0.1~1.08)，死亡率低(OR =0.5；CI 0.21~1.20)，且住院时间短(SEMS组：7.61 d，GJ组：19.04 d)。RCTs与非RCTs的中位生存时间无显著性差异(表2-表3)。

3.1 异质性与发表偏倚

采用 Egger's 回归模型分析未发现存在发表偏倚。

表1 纳入本系统综述及荟萃分析的各个研究特征

作者	年代	国家	研究类型	操作类型	病例数量
Jeurnink等(28)	2007	荷兰	回顾性研究	ES	53
				OGJ	32
				LGJ	10
Mittal等(7)	2004	新西兰	回顾性研究	ES	16
				OGJ	16
				LGJ	14
Schmidt等(29)	2009	美国	前瞻性观察研究	ES	24
				OGJ	16
Chandrasegaram等(30)	2012	澳大利亚	回顾性研究	ES	
				OGJ	
Roy等(31)	2012	美国	回顾性研究	ES	425
				OGJ	339
EI-Shabrawi等(32)	2006	奥地利	回顾性研究	ES	22
				OGJ	17
Espinel等(33)	2006	西班牙	回顾性研究	ES	24
				OGJ	17
Yim等(22)	2001	美国/新加坡	回顾性研究	ES	12
				OGJ	15
Wong等(34)	2002	美国	回顾性研究	ES	6
				OGJ	17
Maetani等(3)	2004	日本	回顾性研究	ES	20
				OGJ	19
Maetani等(25)	2005	日本	回顾性研究	ES	22
				OGJ	22
Del Piano等(36)	2005	意大利	回顾性研究	ES	24
				OGJ	23
Mejía等(37)	2006	哥伦比亚	回顾性研究	ES	15
				OGJ	15
Jeurnink等(20)	2010	荷兰	随机对照研究	ES	20
				OGJ/LGJ	17
Mehta等(18)	2006	英国	随机对照研究	ES	13
				LGJ	14
Fiori等(19)	2004	意大利	随机对照研究	ES	9
				OGJ	9

续表1

续表1

作者	年代	国家	研究类型	操作类型	病例数量
Guo等(38)	2010	中国	前瞻性研究	ES	13
				OGJ	21
Johnsson等(21)	2004	瑞典	前瞻性研究	ES	21
				OGJ	15
Khashab等(39)	2013	美国	回顾性研究	ES	120
				OGJ	227
No等(40)	2013	韩国	回顾性研究	ES	72
				OGJ	41

ES：内镜下支架置入术；OGJ：开腹胃空肠吻合术；LGJ：腹腔镜胃空肠吻合术。

表2 随机研究及非随机研究的总比值比及CI

结果	总比值比	CI	I^2	p值
RCT				
主要并发症	0.62	0.021~18.37	74.04	0.02
次要并发症	0.32	0.049~2.089	45.20	0.16
非RCT				
耐受进食的患者例数	4.01	1.4~11.46	46.17	0.08
死亡率	0.50	0.21~1.20	34.50	0.14
总并发症	0.33	0.1~1.08	75.85	<0.0001

RCT：随机对照研究；CI：置信区间。

表3 随机研究及非随机研究的结果

结果	平均值		p值
	ES	GJ	
RCT			
恢复进食所需时间(d)	3.55	7.15	0.11
住院时间(d)	5.1	12.13	<0.01
非RCT			
恢复进食所需时间(d)	1.48	8.07	<0.01
住院时间(d)	7.61	19.04	<0.0001
总医疗费用($)	8,629.5	17,842	0.09
生存时间(d)	96.05	103.31	0.59

RCT：随机对照研究；ES：内镜下支架置入术；GJ：胃空肠吻合术。

4 讨论

由不可切除的原发或转移性恶性肿瘤所引起的GOO，对患者的治疗提出了严峻的挑战。对恶性GOO患者而言，姑息治疗最主要的目的是使其恢复经口进食。

Dormann等(41)的一篇综合性评述囊括了32个研究共计606例患者，其中94%的病例无法经口进食或只能进液态饮食。共有589例(97%)患者成功接受了支架置入术。其中526例(占成功置入支架的89%，占总人数的87%)患者临床症状得到改善。疾病相关的因素是导致临床治疗失败的主要原因。成功置入支架的患者均能经口进食，且平均4 d后87%的病例能够进软食或普食。无操作相关的死亡病例。7例(1.2%)患者出现严重并发症(出血及穿孔)。31例(5%)患者发生支架移位。104例(18%)患者发生支架阻塞，肿瘤浸润是主要的原因。患者平均生存时间为12.1周。

目前共有3篇RCTs对ES及GJ进行比较(18-20)。3篇研究共纳入84例患者。为避免过拟合的发生，大多数已发表的研究均没有对混杂变量进行分析。然而事实上，如果不将放化疗、肿瘤扩散、年龄、合并症等因素考虑在内的话，最终结果将可能产生偏倚。

约翰霍普金斯大学新近发表了一项包含347例患者的研究。GJ组操作成功率高(99% vs. 96%，$p=0.004$)。GJ组并发症比例高(22.10% vs. 11.66%，$p=0.02$)。ES组的再次介入治疗更为常见(校正后OR=9.18，$p<0.0001$)。与GJ组相比，ES组的平均LOHS较短(校正后$p=0.0005$)。然而在平均住院费用方面，若将再次介入治疗包括在内，则ES组的费用较高($34,250 vs. $27599，$p=0.79$)。对需要接受再次介入治疗的患者而言，ES组与GJ组接受再次介入治疗前的维持时间相当(88 vs. 106，$p=0.79$)。无论是ES组或GJ组，接受化疗(校正后HR =0.57，$p=0.04$)或放疗(校正后HR =0.35，$p=0.03$)均能显著延长经口进食的维持时间。

波士顿科技公司(31)评估了425例接受支架治疗及339例接受GJ治疗的住院病例。与GJ组相比，接受支架治疗的中位LOS(8 vs. 16，$p<0.0001$)及单次中位费用($15,366 vs. $27,391，$p<0.0001$)更低。与郊区医院相比，城市医院更倾向于进行支架置入治疗(89% vs. 11%，$p<0.0001$)，在教学医院(59% vs. 41%，$p=0.0005$)及科研机构(56% vs. 44%，$p=0.0157$)中也有类似情况。在一个包含了29例支架治疗患者及75例外科GJ治疗患者的样本中，所有患者的操作成功，症状得到了缓解，与外科GJ相比，肠道支架组术后中位LOS更短(1.5 vs. 10.7 d，$p<0.0001$)。在迟发并发症发生率方面，支架组与外科GJ组无显著性差异(13.8% vs. 6.7%，$p=0.26$)。

斯隆凯特琳癌症中心(29)进行了一项前瞻性观察研究来了解恶性GOO患者的生存质量。患者中位生存时间为64 d。接受支架置入治疗的患者住院时间较短，且死亡率有降低趋势；两组患者可摄入固体食物及接受再次介入治疗的比

第三十七章：胃窦癌标准淋巴结清扫术 (D2手术)

Han Liang

Tianjin Cancer Hospital, Huan Hu Xi Lu, Tiyuan Bei, Hexi District, Tianjin 300060, China
Correspondence to: Han Liang. Tianjin Cancer Hospital, Huan Hu Xi Lu, Tiyuan Bei, Hexi District, Tianjin 300060, China. Email: Tjlianghan@126.com.

View the English edition of this article at: http://www.amepc.org/tgc/article/view/2064/2846

　　胃癌是中国最常见的癌症之一，大多数在诊断时都已是晚期。虽然东西方关于胃癌淋巴结清扫的范围仍存在争议，在东亚的共识是：标准的淋巴结清扫术应达到D2水平。以胃窦癌为例，应清扫第1、3、4、5、6、7、8、9、11、12A和14组淋巴结。标准清扫术应根据胃的解剖特征来进行。清扫术应在组织间隙进行。在血管根部结扎相应血管，以保证淋巴结的完全清扫。

　　胃窦癌标准淋巴结清扫术(D2手术)的视频描述如下(视频1)。

1 (00：00：00~00：00：50)：第15组淋巴结清扫

　　第一步是去除大网膜的前3个叶，清除结肠血管周围淋巴结(即第15组淋巴结)。助手展开横结肠找到正确的解剖层，以便完全清除淋巴结和软组织，而不引起不必要的损伤和出血。电刀的功率通常设定为50 Hz，有助于避免伤及邻近血管以及凝固淋巴结周围的小血管，保持术野清晰操作。术者使用镊子(或助手使用止血钳)夹住准备清除的淋巴结和软组织，适度牵引有助于自动暴露组织间隙，避免电刀伤及结肠血管。第15组淋巴结的清扫必须保持横结肠系膜的完整性。

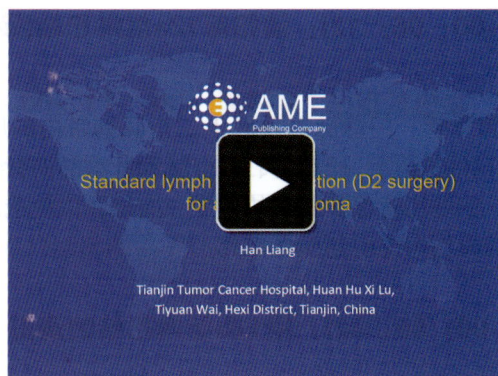

视频1 胃窦癌标准淋巴结清扫术(D2手术)。

2 (00：00：51~00：02：04)：第14v组淋巴结清扫

清除第15组淋巴结后，术者沿结肠血管向胰腺下缘分离。解剖必须以血管为中心逐层进行。第14组淋巴结清扫是根治性胃癌切除术中充满挑战性和危险性的一步。对于新晋外科医生，操作应逐步进行，直到暴露出肠系膜上静脉的起点。新晋外科医生应将电刀设定在低功率，以避免肠系膜上静脉的误伤。术者使用血管钳或镊子夹住准备清除的淋巴结和软组织，以形成一定的张力，有助于以暴露解剖间隙，避免意外损伤。

3 (00：02：05~00：02：58)：清扫胃大弯第4b组淋巴结

利用纱垫提起脾脏，以减轻脾门区血管的张力。清扫术中，助手需仔细保护脾脏。从脾下极开始，术者自左向右清除围绕胃大弯的单个淋巴结。如果条件允许，超声刀可以完全清除淋巴结和软组织，而不会造成过度出血。最终，彻底清除第4sb组淋巴结。当行远端胃大部切除术时，需同时清扫第4d组淋巴结。

4 (00：02：59~00：04：43)：通过Kocher切口清扫第13组淋巴结

打开Kocher切口后，助手向患者右侧抬起胰头和十二指肠袢，术者沿血管弓间隙清除淋巴结。胰头后有众多血管，应小心保护。邻近胆总管的第12b组淋巴结不在标准根治术切除的范围内。清除第12b组淋巴结过程中应避免胆总管(可引发胆瘘)的损伤。过度剥离胆总管表面组织会影响其血供，应予以避免。此外，在胆总管、门静脉和肝动脉的骨骼化切除中，应避免造成腔静脉(下方)或门静脉(左后)的任何损伤。

致谢

声明：作者声称无任何利益冲突。

（译者：吴宏，陕西中医药大学附属西电集团医院普外科，
西安 710077。Email: wuhongg666@163.com）

Cite this article as: Huang CM, Zheng CH, Li P, Xie JW, Wang JB, Lin JX, Lu J. Laparoscopic spleen-preserving splenic hilar lymph node dissection for proximal gastric cancer. Transl Gastrointest Cancer 2013;2(S1):16-17. doi: 10.3978/j.issn.2224-4778.2013.05.04

第三十九章：新辅助化疗后改良双通道吻合根治性近端胃切除术

Yong Li, Qun Zhao, Liqiao Fan, Dong Wang, Nan Jia, Yuan Tian

The Fourth Affliated Hospital of Hebei Medical University, Shijiazhuang 050011, China
Correspondence to: Yong Li, MD. The Fourth Affliated Hospital of Hebei Medical University, Shijiazhuang 050011, China. Email: li_yong_hbth@126.com.

摘要：65岁晚期胃癌女性化疗后接受手术治疗。患者胃镜检查示贲门小弯处菜花状肿物，表面破溃。溃疡样病变从贲门小弯侧下方延伸至胃体中部。病变质脆易出血，腹部CT示胃小弯增厚，符合"胃食管结合部癌"诊断。TNM分期为T4aN2M0。患者接受术前化疗，依据RECIST标准评估疗效示PR，化疗后获得降期，化疗结束3周后行改良双通道吻合根治性近端胃切除术，术中出血少，可见局部组织轻度水肿与黏连，但不影响手术、未延长手术时间。术中未见明显肿大淋巴结，清扫小淋巴结数目有限，吻合张力较低，血供丰富，术后并发轻度低蛋白血症经治疗后好转，无其他并发症，术后恢复好。术后病理分期：ypT2N0M0 IB，肿瘤消退分级(tumor regression grade，TRG)1级。

关键词：胃癌；胃切除；空肠间置；术前化疗

View the English edition of this article at: http://www.amepc.org/tgc/article/view/2065/2848

65岁女性患者，2周前(2012-01-31)出现腹胀、间歇性腹痛、厌食，在当地医院就诊，诊断为"慢性胃炎"，给予中药治疗，效果差，但患者精神、睡眠好，大小便正常，体重无明显下降。ECOG：1分，BSA：1.24M2，入院后血尿粪常规、血生化无异常，肿瘤标志物：CA50 15.19 IU/mL，CEA 1.05 ng/mL，CA19-9 675.2 IU/mL，CA72-4 6.89 U/mL。电子胃镜示：胃小弯处菜花状肿物，表面破溃。溃疡样病变从贲门小弯侧下方延伸至胃体中部，病变质脆易出血，表面覆有污苔，边缘呈火山口状。胃镜活检病理示：腺癌(图1)。腹部CT显示贲门壁增厚，符合胃癌诊断表现，TNM分期：T4aN2M0(图1)。经多学科讨论，患者临床诊断分期为cT4N3M0，IIIB期，Siewert II型。考虑病变范围较大(局部晚期胃癌)，给予术前XELOX(第1天OXA 130 mg/m²，第1~14天卡培他滨1,000 mg/m²)方案化疗2周期。

一周后复查肿瘤标志物：CA50 9.12 IU/mL；CEA 2.58 ng/mL；CA19-9 58.76 IU/mL；CA72-4 3.58 U/mL，复查胃镜示胃小弯处浅表溃疡，病变质脆易出血，病理诊断为"胃癌"(图1)，化疗后1周复查腹部CT示胃壁局部化疗后改变，TNM分期：T4N0M0(图1)。

胃癌化疗后降期，根据RECIST标准评估疗效为：PR，故可行手术治疗。3周后行改良双通道吻合根治性近端胃切除术(视频1)，行腹正中切口，术中未见腹水、腹膜转移、肝转移，肿瘤位于胃小弯，约2 cm × 3 cm ×1 cm，侵及浆膜。切除大网膜、胃结肠韧带、横结肠系膜前段，结扎胃短动脉、胃左动脉，清扫4sa、4sb站淋巴结，离断胃网膜右静脉，清扫第6、4d组淋巴结，切断胃小弯，在胃大小弯1/3处切断胃，残端空置，清扫第8a、9、11p和11d组淋巴结，分离胃左动静脉，清扫第7、3、1组淋巴结，离断贲门与食管，清扫第2站淋巴结，齿状线上游离食管4 cm，将T25圆形吻合器放置于砧座(蘑菇头)，距屈氏韧带30 cm处切断空肠、肠系膜及其相邻血管，29号和24号闭合器分别置于距食管空肠吻合口约15~20 cm处的远端空肠及距系膜端5~10 cm处。远端空肠和食管断端在结肠前方行端-侧吻合，空肠断端用闭合器缝合。吻合端缝合加固，并缝合残胃小弯，胃大弯后壁和远端空肠在距食管-空肠吻合端15~20 cm处行侧-侧吻合。近端空肠和远端空肠在距胃肠吻合口5~10 cm处行Braun's吻合。用闭合器缝合空肠断端后，吻合端缝合加固。在胃肠吻合口下方3 cm的肠腔用4-0号线结扎缝合以闭合入口。闭合器连续缝合所有吻合口，关闭肠系膜缝隙。手术顺利，可见轻度水肿及组织粘连，使用电刀或HIFU治疗后切割位点可见渗出，术中失血量少，术中未探及明显肿大淋巴结，清扫少量小淋巴结，并顺利完成D2淋巴结清扫术，缝合满意、吻合张力低、血供良好(图2)。

术后出现轻度低蛋白血症，经对症治疗后纠正，未见其他手术相关并发症，患者恢复良好后出院。术后病理：组织形态学：胃小弯浅表溃疡约2 cm × 3 cm × 1 cm，断面质脆、易出血。免疫组化：CK(+)。在瘤床深肌层可见少量

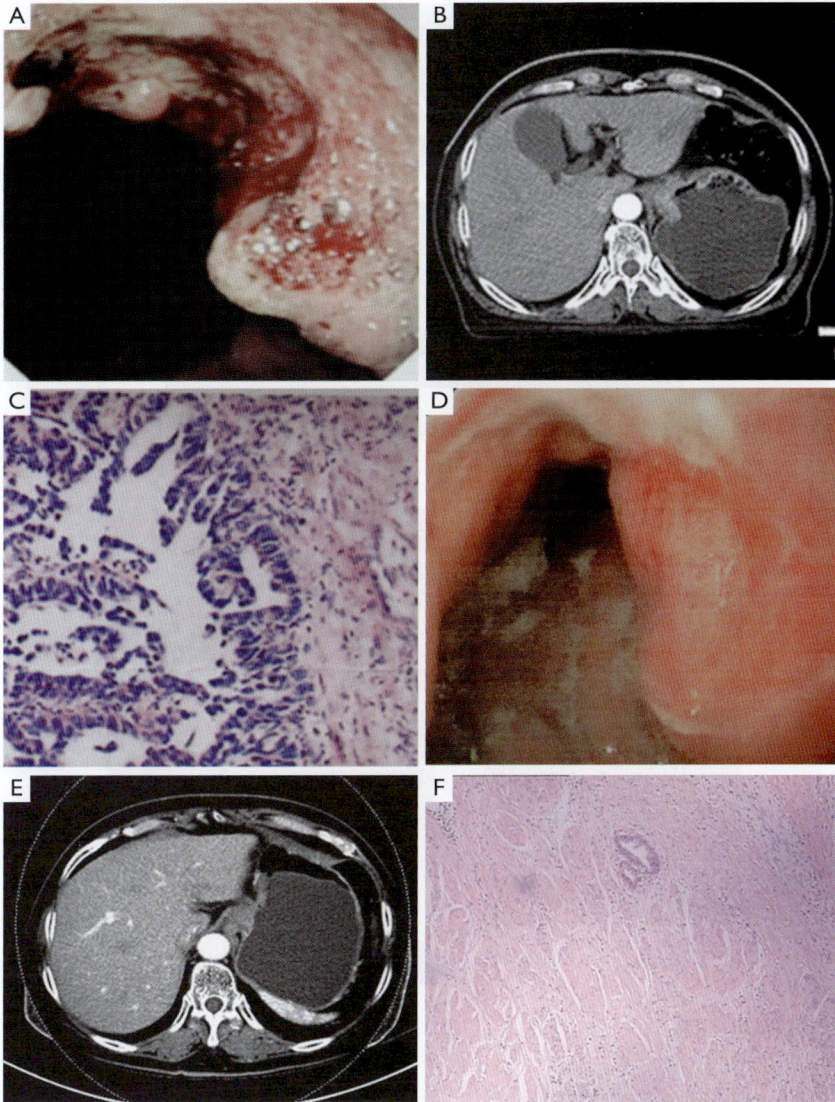

图1 (A)化疗前胃镜；(B)化疗前CT；(C)化疗前胃镜活检病理；(D)化疗后胃镜；(E)化疗后CT；(F)手术病理。

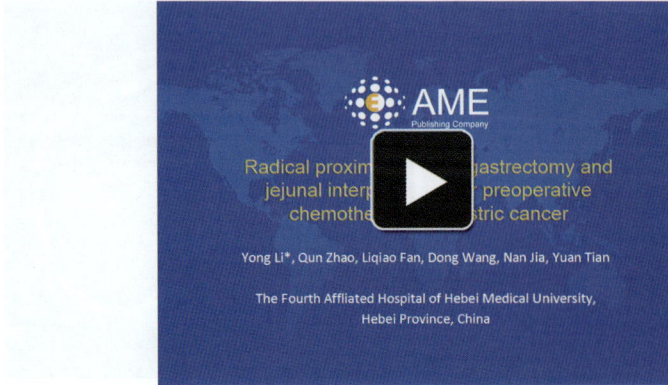

视频1 新辅助化疗后改良双通道吻合根治性近端胃切除术。

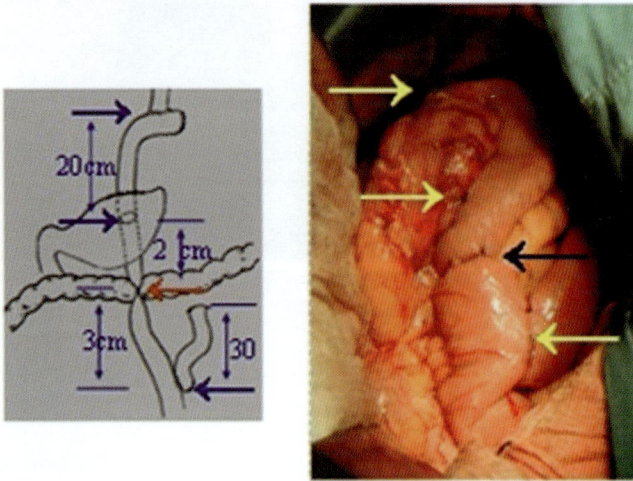

图2 消化道重建术后。

退行性细胞，肿瘤消退分级(tumor regression grade，TRG)1级。

切端阴性，淋巴结：CK-，第1组 0/1(其他3个为软组织)；第2组，0/3；第6组，0/6；第11p组，0/2；第9组，0/1(另一为软组织)；第4sa组，0/5；第4sb组，0/2；第3组，0/4(另一为软组织)；第8a组，1；第11d组，3；第5组，1；第19组，1；第20组，1；第7组，1；第4d组，1；第12a组，一个软组织(图1)。

术后患者接受6周期XELOX方案辅助化疗，曾出现轻度骨髓抑制，经对症治疗后好转。目前生活质量良好，未见复发转移。

致谢

声明：作者声称无任何利益冲突。

（译者：曹磊，江苏省人民医院集团肿瘤内科，
南京 210000。Email：wohenxie@126.com）

Cite this article as: Li Y, Zhao Q, Fan L, Wang D, Jia N, Tian Y. Radical proximal gastrectomy with modified double tracks anastomosis after preoperative chemotherapy for gastric cancer. Transl Gastrointest Cancer 2013;2(S1):18-20. doi: 10.3978/j.issn.2224-4778.2013.05.34

第四十章：全腹腔镜下远端胃癌切除术、D2根治术、Roux-en-Y吻合和针刺导管空肠造口术

Xin Ye, Jian-Chun Yu, Wei-Ming Kang, Zhi-Qiang Ma, Qing-Bin Meng

Department of General Surgery, Peking Union Medical College Hospital, Chinese Academy of Medical Sciences and Peking Union Medical College, Beijing 100730, China
Correspondence to: Jian-Chun Yu, MD. Department of General Surgery, Peking Union Medical College Hospital, Chinese Academy of Medical Sciences and Peking Union Medical College, Beijing 100730, China. Email: yu-jch@163.com.

摘要：本文介绍一例69岁男性胃癌患者，该患者曾因疑为早期胃癌而接受内镜下黏膜剥离术(endoscopic submucosal dissection, ESD)，在ESD病理结果显示为切缘阳性后行完全腹腔镜远端胃癌D2根治术。因其为2型糖尿病患者，针对此患者采取空肠Roux-en-Y吻合重建，此种吻合方式被证明有助于维持糖尿病患者血糖平衡稳定。在手术时同时进行针刺导管空肠造口(Needle catheter jejunostomy，NCJ)，这用于患者在术后早期和预期化疗期间进行肠内营养支持治疗。

关键词：完全腹腔镜下远端胃切除术；Roux-en-Y吻合；D2淋巴结清扫；针刺导管空肠吻合术；胃癌

View the English edition of this article at: http://www.amepc.org/tgc/article/view/1888/2849

1 患者基本信息

69岁男性患者收住院于普外科，主诉肋下区持续性钝痛、伴厌食、消瘦5月余。1个月前患者于我院胃肠道门诊行胃镜检查(图1)，检查结果显示于胃窦部前壁沿胃小弯处有一个隆起病性变，且其中央凹陷、上覆白苔，检查显示患者无幽门螺旋杆菌感染。活组织检查(图2)显示胃黏膜慢性炎症伴有黏膜糜烂及重度肠上皮化生和部分上皮出现高级别上皮内瘤变。超声内镜(endoscopic ultrasonography，EUS)(图3)显示病变呈中低度回声，位于黏膜下层0.6 cm厚的黏膜病变。拟诊为早期胃癌。PET-CT(图4)显示胃窦部高代谢区，SUV值1.0~1.5，无肿瘤转移灶。肿瘤标志物包括CEA、CA199及CA724均正常。两周前患者第一次入院于胃肠外科，行内镜下黏膜剥离术(endoscopic submucosal dissection，ESD)检查(图5)。病理结果显示(图6)黏膜下中分化胃腺癌，在活检组织底部边缘可见癌细胞，整个活检组织周缘癌细胞阴性。随后患者转入普外科进一步进行手术治疗。患者既往史包括高血压病史20余年，口服药物控制血压，2型糖尿病病史11余年，平素胰岛素控制血糖较为满意。体格检查无阳性体征。转入普外科后进一步完善术前检查。血常规示血红蛋白119 g/L。粪便隐血检查阳性。血生化检查和凝血功能检查均正常。超声心动图示左心房、右心房及右心室扩大，三尖瓣反流及轻度肺动脉高压。肺功能检测显示阻塞性通气功能障碍和弥散功能降低。三维重建CT(图7)示胃窦部胃壁增厚，胃小弯处淋巴结增大。

2 手术方案

根据ESD病理结果显示肿瘤浸润至黏膜下层或更深，CT扫描结果怀疑淋巴结转移，决定行腹腔镜下远端胃切除术并行D2淋巴结清扫。因为患者为相对早期T期肿瘤，计划采用术中胃镜用来帮助定位肿瘤具体位置和确定具体的手术切除范围。已经有证据证实在糖尿病患者中行Roux-en-Y吻合重建术有助于帮助患者控制血糖(1)，因此本例2型糖尿病患者采用此术式。术后早期和预期化疗期间患者采用NCJ进行肠内营养支持，根据CT扫描怀疑其淋巴结转移的证据(2)。

3 手术步骤(视频1)

采用常规手术方式。建立气腹，放置腹腔镜器械，松解胃窦部与胆囊之间的粘连，探查腹腔中其他器官或腹膜均无转移灶。胃浆膜未受肿瘤侵袭。胃小弯处淋巴结肿大。术中胃镜发现ESD活检处位于胃角，确认手术进行远端胃切除术。打开胃结肠韧带，向结肠脾曲分离直到切断结扎部分胃短动脉，向结肠肝曲分离直到距幽门远端3 cm处。清除横结肠系膜前叶和胰腺上缘胰腺被

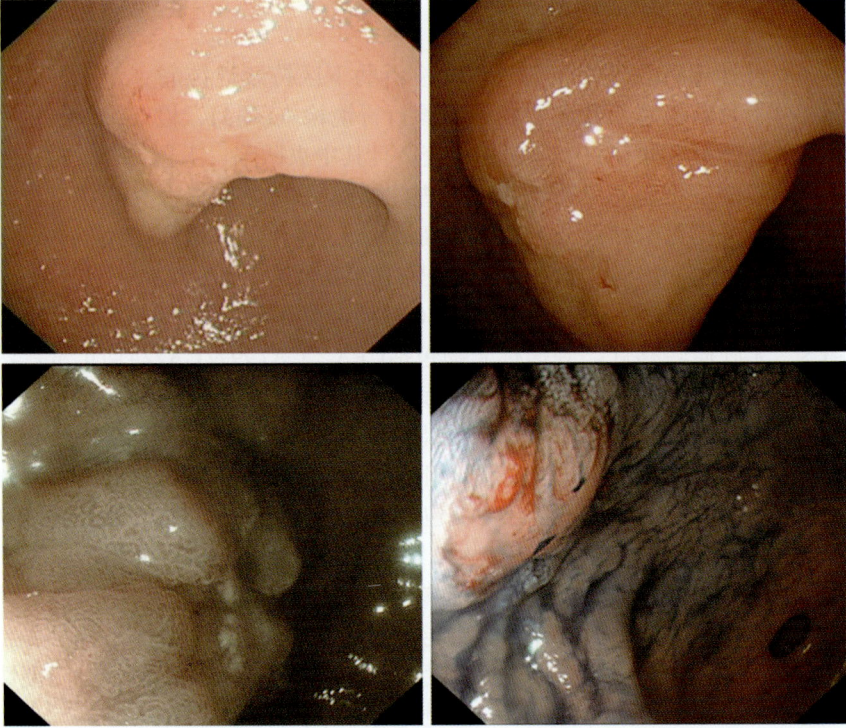

图1 胃镜检查显示胃窦部胃小弯处一隆起性病变，其中央凹陷、上腹白苔。

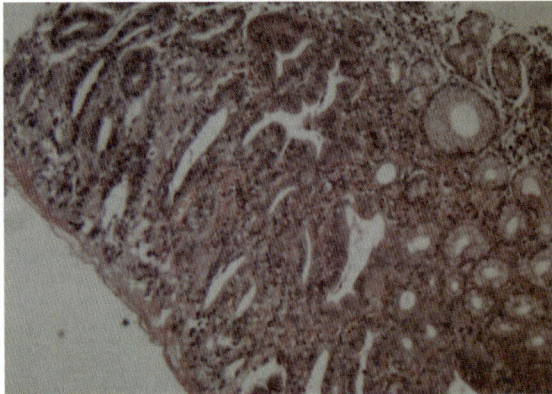

图2 胃镜活组织检查显示胃黏膜慢性炎症伴有黏膜糜烂及重度肠上皮化生和部分上皮高级别上皮内瘤变。

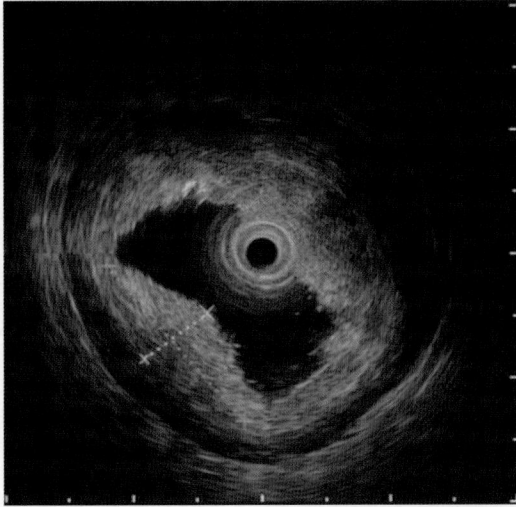

图3 超声内镜(EUS)显示病变呈中低度回声，位于黏膜下层0.6 cm厚的黏膜病变。

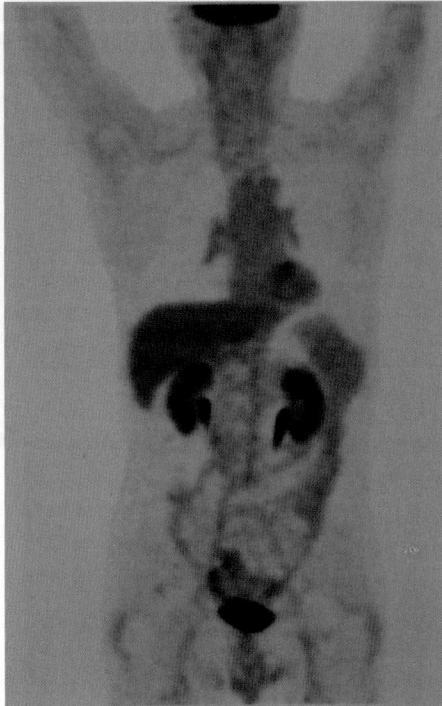

图4 PET-CT显示胃窦部高代谢区，SUV值1.0~1.5，无肿瘤转移灶。

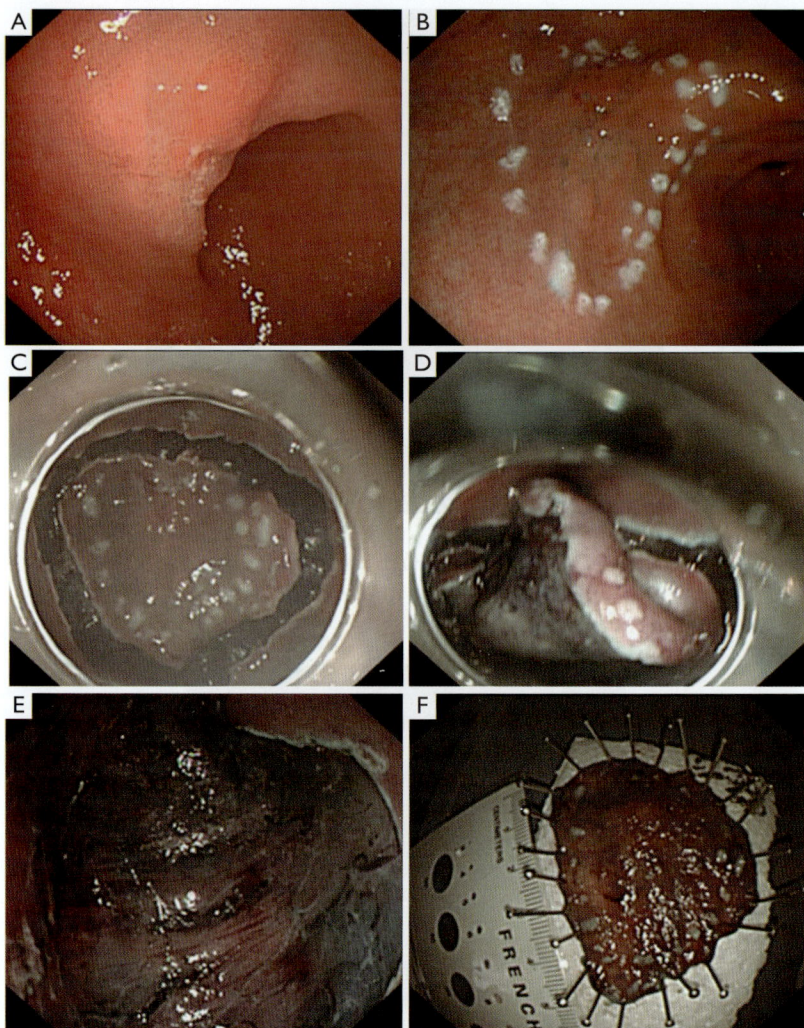

图5 内镜下黏膜剥离术(ESD)检查。

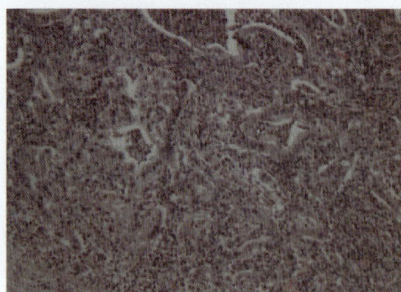

图6 病理结果显示黏膜下中分化胃腺癌，在活检组织底部边缘可见癌细胞，整个活检组织周缘癌细胞阴性。

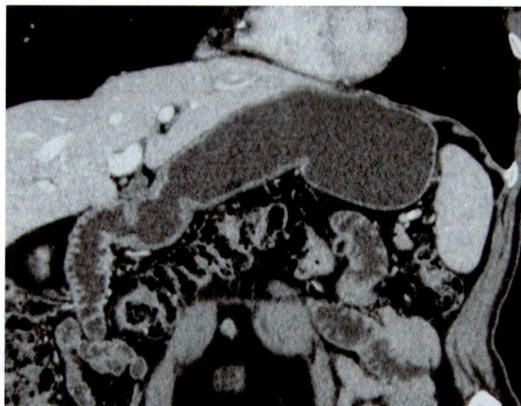

图7 三维重建CT示胃窦部胃壁增厚，胃小弯处淋巴结增大。

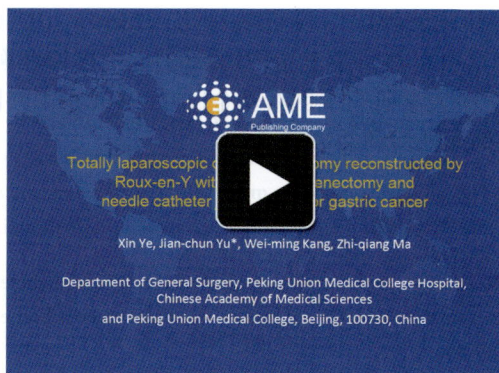

视频1 全腹腔镜下远端胃癌切除术、D2根治术、Roux-en-Y吻合和针刺导管空肠造口术。

膜。切断结扎胃网膜右血管，切除6组、14组淋巴结。解剖切开肝十二指肠韧带，清楚12组淋巴结。暴露胃右动脉切除5组和8组淋巴结。暴露胃左血管切除7组、9组和11组淋巴结。一并切除沿着胃小弯和贲门右侧的软组织包括1组和3组淋巴结。分离大网膜切除沿胃大弯分布的4组淋巴结。再次使用胃镜来帮助决定近侧手术切缘。在幽门远端使用切割器切除3 cm长十二指肠。在距Treitz韧带远端40 cm处切断空肠。使用切割闭合器在结肠前吻合远端残端和胃后壁。在距肿瘤6 cm处切断胃网膜远端。在空肠残端近端和距胃空肠吻合口40 cm处空肠行空肠空肠吻合。在距空肠空肠吻合口40 cm处行NCJ，在左上腹穿出。通过将右上腹切口延长到3 cm，将全部的切除标本放置于标本袋中从延长口中取出。蒸馏水清洗腹腔，确认无出血。引流管放置于胃肠吻合口处，经由右上腹切口引出。仔细关闭伤口。

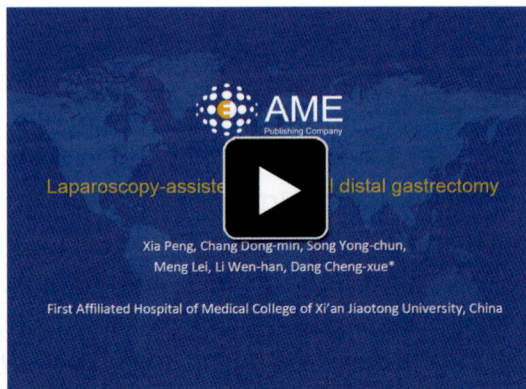

视频1 腹腔镜辅助下D2根治性远端胃大部切除术。

及公众对于癌症认知的提高。迄今为止，内镜技术已被我们成功引入肿瘤的外科治疗中。相较于传统的开放胃癌D2根治术，腹腔镜辅助下胃癌D2根治术具有许多优点：清晰的显微解剖，更少的出血和更小的创伤，以及更短时间的术后恢复。然而，由于腔镜手术需要借助相关设备的使用，医生的手不能直接接触人体，这就需要更好的解剖知识去完成整个操作。目前，腹腔镜辅助胃癌根治术已越来越普遍的应用于临床中，随着科学技术的发展进步和患者对生活质量的需求增加，微创内镜技术将发挥越来越重要的作用。

2 患者资料

36岁男性，因"上腹部钝痛不适"入院，胃镜显示近胃窦部的低分化腺癌(1 cm × 1 cm)，初步诊断为早期胃癌。术前检查未发现有明确的手术禁忌证，拟行腹腔镜辅助根治性远端胃大部切除术。

3 手术过程

妥善麻醉后，行腹腔镜手术常规准备。腹腔探查发现，腹腔脏、壁层无明显粘连，在盆腔、腹主动脉淋巴结及肠系膜淋巴结等处均未发现远处转移，肝表面光滑。探查结果与术前诊断一致，决定行腹腔镜辅助下D2根治性远端胃大部切除术(视频1)。沿横结肠左缘打开胃结肠韧带，显露横结肠系膜。从左至右游离横结肠系膜前叶，解剖胰腺背膜前叶，在结肠中动脉处须避免损伤该血管。通过结肠中动脉继续寻找肠系膜上动静脉，并显露胃结肠干(Henle's干)。显露和离断胃网膜右动静脉，清扫第6组淋巴结。游离胃十二指肠动脉，并进一步解剖胃十二指肠动脉、胃右动脉、肝动脉及其分支。随后，显露并离断胃右动静脉。游离肝十二指肠韧带并显露门静脉，清扫第5和12a组淋巴结。游离胃窦及十二指肠下、后壁，此步应注意避免损伤肝十二指肠韧带内的重要结构，并沿肝总动脉继续游离腹腔干。夹闭及切断胃左动脉和静脉后，清扫第7、8、9组淋巴结，随后显露脾动静脉并清扫第11p组淋巴结。在进行以上两步操作时，要全面考虑腹腔干和脾动脉可能出现的各种变异(避免出现不必要的损伤)。从脾下极开始，沿胃大弯向右上方继续分离，夹闭并离断胃网膜左静脉，打开胃脾韧带，超声刀离断一到两支胃短动脉，并清扫第4sb组淋巴结。游离肝胃韧带和肝十二指肠韧带前叶，清扫1、3组淋巴结，然后彻底游离胃窦和十二指肠上壁。上腹部正中4~6 cm切口开腹，并使用标本回收袋来保护切口。幽门下离断十二指肠。将胃拉出腹腔后进行根治性远端胃大部切除术。残胃与十二指肠残端行Billroth-I式吻合。妥善止血，放置引流，然后缝合切口。

4 术后病理与分期

清扫的淋巴结包括：胃小弯区淋巴结，14个；胃大弯区淋巴结，4个；幽门上区淋巴结，2个；幽门下区淋巴结，6个。TNM分期为T1N0M0。

致谢

声明：作者声称无任何利益冲突。

（译者：杨鋆，南昌大学第一附属医院普通外科，南昌 330006。Email: march11yang@163.com）

Cite this article as: Xia P, Chang DM, Song YC, Meng L, Li WH, Dang CX. Laparoscopy-assisted D2 radical distal gastrectomy. Transl Gastrointest Cancer 2013;2(S1):26-27. doi:10.3978/j.issn.2224-4778.2013.05.15

第四十二章：腹腔镜辅助远端胃癌根治术

Kuan Wang, Yuzhe Wei, Hailei Wang, Yingwei Xue

Department of Gastrointestinal Surgery, Harbin medical University Cancer Hospital, Heilongjiang Province, China
Correspondence to: Yingwei Xue, MD, surgical instructor, chief physician, professor, supervisor of doctoral candidates. GI Surgical Department, the Affiliated Tumor Hospital of Harbin Medical University, No. 150, Ha Ping Lu, Nangang District, Harbin 150086, China.
Email: xyw801@163.com or 88008008@sina.com.

摘要： 腹腔镜辅助胃癌根治术作为胃癌的微创手术方式，特别是应用于早期胃癌的治疗，已越来越被人们所接受。尽管对于进展期胃癌远期的疗效仍不清楚，但其技术上的成熟度足以与开放手术相媲美。在这段视频中，我们为一个32岁的男性患者进行腹腔镜辅助远端胃癌根治术，术后病理证实8/25淋巴结为阳性，TNM分期pT3N3M0，病理分期为IIIB。手术历时190 min，术中出血量约50 mL，切口长度为7 cm。

关键词： 胃癌；腹腔镜辅助胃癌根治术；微创手术

View the English edition of this article at: http://www.amepc.org/tgc/article/view/2067/2851

1 视频描述

　　腹腔镜辅助胃癌根治术作为胃癌的微创手术方式，特别是应用于早期胃癌的治疗，已越来越被人们所接受。尽管对于进展期胃癌远期的疗效仍不清楚，但其技术上的成熟度足以与开放手术相媲美。在这段视频中，我们为一名32岁的男性胃癌患者进行腹腔镜辅助远端胃癌根治术(视频1)。患者BMI(身

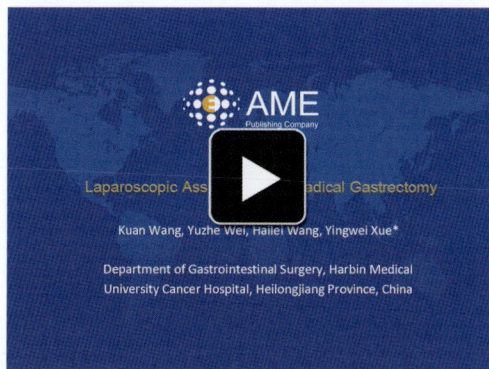

视频1 腹腔镜辅助远端胃癌根治术。

体质量指数)为26 kg/m^2。术前常规检查显示肿瘤位于胃窦小弯处，术前分期cT1-2N1-2M0。术中探查示肿瘤未穿透浆膜层，未发现远处转移。术中参照开放手术的原则：非接触，整块及囊外切除(大小网膜囊及胰腺背膜的分离)。除行扩大的D2淋巴结清扫，同时根据患者的具体病情，清扫第14V和18组淋巴结。因此，最终清扫的淋巴结包括第1、3、4sb/4d、5、6、7、8a、9、11p、12a、14v及18站淋巴结。术后病理证实8/25淋巴结为阳性。TNM分期pT3N3M0，病理分期为IIIB。手术历时190 min，术中出血量约50 mL，切口长度为7 cm。术后12 h患者可以下床活动，术后41 h后肛门排气，80 h后开始进流质饮食。术后8 d出院，两周后，患者开始接受辅助化疗。

我们对本例手术的经验是：(I)手术刚开始时，从胃贲门下打开小网膜囊，并使用抓钳隔开肝左叶。如果需要的话，从后路解剖腹腔动脉干区可使游离的胃挂在腹壁，从而使术野暴露更好。(II)在清扫肝十二指肠韧带区淋巴结时，前、后入路的联合进行将使清扫更简单和更安全。

致谢

声明：作者声称无任何利益冲突。

(译者：杨銎，南昌大学第一附属医院普通外科，
南昌 330006。Email: march11yang@163.com)

Cite this article as: Wang K, Wei Y, Wang H, Xue Y. Laparoscopic assistant distal radical gastrectomy. Transl Gastrointest Cancer 2013;2(S1):28-29. doi: 10.3978/j.issn.2224-4778.2013.05.32

第四十三章：胃窦癌D2远端大部切除术

Hai-Bin Song, Xiao-Peng Cai, Bing Xiong

Department of Tumor Surgery, Zhongnan Hospital of Wuhan University, Wuhan 430071, China
Correspondence to: Bing Xiong. Department of Tumor Surgery, Wuhan University Zhongnan Hospital, Wuhan 430071, China. Email: binxiong1961@163.com.

摘要：患者为中国男性，53岁，术前诊断为胃窦部中分化腺癌。术前分期为T2-3N1-2M0。经术前评估，患者具备手术条件。D2式淋巴结清扫术适用于进展期胃癌患者。据此,对此患者行胃远端大部切除术联合D2淋巴结清扫术。术中开腹探查，未发现腹腔及盆腔受累，也未见肿瘤侵及周围组织。先切除2/3胃部，后施行胃远端切除术毕I式重建术。分别清扫了第1、3、4、5、6、7、8、9、11P、12各组淋巴结。手术持续3 h，术中出血约为100 mL。患者术后恢复良好。

关键词：胃D2远端大部切除术；胃窦癌

View the English edition of this article at: http://www.amepc.org/tgc/article/view/2068/2852

1 视频介绍

　　患者男性，53岁，因上腹部不适伴疼痛2月就诊于中南医院肿瘤科。先对患者行胃镜检查，并活检取病理，镜检发现胃窦部有一直径5 cm的溃疡面。病理结果示腺癌。患者于2013年4月16日入院。入院后查体可见上腹部轻度肌紧张，无黄疸表现。未触及明显肿大淋巴结，肝脏及脾脏均未触及，同时未触及明显腹部包块。实验室检查中血、尿、便常规及肝肾功能均未见明显异常。心

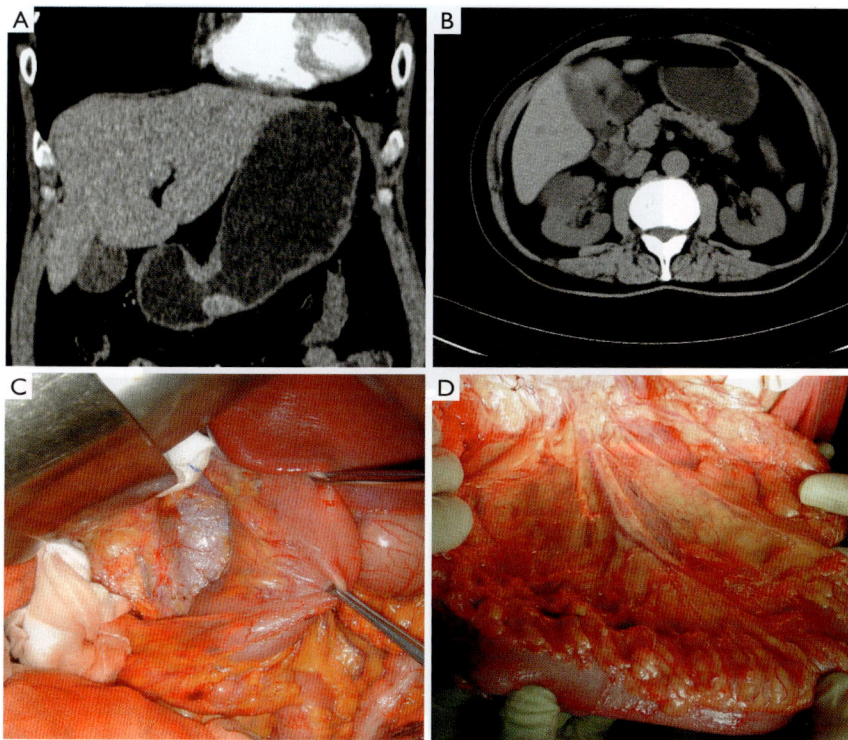

图1 (A)腹部CT三维重建示肿瘤位于胃窦部并侵及肌层，未见肿大淋巴结；(B)横断图示胃与胰腺分界清晰。腹膜后未见肿大淋巴结；(C)COX切口；(D)切除横结肠系膜前叶。

电图亦正常。血清肿瘤标记物检测提示CEA 84.5 ng/mL，CA19-9 61.6 U/mL。影像学方面，胸部CT、盆腔B超均未见明显异常。上腹部CT+三维重建显示胃窦部及胃壁增厚，肿瘤可能侵及肌层，胃周及腹膜后可见多个肿大淋巴结(见图1A-B)。术前TNM分期确定为T2或T3N1或N2M0。术中探查了盆腔、腹腔及肝脏，均未发现转移病灶；肿瘤位于胃窦部，直径约3 cm，尚未侵及浆膜。结束探查后，即行胃远端大部切除术联合D2淋巴结清扫术(见视频1，图1C-D，图2，图3A-C)。术后病理报告示：肿瘤大小为5 cm×4 cm×3 cm，突入胃内并侵及深肌肉层(见图3D)；病理分型为胃腺癌(中分化)；免疫组化：人上皮生长因子受体-2(CerbB2)(3+)，细胞增殖相关核抗原(ki67)(95%+)；切缘均为阴性。多组淋巴结转移(第7组4/4，第6组1/2，第12组1/1)。第5组为脂肪纤维组织，未见癌。术后病理分期确定为pT2N2M0。术后病人恢复良好。术后行相关辅助治疗。

视频1 腹腔镜辅助根治性全胃切除+D2淋巴结清扫术。

2.2 术者位置

术者在患者左侧，助手站在右侧，扶镜手站在患者两腿之间。

2.3 套管(trocar)位置

采用5孔法。于脐下1 cm处放置直径10 mm带环纹套管作为观察孔；于左腋前线肋缘下2 cm放置12 mm套管作为主操作孔；于脐水平上方2 cm左锁骨中线处放置5 mm套管作为牵引孔；分别于脐水平上方2 cm右锁骨中线和右腋前线肋缘下2 cm放置两个5 mm套管作为助手的操作孔。

3 手术步骤

3.1 腹腔探查和游离胃结肠韧带

腹腔内无腹水，盆腔、网膜、系膜未见种植转移结节。肝表面未见转移灶。肿瘤位于胃小弯侧，未侵透浆膜层。助手用两把无创抓钳提起大网膜并同时向两侧展开。术者左手持无创抓钳反向牵拉横结肠，以形成三角牵引，以保持大网膜呈紧张状态。于靠近横结肠中部结肠上缘无血管区，用超声刀切开大网膜。然后将切口延伸，左侧至结肠脾曲，右侧至结肠肝曲。至此，横结肠上缘的大网膜被完全切断。

3.2 游离并清扫幽门上区

在助手上提大网膜同时，术者压住横结肠系膜，使二者之间形成一定的张力，以暴露横结肠系膜前叶和后叶之间由疏松结缔组织构成的间隙。超声刀交替运用钝性分离和锐性分离，沿着间隙，右侧从横结肠右缘到十二指肠降部，左侧到结肠脾曲，头侧到胰腺下缘，将横结肠系膜前叶剥离下来。通过游离横结肠系膜前叶可暴露中结肠静脉。沿着中结肠静脉表面到胰腺下缘分离便可暴露中结肠静脉汇入肠系膜上静脉处。用超声刀沿着肠系膜上静脉表面到胰腺下缘的解剖层面剥离脂肪淋巴组织。找到胰后间隙后，清扫脂肪淋巴组织左侧至胰腺左缘，右侧至中结肠静脉汇入肠系膜上静脉处。然后沿Henle's轴表面右侧的解剖间隙用超声刀继续分离，以暴露右网膜静脉汇入右/副结肠静脉处。向头侧翻转胃窦，助手将游离的脂肪淋巴组织提起。然后沿着胃网膜右静脉表面，从胰十二指肠上静脉与胃网膜右静脉交汇处到胰头上缘继续剥离。助手将完全游离的胃网膜右静脉牵向侧方，使之与胰腺分开。术者在胰十二指肠前上静脉与胃网膜右静脉交汇处的上方，上血管夹后将胃网膜右静脉离断。然后助手将胃窦牵向头侧，十二指肠球部推向侧方。术者轻轻下压胰腺，以暴露胰腺后壁和胰头之间的无血管区。然后用超声刀沿该间隙游离以暴露胃十二指肠动脉。当分离胃十二指肠动脉末端后便可暴露出胃右动脉根部。这时，助手提起胃网膜右动脉表面的脂肪淋巴组织。继续沿动脉表面的解剖层面向幽门方向进行剥离，以游离胃网膜右动脉，并在其根部上血管夹后切断。此处应同时切断来自胃十二指肠动脉的幽门下动脉，并且在清扫第6组淋巴结时应避免损伤该动脉而引起出血。随后，紧贴十二指肠壁，用超声刀从胃网膜右动脉根部断端到游离的十二指肠壁，将整块脂肪淋巴组织完整切除，以完成第6组淋巴结清扫。至此，幽门下淋巴结清扫已经完成。

3.3 胰腺上缘淋巴结清扫

助手将大网膜置于胃前壁左侧和上腹部，并将胃大弯翻转。同时胰腺被膜被上提并形成张力。术者将横结肠系膜压到胰腺下缘下方，然后紧贴胰腺表面，用超声刀仔细分离胰腺被膜直至胰腺上缘。助手左手用抓钳抓住并上提胃胰皱襞，右手将游离至胰腺上缘的胰腺被膜上提并形成张力。在胰腺上表面，术者用一小块纱布轻轻下压胰腺使胃胰皱襞绷紧，拉直胃左动脉并显露胰腺上缘区域。沿胰腺上缘用超声刀打开胃胰皱襞，进入胰后间隙后通常首先暴露出脾动脉。沿着脾动脉表面的解剖层面进行剥离，可暴露出肝总动脉起始部。当明确胰腺上缘脾动脉的走向后，助手右手用抓钳提起脾动脉表面的脂肪淋巴组织。沿着脾动脉走向仔细游离脾动脉至邻近的胃后动脉分支。脾动脉近端的脂肪淋巴组织被整块切除后，第11p组淋巴结清扫完成。从脾动脉起始处开始清扫第9组淋巴结。由助手将脂肪淋巴组织提起，沿脾动脉表面的解剖层面朝腹腔动脉的方向，用超声刀剥除。然后便可暴露出胃左动脉根部及伴行的胃冠状静脉。用超声刀将胃冠状静脉周围的脂肪淋巴组织剥除，之后在肝总动脉上缘水平处游离出胃冠状静脉。随后助手轻轻钳住胃左动脉并牵向头侧。超声刀沿着胃左动脉表面游离并切断之，以完成第7、9组淋巴结清扫。使胃胰皱襞松弛后，助手将胃窦后壁牵向头侧，同时术者轻压胰腺。明确胰腺上缘肝总动脉走向后，助手轻轻提起肝总动脉表面的脂肪淋巴组织。用超声刀沿肝总动脉表面的解剖层面，朝十二指肠方向，游离和切除肝总动脉上方整块脂肪淋巴组织，直至肝总动脉分出胃十二指肠动脉和肝固有动脉处，以完成第8a组淋巴结清扫。助手将胃窦后壁牵向头侧，同时将十二指肠球部推向侧方。于近肝总动脉分叉处轻轻下压胰腺，以崩紧肝十二指肠韧带，从后面充分暴露幽门上区。超声刀在沿肝固有动脉表面向肝门方向游离肝固有动脉过程中，可暴露出胃右动脉根部。助手轻轻提起和分离胃右动脉，然后于根部上血管夹后离断。接着继续向右侧分离，并在肝十二指肠韧带前叶右侧开一个小窗，以便为切除肝胃韧带提供一个精确的切入点。助手轻轻提起肝固有动脉表面游离的脂肪淋巴组织。超声刀沿解剖间隙向头侧继续分离，切除肝固有动脉前方和胃右动脉根部附近的脂肪淋巴组织，以完成第5、12a淋巴结清扫。至此，完成胰腺上缘淋巴结清扫。

3.4 游离肝胃韧带

将胃翻转复位，横断的大网膜置于结肠下方。助手挡开肝左叶，术者下压胃角，绷紧肝胃韧带以显露肝十二指肠韧带前叶。术者通过肝十二指肠韧带前叶右侧打开的小窗继续分离，直至第一肝门。然后沿着肝脏下缘，向着贲门方向切除肝胃韧带，以完成第1、3组淋巴结清扫。

3.5 分离和清扫脾门区

清扫该区域时首先应调整患者体位和术者站位。患者采取头高15~20°，脚低20~30°右倾斜位。术者站在患者两腿中间，助手和扶镜手都站在患者右侧。

切除的网膜组织放在右侧腹腔，将胃体向右上方牵拉，由助手提起大网膜左侧分。向下牵拉横结肠，超声刀沿横结肠上缘向左侧分离大网膜直至结肠脾曲。助手提起脾胃韧带，将脾曲的横结肠系膜压向左侧低位，以充分显露脾胃韧带和脾门区。为了首先显露出胰尾部的脾静脉，超声刀分离胰腺被膜后便可进入到胰腺上缘的胰后间隙。助手提起脾血管表面的脂肪淋巴组织。朝着脾门方向，用超声刀紧贴脾静脉继续分离，可显露近胰尾部和脾下极的胃网膜左血管根部。助手轻轻提起胃网膜左血管，用超声刀仔细分离其周围的脂肪淋巴组织。胃网膜左血管游离后，上血管夹并离断。然后朝脾门方向清扫第10组淋巴结。从胃网膜左血管断端开始清扫。助手向右上牵拉、翻转胃底后壁以使脾胃韧带形成张力。显露脾门后术者再下压胰尾部。助手轻轻提起脾胃韧带内脾血管分支表面的脂肪淋巴组织，超声刀紧贴脾极动脉表面的解剖层面仔细分离。在此处，有4~6支胃短动脉从脾门处的脾极动脉发出并经过脾胃韧带。钳夹胃短动脉并由助手牵向头侧。超声刀仔细清扫近胃短动脉根部的脂肪淋巴组织。游离胃短动脉，在确认胃短动脉走行到胃壁后，上血管夹并离断。与此同时仔细分离脾极动脉前后区域，完全剥除脾门区的脂肪淋巴组织以完成第10组淋巴结清扫。清扫过程中应注意脾极动脉的变异分支，避免损伤而引起出血。助手将切断的脾胃韧带移到胃体前壁，并将胃底向右上方牵拉、翻转。术者下压胰腺后可显露位于胰后间隙的脾动脉分支。由助手提起脾动脉表面的脂肪淋巴组织。然后用超声刀沿着脾动脉表面的解剖层面，从脾极动脉起始端到脾动脉干，完整剥除脾动脉远端周围的脂肪淋巴组织。这时候通常可发现从脾动脉发出1~2支胃后动脉。助手钳夹胃后动脉，于近脾动脉干根部离断。至此完成第11d组淋巴结清扫，最终也完成了脾门区淋巴结清扫。接下来，将胃底向右下方牵拉，分离脾上极到食管裂孔处的胃膈韧带。当进行到左膈肌脚附近区域时，助手将胃底贲门向右上牵拉，以显露左膈肌脚以便清扫食管贲门周围的脂肪淋巴组织。应该注意这里有从左膈下动脉发出的胃底支，应从根部游离切断，以完成第2组淋巴结清扫。

3.6 消化道重建

左右膈肌脚切断后，食管后壁和贲门右侧是游离的。将迷走神经前后支切断，游离食管约6 cm。腔镜视野下用60 mm蓝订仓的切割闭合器距幽门3 cm切断十二指肠，同时断端也闭合。用60 mm蓝订仓的切割闭合器距贲门上缘3 cm切断食管，同时断端也予闭合。在有经验的麻醉师的协助下，将OrVil™导引胃管和抵钉座缓慢经口置入食管内。超声刀在导引胃管气囊对应的位置，垂直于闭合的食管断端做一个恰好适合导引胃管的小切口；通过小切口引出导引胃管到腹腔内，直到完全显露白色塑料橡胶圈。用剪刀剪断连接抵钉座和导引胃管的连接线，以使抵钉座卡牢就位。然后从主操作孔移出导引胃管。于上腹正中剑突下行3 cm长纵形切口，置入切口保护器。取出全胃标本做病理检查。通过一个小切口切断距屈氏韧带15 cm上段空肠，近端空肠开口关闭。通过上腹正中切口，自远端空肠开口置入25 mm OrVil™吻合器。重建气腹，在腹腔镜监视下与食管抵钉座行端—侧食管空肠吻合。利用60 mm蓝色钉仓切割闭合器关闭远端空肠开口。然后在距食管空肠吻合口下方约45 cm行近端空肠与远端空肠侧—侧吻合。冲洗腹腔后，分别于近食管—空肠吻合口处和脾窝放置一根引流管，并分别从左右上腹壁戳孔引出并固定。尔后缝合各切口。术后病理报告为pT3N0M0。

致谢

声明：作者声称无任何利益冲突。

（译者：陈贵进，解放军总医院普通外科胃肠方向博士研究生，
北京 100853。Email: chenguijin@163.com）

Cite this article as: Zheng C, Huang C, Li P, Xie J, Wang J, Lin J, Lu J. Laparoscopy-assisted radical total gastrectomy plus D2 lymph node dissection. Transl Gastrointest Cancer 2013;2(S1):33-38. doi: 10.3978/j.issn.2224-4778.2013.05.31

第四十五章：腹腔镜辅助下胃D2切除术+第16组淋巴结清扫

Feng Qian, Jiang Du, Ling Yuan, Ruixue Wang, Xiao Luo, Peng Yan

PLA General Surgery Center, Southwest Hospital of the Third Military Medical University, Chongqing 400038, China

Correspondence to: Feng Qian. PLA General Surgery Center, Southwest Hospital of the Third Military Medical University, Chongqing 400038, China. Email: 506038746@qq.com.

摘要：中国已有很多医院开展了腹腔镜辅助下胃癌D2根治性切除术。但是，腹腔镜下第3站淋巴结——尤其是第16组淋巴结清扫是否可行仍需进一步研究。我们已采用中间入路对18例进展期胃癌患者成功实施了腹腔镜下D2+第16组淋巴结清扫。这一视频(视频1)记录了腹腔镜辅助下根治性全胃切除术(D2+第16组淋巴结清扫)过程。由此得出结论，对严格筛选的进展期胃癌患者行腹腔镜辅助下胃癌D2根治术+第16组淋巴结清扫是可行的。

关键词：进展期胃癌；腹腔镜手术；D2+第16组淋巴结清扫；全胃切除术

View the English edition of this article at: http://www.amepc.org/tgc/article/view/2070/2854

1 前言

尽管进展期胃癌的治疗金标准为D2根治术，但是否应清扫第3站淋巴结仍有争议(1,2)。有人提出，对进展期胃癌患者行适度的扩大根治术可提高术后的远期效果(3)。Zhan等(4)分析了进展期胃癌患者的主动脉淋巴结转移情况后发

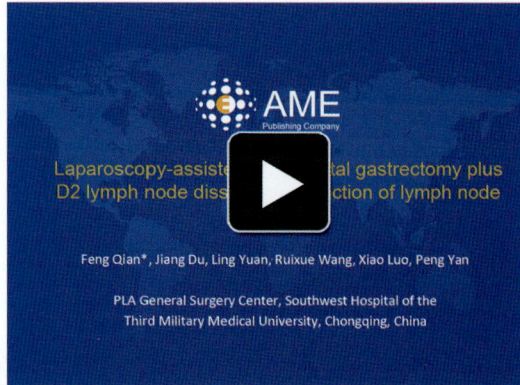

视频1 腹腔镜辅助下胃D2切除术+第16组淋巴结清扫。

现，对于第16组淋巴结转移阳性少于3个(或阴性)的患者，清扫腹主动脉周围淋巴结可提高5年生存率。对于第2站淋巴结可疑阳性的胃癌患者，应积极地清扫其第16组淋巴结。近几年，中国已有很多医院开展了腹腔镜辅助下胃癌D2根治性切除术(5,6)。但是，腹腔镜下第3站淋巴结——尤其是第16组淋巴结清扫的技术可行性仍需进一步研究。我们已采用中间入路对18例进展期胃癌患者成功实施了腹腔镜下D2+第16组淋巴结清扫。这一视频(视频 1)记录了腹腔镜辅助下根治性全胃切除术(D2+第16组淋巴结清扫)的过程。

2 手术方法

2.1 病例特征

65岁男性(身高：168 cm；体重：58 kg)，临床诊断为胃体低分化腺癌，术前病理诊断为T3N2M0。

2.2 体位及五孔法

将患者全麻后取仰卧剪刀位。主刀立于患者左侧，助手立于患者右侧，扶镜手立于患者两腿之间。应用五孔法：经脐穿刺建立CO_2气腹，维持腹压在12 mmHg。左侧腋前线肋缘下放置10 mm戳孔作为主操作孔；脐窝左上方距脐窝5 cm处放置5 mm戳孔作为副操作孔；右侧腋前线肋缘下放置5 mm戳孔；最后，脐水平线上方距脐窝10 cm的右侧锁骨中线上放置10 mm戳孔。

2.3 第1、2组淋巴结清扫

器械进入腹腔后，常规暴露肿瘤部位以探查原发灶、受累淋巴结及腹腔内转移灶。将大网膜向头侧牵拉，于横结肠中部以电钩横切大网膜以进入小网膜囊。分离并结扎胃网膜左静脉，然后清扫第4d组及4sb组淋巴结。沿脾门以高强度聚焦超声刀(HIFU)横断脾胃韧带及胃后动脉，接着清扫第4sa及10组淋巴结。继续分离至贲门，清扫第2组淋巴结。然后翻动并提起大网膜，主刀牵拉横结肠，沿网膜根部分离网膜至结肠肝曲，切除横结肠系膜前叶。分离中结肠动脉及其分支，暴露肠系膜上静脉，右结肠静脉及胃网膜右静脉。于根部切断胃网膜右静脉，清扫第15、14v及6组淋巴结。沿胰十二指肠前筋膜深面继续分离至十二指肠，游离胃网膜右动脉，并于根部将其切断。暴露十二指肠球下缘，清扫胰腺被膜。沿胰腺上缘暴露并游离脾动脉，清扫第11组淋巴结。然后沿脾动脉暴露腹腔动脉，于其根部以钛夹将胃左动脉离断，清扫第7组及9组淋巴结。分离肝动脉前及上缘，清扫第8a组淋巴结。切开肝十二指肠韧带被膜，清扫肝固有动脉前及外侧的第12a组淋巴结。然后清扫胃右动脉根部的第5组淋巴结。以HIFU剪开肝胃韧带，紧贴肝脏下缘分离肝胃韧带至食管右侧，以清扫第3组淋巴结。切开食管浆膜面至左侧游离部位；将贲门以上5 cm的食管完全暴露，清扫第1组淋巴结。至此，已完成N1及N2淋巴结的清扫，即已完成D2根治术。于上腹部行5 cm长(取决于肿瘤大小)正中切口，将胃及大、小网膜于腹腔中拖出，以取出肿瘤。

2.4 第16组淋巴结清扫

以胰腺及横结肠作为第3站淋巴结清扫区域的上下界：此区域上部，有第8p、12p、12b、16a组淋巴结。其中第8p、12p、12b组淋巴结位于肝总动脉及肝固有动脉后方，所以必须暴露并提起这些动脉才能有效地清扫后方的淋巴及脂肪组织。尽管第16a组淋巴结位于腹腔动脉及左肾静脉之间的腹主动脉表面，但若要完全清除这些淋巴结必须提起肝总动脉及脾动脉近端。因此，我们采用了动脉悬吊法：助手右手持分离钳轻轻提起肝总动脉。主刀左手持分离钳压住胰腺上缘；然后，主刀沿肝总动脉下缘将肝总动脉与门静脉分离开。将肝总动脉悬吊，清扫其后方的第8p组淋巴结。向肝总动脉远端继续廓清，同时分离并悬吊肝固有动脉。此时，已完成肝固有动脉后及门静脉前的第12p及第12b组淋巴结清扫。然后主刀左手持械向下按压胰体；助手右手持钳将肝总动脉及脾动脉提起。接着主刀右手持HIFU清扫腹腔动脉至左肾静脉下缘之间的第16a2组淋巴结。此时我们采用中间入路的方法清扫第16b1组淋巴结。将横结肠拖至头侧，调整患者体位为"左高右低"位，助手将小肠拖至腹腔右侧，以暴露腹主动脉下部。主刀左手持分离钳提起腹主动脉表面的腹膜，右手以电钩或HIFU沿着腹主动脉及下腔静脉之间的组织分离腹膜。从肠系膜下动脉根部开始，向上清扫第16b1组淋巴结(位于腹主动脉与下腔动脉之间组织的前方及两侧以及凹陷内)至左肾静脉下缘。至此，已完成第16组淋巴结的清扫。

3 结果

腹腔镜辅助下全胃切除术+D2淋巴结清扫+第16组淋巴结清扫，及食管-空肠Roux-en-Y消化道重建顺利完成。手术历时260 min，术中出血量110 mL。术后病理显示，肿瘤已侵犯浆膜层。检出33个淋巴结中有13个已有癌细胞转移。其中第16组淋巴结检出5个，有3个转移阳性。临床病理诊断为胃体低分化腺癌，T3N3M0，Ⅲb期。患者术后恢复良好，并于术后第8天顺利排气，未发现并发症。

4 讨论

胃周淋巴结分为三级：第一级靠近胃，包括第1、2、3、4、5、6组淋巴结；第二级位于特定动脉表面，包括第7、8a、9、10、11、12a组淋巴结；第三级包括位于特定血管后壁或后方的第8p、12b、12p组淋巴结及腹主动脉旁的第16a2、16b1组淋巴结。胃癌D2根治术，需要将胃周一、二级淋巴结连同胃全部切除。然而，第三级淋巴结位于较深的解剖层次且淋巴结缺乏相互联系；此外，这些淋巴结位于动脉及深处静脉干之间，因此需要分别清除，这对开腹手术来说都是一项挑战。

第2及4sa组淋巴结对于肿瘤位于远端胃的患者属于第三级淋巴结，对于肿瘤位于近端胃的患者属于第二级。同样，第5、6、12a组淋巴结对于肿瘤位于近端的胃癌患者属于第三级，对远端胃癌属于第二级。因此，绝对的第三级淋巴结只包括第8p、12p、12b、14v、16a2、16b1、19、20组淋巴结(7)。

开腹手术经常采用外侧入路清扫第16a2及16b1组淋巴结(即腹主动脉旁淋巴结)：将右半结肠或左半结肠从侧腹壁游离，并将其拖至对侧(8)，完全暴露腹膜后组织以实现淋巴结清扫。但这种方式并不适用于腹腔镜手术，因为不管从左侧还是右侧入路，工作量均较大，其工作量等同于右半或左半结肠切除术。此外，松解结肠对腹主动脉及下腔静脉的暴露并无帮助。因此，我们在腹腔镜手术中采用中间入路：助手将横结肠拖至头侧，将小肠拖至右侧，以此暴露腹主动脉下段。主刀以电钩或HIFU分离腹膜，便能清扫肠系膜下动脉根部至左肾静脉下缘之间的第16b1组淋巴结。

腹腔镜下胃癌淋巴结清扫需考虑以下几点：（Ⅰ）手术适应症包括Ⅲa期、Ⅲb期及无远处转移的Ⅳ期胃癌。缺乏经验的外科医生应先选择体型瘦的年轻或中年患者实施手术；（Ⅱ）清扫第8p、12p、12b、16a2组淋巴结时，必须在清扫过程中完全暴露并提起肝总动脉、脾动脉及肝固有动脉；（Ⅲ）第16a2、第16b1组淋巴结不但靠近解剖位置深且脆弱的脾静脉、门静脉、左肾静脉及下腔静脉，而且毗邻乳糜池。这些结构损伤，会造成术中出血及术后淋巴漏。因此，术中应尽量避免深静脉损伤及淋巴漏。如果存在可疑淋巴管损伤，应用钛夹将其结扎或用HIFU慢慢切断；（Ⅳ）为保证术野清晰，在清扫第三级淋巴结前，应先切除网膜、胃及肿瘤。同时，为应急处理应保留腹壁切口。

由此得出结论，对严格筛选的进展期胃癌患者行腹腔镜辅助下胃癌D2根治术+第16组淋巴结清扫是可行的。

致谢

声明：作者声称无任何利益冲突。

参考文献

1. Bostanci EB, Kayaalp C, Ozogul Y, et al. Comparison of complications after D2 and D3 dissection for gastric cancer. Eur J Surg Oncol 2004;30:20-5.

2. Kunisaki C, Akiyama H, Nomura M, et al. Comparison of surgical results of D2 versus D3 gastrectomy (para-aortic lymph node dissection) for advanced gastric carcinoma: a multi-institutional study. Ann Surg Oncol 2006;13:659-67.

3. Zhu ZG. Clinical significance of extended radical treatment for gastric cancer. Chin J Gastrointest Surg 2006;9:11-2.

4. Zhan WH, Han FH, He YL, et al. Disciplinarian of lymph node metastasis and effect of paraaortic lymph nodes dissection on clinical outcomes in advanced gastric carcinoma. Zhonghua Wei Chang Wai Ke Za Zhi 2006;9:17-22.

5. Qian F, Tang B, Yu PW, et al. Operation path of laparoscopy-assisted gastrectomy. Chin J Gastrointest Surg 2010;9:299-302.

6. Ziqiang W, Feng Q, Zhimin C, et al. Comparison of laparoscopically assisted and open radical distal gastrectomy with extended lymphadenectomy for gastric cancer management. Surg Endosc 2006;20:1738-43.

7. Chen JQ. Major updates of the JGCA Classification of gastric carcinoma, 13th edition. Chinese Journal of Practical Surgery 2000;20:60-2.

8. Zhan WH. Dissection of lymph nodes for gastric cancer. See: Wang JH, Zhan WH, edited: Gastrointestinal Surgery (1st edition). Beijing: People's Health Publishing House 2005:434-43.

（译者：王乐，福建医科大学外科学硕士研究生，
福州 350004。Email：wlsurg@outlook.com）

Cite this article as: Qian F, Du J, Yuan L, Wang R, Luo X, Yan P. Laparoscopy-assisted radical total gastrectomy plus D2 lymph node dissection/dissection of lymph node station 16. Transl Gastrointest Cancer 2013;2(S1):39-42. doi: 10.3978/j.issn.2224-4778.2013.05.42

第四十六章：腹腔镜下行根治性远端胃大部切除术一例

Hongjiang Song, Yuzhe Wei, Xuefeng Yu, Yingwei Xue

Heilongjiang Provincial Tumor Hospital, 150 Ha Ping Road, Nangang District, Harbin 150081, China

Correspondence to: Yingwei Xue. Heilongjiang Provincial Tumor Hospital, 150 Ha Ping Road, Nangang District, Harbin 150081, China. Email: xyw801@163.com.

View the English edition of this article at: http://www.amepc.org/tgc/article/view/2071/2855

自从1992年腹腔镜首次应用于远端胃癌切除术以来，数十年间，我们目睹了腹腔镜下胃癌根治术的迅猛发展。目前，腹腔镜下远端胃癌根治术在日本已经成为早期胃癌的标准术式之一，我们从2011年开始应用这种技术，以下为我们最近一例手术的概要及研究，报道如下：

患者，男，58岁，因胃癌收住我院，术前检查确诊分期为cT2N0M0期，于2013年4月18号，在腹腔镜下行胃癌根治术。

1 手术步骤

患者在气管插管全身麻醉后，取仰卧人字位(视频1)。放置一个10 mm套管建立CO_2气腹，维持压力在13 mmHg。然后，在脐下缘以器官水平投影线上15°放置一个12 mm套管作为观察孔，一个30°镜被用来腹腔探查，左侧腋前线肋缘下2 cm处放置一个12 mm的套管作为操作孔，左锁骨中线平脐处放置一个5 mm套管，以备提起组织用，于右腋前线与肋缘下5 mm之间及右锁骨中线与平脐处之间各放置两个5 mm套管，以备助手进行提拉操作，按照常规，术者立于

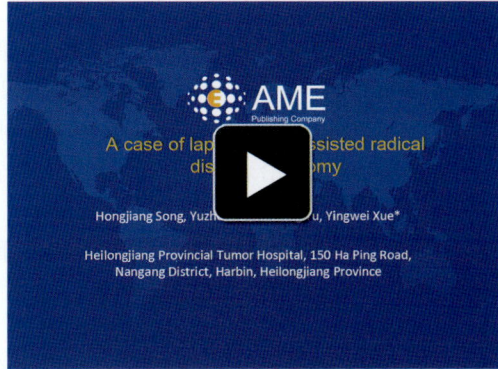

视频1 腹腔镜下行根治性远端胃大部切除术一例。

病人左侧。

横断胃结肠韧带。提起胃大弯，将横结肠提至对侧，贴近横结肠处用超声刀离断胃结肠韧带左部，分离至结肠脾曲。胃大弯与横结肠之间的粘附被紧紧地伸展开来，分离后，进入大网膜囊，在结肠脾曲，沿切缘继续，剥离横结肠系膜前叶，进入横结肠系膜之后的空间，直至暴露胰腺尾部下缘。切断胃脾韧带。将胃体向头侧掀起，连同大网膜一起向右，将结肠脾曲移至向左下侧，产生一个垂直的张力对抗胃脾韧带，结果，胃底后壁被拉到旁边，暴露脾门及胰尾，用超声刀从胰尾下缘到上缘打开胰腺包膜，一个Hem-o-lok结扎夹被用来从根部关闭上缘。切断胃网膜左动、静脉(为了防止脾脏下极的坏死，注意保护滋养血管分支)。与此同时，清扫淋巴结第4sb及4d组，继续向上分离，分离至切断胃短动脉处。

使用超声刀在横结肠附近切断胃结肠韧带右侧，离断结肠肝曲，游离结肠及十二指肠降部及球部，沿着胃窦后壁及横结肠之间结合部，分离胃系膜及结肠系膜，胃窦后壁被拉到左前侧，结肠及其系膜被拉到右下侧，充分的暴露两者的结合部之间疏松的筋膜间隙，沿着胰头表面及胰腺颈部下缘，将横结肠右部及其系膜和十二指肠降部及球部游离，此时，胃网膜右静脉，右结肠静脉及其吻合支，胃空肠干被完全暴露，横断胃网膜右静脉在其与胰十二指肠上前静脉的结合部，以胰腺作为起始点，提起胰腺包膜，将组织从沿着胰腺前面的空间在胰腺表面朝着外上方向的胰腺下缘切开，直到到达胃网膜右动脉及胃十二指肠动脉起始部。然后，用一个Hem-o-lok结扎夹夹闭胃右网膜动脉，沿着胰腺前面的空间，近胰头表面，离断十二指肠球部下后壁，清扫第6组淋巴结。

将胃放回原处，把胃窦部拉向右下侧，把肝脏拉向右上侧，在肝胃韧带上维持一个张力，切除肝胃韧带之后，沿着肝脏左叶切开小网膜囊，直到到达贲门右侧。提起整个胃。继续分离胰腺包膜，直到暴露胃十二指肠动脉、肝总动脉、门静脉、幽门静脉、冠状静脉、胃左动脉、脾动脉及胃后动、静脉。用Hem-o-lok结扎夹夹闭幽门前静脉、胃右动脉、冠状静脉及胃左动脉。沿途清扫第5、8a、9、12a、7及11p组淋巴结，从右到左分离右膈肌角至下段食管贲门结合处，清扫第1a及1b组淋巴结。沿着胃小弯侧继续分离至贲门处，紧贴胃壁，达到胃小弯侧滋养血管，同时清扫淋巴结第3a及3b组。

切除远端胃，移除样本，通过辅助端口，完成消化道重构，沿中线越过剑突，切一个约5 cm的切口，取出切除的胃及其网膜，同时用切口保护器覆盖临近的组织，闭合十二指肠球部，荷包缝合后用铁砧夹闭。

在保留的胃大弯后壁，激发吻合器，完成胃十二指肠吻合术。

2 研究结果及总结

胃癌主要通过淋巴管越过局部淋巴结转移，这是胃癌根治术的理论基础。因此，切除足够的胃组织并且彻底清扫胃的淋巴结能够使胃癌患者达到完全缓解。目前，胃癌根治术公认的原则有：(Ⅰ)完全切除病灶；(Ⅱ)手术切缘距离肿瘤≥5 cm；(Ⅲ)完全清扫淋巴结；(Ⅳ)不接触并且完全消除散落在腹腔内的肿瘤细胞。大部分的中国外科医生已经认可了将D2淋巴结清扫术作为胃癌根治术的标准术式，腹腔镜下的胃癌根治术必须完全遵守传统开腹手术相同的法则，包括肿瘤的完全切除及切缘无残余肿瘤。淋巴结的清扫往往是其中的关键点及难点，由于在手术视野及手术器械方面的区别，腹腔镜辅助下手术，在淋巴结清扫的过程中具有特异性。尽管对于进展期胃癌行腹腔镜下根治性切除术的报道数量有限，但是目前已知的数据显示：相对于传统开腹手术，该技术不但能够改善近期疗效，其远期疗效亦有优势，从外围正常组织开始清扫淋巴结，不仅仅沿着肝总动脉，逐步暴露各级血管及分支。为了清扫各组淋巴结，以防其成为肿瘤转移的路径，我们必须成群地清扫淋巴结，而不是单独清扫。手术切除后，使小弯侧没有脂肪及淋巴结的残留。从理论上说，这种将肿瘤边缘无瘤和完全切除联起来的技术，真正的体现了胃癌根治术的肿瘤学原则，考虑到其具有大范围视野的优点，腹腔镜能够更加详细地展示小血管、神经组织、筋膜及其他组织，通过超声刀的汽化电极，很容易地打开胃的筋膜空间。总的来说，相对于开腹手术，腹腔镜提供了一个更加精细的淋巴结清扫过程。

同传统手术一样，腹腔镜技术遵从同样的要求，且需要更高的手术技巧。淋巴结的清扫及血管根部的暴露是没有捷径的——一系列步骤应在层层理论基础上来完成手术，以使所有血管结构都按照一个合理的顺序暴露出来。

当处理位于稠密或者易碎的结构层次中的淋巴结时，淋巴结的破裂及出血似乎不可避免，特别是术者前几次手术。以镇静及自信的态度，只要术者足够小心，大部分的这些意外是可以妥善处理的，从而避免了中转开腹。

对于直径小于5 mm，但是有很高出血风险的血管，在切除之前，可以使用超声刀以小功率电凝血管近段。为了避免损伤血管，在分离任何血管时，超声刀的操作面必须朝向血管外侧。

在胃的开腹手术中按照与腹腔镜技术类类似的手术方法，能够相当地缩短腹腔镜胃部手术的学习曲线；另外，一个专门的合作小组也是腹腔镜下胃癌根治术顺利实现的必要条件。

综上所述，腹腔镜下胃癌根治术及其淋巴结清扫，对胃癌患者而言是一种有效的治疗手段，更符合肿瘤学原则，而且还有创伤小、器官暴露时间短、术后恢复快的优势。

致谢

声明：作者声称无任何利益冲突。

（译者：吴冠楠，江苏省中医院消化肿瘤外科，

南京 210000。Email: wupark@sina.com）

Cite this article as: Song H, Wei Y, Yu X, Xue Y. A case of laparoscopy-assisted radical distal gastrectomy. Transl Gastrointest Cancer 2013;2(S1):43-45. doi: 10.3978/j.issn.2224-4778.2013.05.19

第四十七章：腹腔镜辅助D2根治术联合网膜囊切除术在局部进展期胃癌中的应用

Xin-Zu Chen, Jian-Kun Hu

Department of Gastrointestinal Surgery, West China Hospital, Sichuan University, Chengdu 610041, China

Correspondence to: Prof. Jian-Kun Hu, MD, PhD. Department of Gastrointestinal Surgery, West China Hospital, Sichuan University, Chengdu 610041, China. Email: hujkwch@126.com.

摘要： 在东亚地区，腹腔镜辅助胃切除术被广泛应用于早期胃癌治疗。日本的一项研究证实，网膜囊切除具有改善侵至浆膜胃癌患者的长期生存结果的趋势。我们初步探索了腹腔镜辅助D2根治术联合网膜囊切除术应用于进展期胃癌患者的可行性和安全性。然而尽管如此，由于缺乏长期随访结果，该术式尚存争议并需要更多高质量的临床试验支持。

关键词： 胃癌；腹腔镜；网膜囊切除术；淋巴结清扫；外科

View the English edition of this article at: http://www.amepc.org/tgc/article/view/1868/2856

腹腔镜辅助胃癌根治术开展至今已超过20年，在中国大陆地区也推广和发展了接近10年(1,2)。在日本和韩国，Ⅰ期胃癌病例高达50%~60%，腹腔镜辅助胃切除术用于治疗早期胃癌已被广泛认可(3,4)。根据日本胃癌协会发布的最新治疗指南，大部分胃肠外科医生认为，对早期胃癌病例可以选择性应用腹腔镜胃癌根治术。然而，我国大部分胃癌属于进展期胃癌，并且依据多数大型医院的临床经验，手术病例中早期胃癌者仅占10%~20%。我国行腹腔镜辅助胃癌手术的病例中，Ⅰ期胃癌仅占30%，行D2/D2+淋巴结清扫的比例为69%(2)。

从国内文献分析来看，腹腔镜胃癌手术的并发症发生率(10.9%)、死亡率(0.4%)、二次手术率(1.1%)及中转开腹率(4.1%)与日本和韩国报道水平相当(2,5)。中国腹腔镜胃癌外科研究组(Chinese Laparoscopic Gastric Surgery Study，CLASS)成立于2009年，我国众多腹腔镜胃肠外科医生参入其中，致力于提升我国腹腔镜胃癌外科的研究水平(2)。众所周知，既往开腹手术的临床证据奠定了D2淋巴结清扫作为可切除性进展期胃癌治疗标准术式的地位(6,7)。对于局部进展期胃癌，由经验丰富的外科医生进行腹腔镜辅助远端胃切除联合D2淋巴结清扫也经证实是安全可行的(8,9)。然而，目前我们仍旧缺乏腹腔镜辅助胃切除术治疗进展期胃癌的长期生存数据。在进行了一项多中心回顾性病理对照研究后，中国腹腔镜胃肠外科研究组启动了其第一项多中心、随机对照研究——"腹腔镜辅助远端胃大部分切除术治疗进展期胃癌(CLASS-01)"，比较分析腹腔镜和开腹治疗局部进展期胃癌的长期效果(3年总生存和复发随访数据)(10)。

对于进展期胃癌，不少胃肠外科医师在开腹胃癌根治术中能够熟练开展网膜囊切除术。然而，网膜囊切除术能否为进展期胃癌患者带来长期生存获益，目前仍存在争议。日本胃癌协会认为，网膜囊切除属于研究性技术，仅推荐该术式用于侵出浆膜(cT4a)的病例，而对于cT1-2病例则不推荐(11)。其主要风险是医源性结肠血管或胰腺实质损伤。显而易见，腹腔镜胃癌手术中进行网膜囊切除术具有一定的难度和复杂性。

日本的一项由11家医院参与的多中心随机对照试验共纳入了210例分期为T2-4aN0-1的可切除胃癌病例，比较分析了网膜囊切除术与传统的非网膜囊切除术(12,13)。结果显示，在术后总体并发症发生率方面，网膜囊切除组与非网膜囊切除组分别为14.4%和14.2%。胰瘘发生率较低，两组分别为2.9%和6.6%。中期生存分析显示网膜囊切除组有更低的腹膜复发率(8.7% vs. 13.2%)。3年生存率的亚组分析发现，侵出浆膜的亚组中，网膜囊切除有提升总生存率的趋势(69.8% vs. 50.2%，$p=0.081$)(12,13)。这证明了网膜囊切除术安全可行，并具有提高长期生存的趋势。另一项高质量的多中心随机实验(JCOG-1001)开始于2010年，计划至2020年纳入1,000例cT3-4a期病例。后者或许能够为我们评估网膜囊切除术提供更为有力的证据。

因此，基于上述研究背景，我们思考在腹腔镜下行网膜囊切除术的可行性和安全性，并且设计实施了一项研究初步探索腹腔辅助胃切除术联合完整网膜囊切除术治疗进展期胃癌的可行性和安全性。这意味着在腹腔镜辅助胃切除术加D2淋巴结清扫的基础上，还需完整切除横结肠系膜前叶和胰腺被膜。自2011年1月~2012年4月，我们纳入了16例(7例远端胃切除和9例全胃切除)可

gastrectomy for advanced gastric cancer. J Dig Oncol (Electronic Version) 2012;4:89-92.

15. Chen XZ, Hu JK, Liu J, et al. Comparison of short-term outcomes and perioperative systemic immunity of laparoscopy-assisted and open radical gastrectomy for gastric cancer. J Evid Based Med 2011;4:225-31.

16. Yoshikawa T, Tsuburaya A, Kobayashi O, et al. Is bursectomy necessary for patients with gastric cancer invading the serosa? Hepatogastroenterology 2004;51:1524-6.

17. Kochi M, Fujii M, Kanamori N, et al. D2 gastrectomy with versus without bursectomy for gastric cancer. Am J Clin Oncol,2014;37:222-6.

(译者：徐凯，北京大学肿瘤医院胃肠肿瘤微创外科，
北京 100142。Email: 18810533796@126.com)

Cite this article as: Chen XZ, Hu JK. Laparoscopy-assisted D2 gastrectomy plus laparoscopic bursectomy in locally advanced gastric cancer patients. Transl Gastrointest Cancer 2013;2(S1):46-48. doi: 10.3978/j.issn.2224-4778.2013.05.03

第四十八章：胃癌的根治性全胃切除加D2淋巴结清扫术

Luchuan Chen, Shenghong Wei, Zaisheng Ye, Hui Yu

Department of Tumor Surgery, Fujian Provincial Cancer Hospital, Fu Ma Lu, Feng Ban, Fuzhou 350014, China

Correspondence to: Luchuan Chen. Department of Tumor Surgery, Fujian Provincial Cancer Hospital, Fu Ma Lu, Feng Ban, Fuzhou 350014, China. Email: luchuanchen@Sina.com.

View the English edition of this article at: http://www.amepc.org/tgc/article/view/2072/2857

患者为我院收治的一名78岁男性。术前CT及B超提示无肝脏或肺转移，在胃周及总胆管周围可见数个肿大的淋巴结(直径1~2 cm)，这些淋巴结侵犯了胃浆膜层，腹膜后及腹主动脉旁未见肿大淋巴结。术前化疗对于该老年患者不可行，因此我们安排了根治性手术治疗。由于胆总管周围的硬质肿大淋巴结，遂决定行根治性全胃切除加D2淋巴结清扫术(视频1)。在常规清扫1、2、3、4、5、6、7、8a、9、12a、11p和11d组淋巴结的基础上，选择性清扫了12b、12p、8p和13组淋巴结。为确保完整切除，采用鞘内剥离术。术后病理提示为胃溃疡型腺癌，大小7 cm × 4.5 cm，侵犯浆膜层，可见脉管癌栓，上下切缘均净，未见明显神经侵犯，淋巴结转移结果：第1组，0/4；第2组，0/3；第3组，5/10；第4组，4/9；第5组，2/5；第6组，0/5；第7组，0/4；8a组，2/6；8p组，1/3；第9组，0/3；第10组，0/4；11p组，0/3；11d组，0/2；12a组，2/4；12b组，1/4；12p组，1/3；第13组，0/3。术后随访23个月内未见复发。

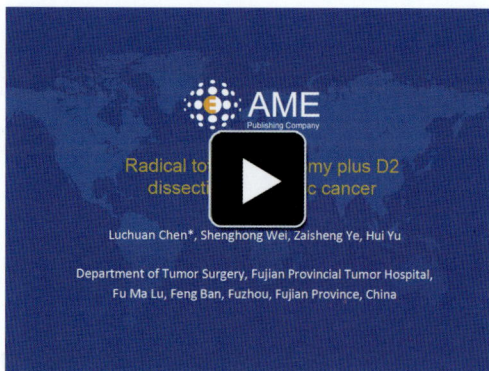

视频1 胃癌的根治性全胃切除加**D2**淋巴结清扫术。

致谢

声明：作者声称无任何利益冲突。

（译者：李昂，北京大学第一医院普通外科，
北京 100034。Email: lion_1987@outlook.com）

Cite this article as: Chen L, Wei S, Ye Z, Yu H. Radical total gastrectomy plus D2 dissection for gastric cancer. Transl Gastrointest Cancer 2013;2(S1):49. doi: 10.3978/j.issn.2224-4778.2013.05.17

第四十九章：贲门癌的根治性外科切除术：全胃切除术，D2+第10组的淋巴结清扫，食管、胆道空肠吻合术

Zongyou Chen, Hankun Hao, Yiming Zhou, Jianbin Xiang, Yantao Cai

Shanghai Huashan Hospital, No.12 Middle Urumqi Road, Shanghai 200040, China
Correspondence to: Zongyou Chen. Shanghai Huashan Hospital, No.12 Middle Urumqi Road, Shanghai 200040, China. Email: zongyouchen@hotmail.com.

摘要： 一名被评估为cT4NxM0期的71岁贲门癌男性患者，接受根治性肿瘤切除术。术中探查没有发现腹水，盆腔、肝脏、小肠以及肠系膜中也没有发现可疑转移灶；肿瘤组织学分型为溃疡型，大小约10 cm × 8 cm，位于贲门处，侵犯胃体，在胃小弯处有明显的淋巴结肿大。虽然术中冰冻病理切片没有发现第12b组淋巴结转移，但是通过Kocher切口探查我们发现了第12b组淋巴结的肿大。术中探查第16组淋巴结无明显肿大。之后我们进行了根治性全胃切除术加D2淋巴结清扫术。由于是近端进展性胃癌，将脾脏、胰体和胰尾经腹膜后分离出腹腔，进行第4sa、10、11d和4sb组淋巴结的分离术。之后我们常规进行了Roux-en-Y式的食管、胆道空肠吻合术。术后病人一切恢复正常。术后第4天的影像学检查也没有发现并发症，之后嘱病人开始规律饮食。病人术后第3周开始进行常规化疗，具体化疗方案为DOF。手术后8个月病人身体状况正常，没有明显的肿瘤转移征象。

关键词： 根治性切除术；贲门癌；全胃切除术；D2 + 第10组淋巴结清扫；食管、胆道空肠吻合术

View the English edition of this article at: http://www.amepc.org/tgc/article/view/2073/2858

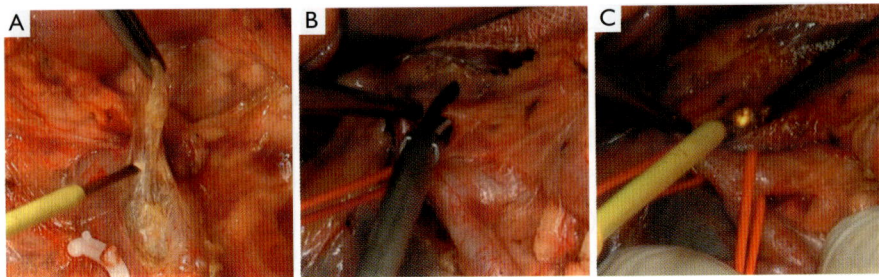

图3 (A)第14v组淋巴结的清扫；(B)在切除第12a组淋巴结的时候用颜色编码的管状物提起胰头前部血管；(C)在切除第12a组淋巴结的时候用颜色编码的管状物提起胰头前部血管以及CHA。

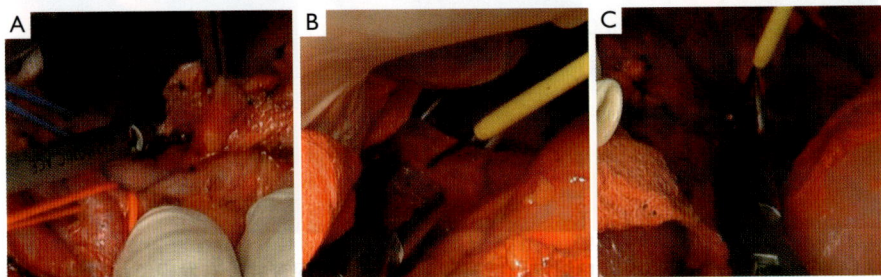

图4 (A)用颜色标记的管提起门静脉以切除第12P组淋巴结；(B)横切脾结肠韧带；(C)分离胰腺后部。

进入Henle干。所以我们在切除幽门下淋巴结要特别注意而且应该保留胰十二指肠前边的主血管(图2C)。第14v组淋巴结是否清扫尚存在争议。虽然肿瘤位于贲门的近侧部位，但是肿瘤组织很大并且浸润胃体，所以我们认为第14v组的淋巴结还是应该清除的(图3A)。

6.4 关于第12组淋巴结的清扫

在第12a组有许多淋巴结，其中部分淋巴结位于PHA血管下行处，这使得这些淋巴结很难切除。因此，应分别游离PHA和CHA，并且使用不同颜色的管状物提起，形成一个手术视野(图3B-C)。手术过程中要保护好胆总管。此外，在门静脉周围也发现了肿大的淋巴结。为了达到R_0切除，我们用同样的方法游离门静脉之后对第12p组淋巴结进行了清扫(图4A)。

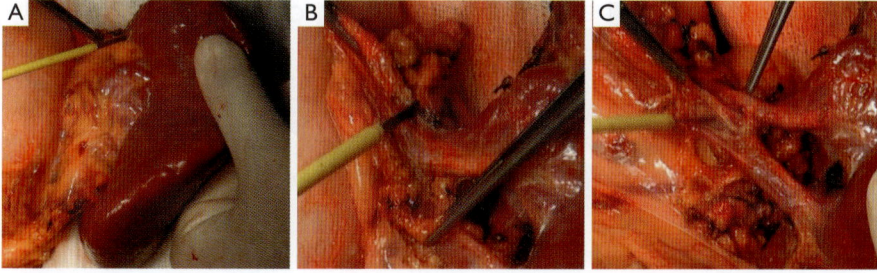

图5 在体外进行脾门淋巴结清除，(A)第一部分；(B)第二部分；(C)第三部分。

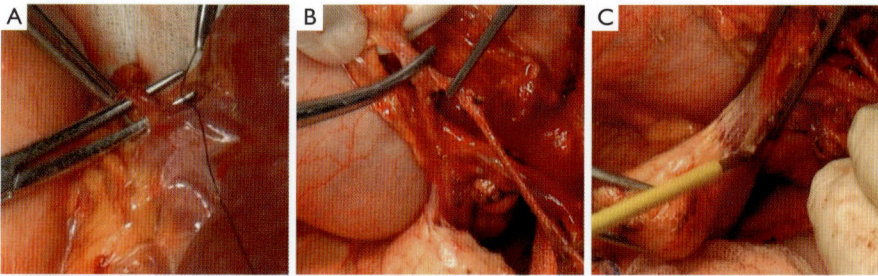

图6 (A)切断胃短动静脉，之后切除第4sa组的淋巴结；(B)从根部横断胃网膜左动静脉，之后切除第4sb组淋巴结；(C)游离并保护胰尾。

6.5 关于第4sa、4sb、10和11组淋巴结的清扫

在这个进展期的近端胃癌患者中我们进行了脾门淋巴结的清扫，这一手术既可以在离体状态也可以在术中进行原位淋巴结清扫。根据以往经验，我们首先切除脾肾韧带、脾膈韧带和脾结肠韧带，之后分离胰腺后部(图4B-C)，这样脾脏和胰头就可以移出腹腔外有利于淋巴结的清扫。这种手术方法的优势在于：(Ⅰ)在直视下的手术操作更安全可以达到更彻底的切除(图5)；(Ⅱ)在切除第4sa组淋巴结的时候，这样的手术方式可以更易分清脾脏血管的胃和脾脏分支，这对于保留脾脏的血管供应是有好处的(图6A)；(Ⅲ)和体外或者原位分离淋巴结的手术方式相比，我们的方法有利于暴露胃网膜左动静脉血管的根部，达到第4sb组淋巴结的完全切除(图6B)；(Ⅳ)能够更好地保护胰尾，避免了胰腺损伤和术后病人的胰漏(图6C)；(Ⅴ)能够更好地暴露11站淋巴结进而手术清扫(图7A-B)；(Ⅵ)在手术操作过程中应该保护脾脏最低处的血管，因为这些血管非常细并且位于胃网膜动脉分支处。在原位切除第4sb组淋巴结的时候，常常能够导致局部缺血。因为在手术过程中常常容易切断此处血管。而在这个手

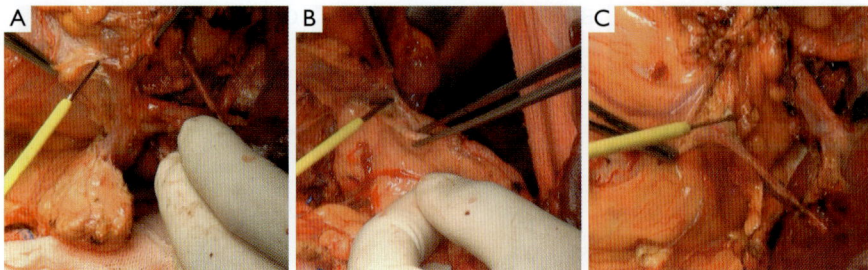

图7 (A)第11d组淋巴结的清扫；(B)第11p组淋巴结的清扫；(C)仔细游离并保护脾脏最下缘的血管。

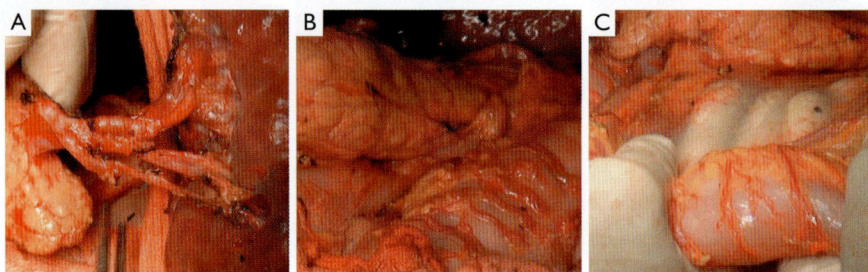

图8 (A)手术切除后的第10组和第11d组淋巴结；(B)操作完成后脾脏和胰体被放入腹腔；(C)结肠系膜区域。

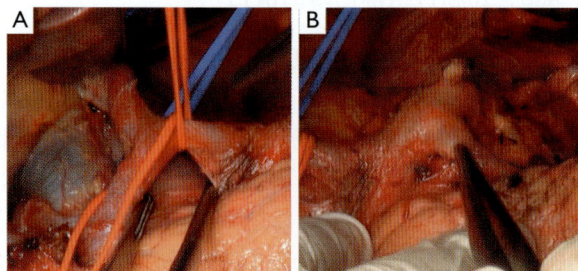

图9 (A)第12组淋巴结；(B)第7、8a和9组淋巴结。

术中，通过这种方式，这些血管得以很好的分离和保护(图7C)。在图8A可以看到手术刚刚完成的手术视野。手术完成以后，脾脏和胰腺被重新放入腹腔而不需要重新固定。这是由于脾脏歪曲很少发生所以术后病人平卧24 h即可。

淋巴清扫后的手术视野见图8C-9B。

致谢

声明：作者声称无任何利益冲突。

（简介：樊梦娇，中国人民解放军总医院内二科，
北京 100853。Email: 944717260@qq.com）

Cite this article as: Chen Z, Hao H, Zhou Y, Xiang J, Cai Y. Radical surgery for cardia carcinoma: total gastrectomy, D2 + No.10 dissection, esophagojejunal Roux-en-Y anastomosis. Transl Gastrointest Cancer 2013;2(S1):50-56. doi: 10.3978/j.issn.2224-4778.2013.05.18

第五十章：D2根治术在胃癌患者新辅助化疗后的应用

Guo-Li Li, Chao-Gang Fan, Xu-Lin Wang, Yang Li

Nanjing General Hospital of Nanjing Military Region (Jinling Hospital), Nanjing 210001, China
Correspondence to: Guo-Li Li, MD. Nanjing General Hospital of Nanjing Military Region (Jinling Hospital), Nanjing 210001, China. Email: drguoli@yahoo.com.cn.

摘要：这段视频展示了一个对术前化疗反应良好的胃癌患者的手术过程。该患者术前被胃镜确诊，CT检查发现：肿瘤位于胃窦部，直接侵及胰头，同时伴有3、6、7、8、9及11p组淋巴结转移。术前病理学分期为T4bN2M0期。该患者对术前化疗反应良好，化疗后再行CT检查示：肿瘤原发灶缩小，与胰头之间可见清晰分界，转移性淋巴结肿大消失。随后该患者接受了胃癌D2式根治术。手术看点：化疗前位于重要部位的淋巴结转移灶同肿瘤原发灶一样，坏死之后形成瘢痕组织，包绕着重要的脏器及血管。由于我们不能排除CT上看不见的转移性淋巴结病理学检测仍为阳性的可能性，因此我们在手术中必须清扫这些淋巴结，所以手术极具挑战性。

关键词：胃癌；新辅助化疗；D2根治术

View the English edition of this article at: http://www.amepc.org/tgc/article/view/2074/2859

患者，男，36岁，因"上腹部不适1月余伴饭后呕吐1月"入院。胃镜检查及活检结果确诊为胃窦癌，入院CT可见肿瘤直接侵犯胰腺头伴淋巴结3、6、7、8、9及11p站转移，肝总动脉、脾动脉根部、腹主动脉、胃左动脉根部皆可

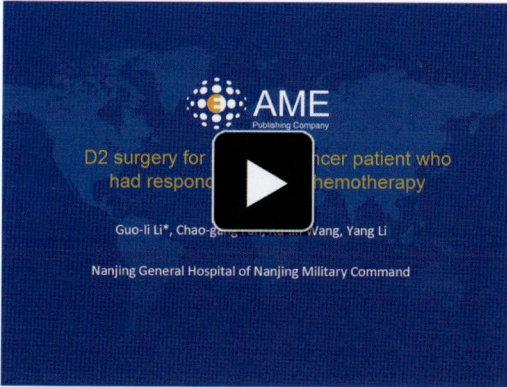

视频1 D2根治术在胃癌患者新辅助化疗后的应用。

见肿瘤侵及。单纯手术切除可能十分困难。因此，我们以FLEEOX化疗方案先行术前化疗。具体为：5-FU 370mg/m^2，缓慢静脉滴注，第1~5 d；四氢叶酸钙200 mg/m^2，静脉滴注，第1~5 d；奥沙利铂120 mg/m^2、表柔比星30 mg/m^{2}及依托泊苷(VP-16) 70 mg/m^2，肿瘤直接注射，第6、20 d。每5周重复一次。

化疗两个疗程后，复查CT可见转移性淋巴结完全消失，肿瘤原发灶仅见瘢痕组织残留，化疗结束10 d后，我们对患者行胃癌D2根治术(视频1)。

由于化疗前位于重要部位的淋巴结转移灶，坏死之后形成瘢痕组织，包绕着重要的脏器及血管。因此在我们行胃癌D2式根治术时，必须将这些疤痕组织从重要的血管周围剥离。特别是淋巴结第5、6、8、9、11p及7组相互粘连融合，手术中剥离这些淋巴结时易于引起出血，所以手术难度很大。

致谢

作者声称无任何利益冲突。

(译者：吴冠楠，江苏省中医院肿瘤外科，
南京 210000。Email: wupark@sina.com)

Cite this article as: Ahn SH, Park DJ, Kim HH. Singleincision laparoscopic distal gastrectomy for early gastric cancer. Transl Gastrointest Cancer 2013;2(2):83-86. doi: 10.3978/j.issn.2224-4778.2013.03.04

第五十一章：腹腔镜辅助下D2根治性远端胃大部切除术

Xiaogeng Chen, Weihua Li, Jinsi Wang, Changshun Yang

Department of Tumor Surgery, Fujian Provincial Hospital, Fuzhou 350001, China
Correspondence to: Xiaogeng Chen, Master of medicine, Professor, Chief physician, Supervisor of postgraduate, Member of Chinese Anti-Cancer Association-Committee of Gastric Cancer Society. Department of Tumor Surgery, Fujian Provincial Hospital, No. 13, East Street, Fuzhou 350001, China. Email: chenxiaogeng88@163.com.

摘要： 腹腔镜胃癌根治术近年来成为胃癌外科治疗领域进展的研究热点。根据《日本胃癌外科指南及日本胃癌处理规约(14版)》中所定义的D2淋巴结清扫范围，我院在进行腹腔镜下淋巴结清扫时，将胃周淋巴结划分为5组：(Ⅰ)胃左下区：胃网膜血管旁淋巴结(第4d、4sb组)；(Ⅱ)胃右下区：幽门下及肠系膜上静脉旁淋巴结(第15、14v、6组)；(Ⅲ)胃右上区：幽门上淋巴结(第5组)、肝十二指肠韧带淋巴结(第12a组)；(Ⅳ)分布于胰体部、腹腔干及三大分支的淋巴结(第7、8a、9、11p组)；(Ⅴ)胃小弯侧淋巴结(第1、3、5组)。淋巴结清扫后，将胃从下至上，由左至右游离并切除远端胃。十二指肠残端、胃大弯及胃小弯横断后由Endo-GIA关闭。切除的标本经剑突下小切口取出。最后通过此切口，直视下行RouX-en-Y胃空肠吻合术，重建消化道。

关键词： 胃癌；腹腔镜；根治性远端胃大部切除术

View the English edition of this article at: http://www.amepc.org/tgc/article/view/2075/2860

1 临床资料

1.1 一般情况

　　54岁男性病人，因中上腹部反复闷痛不适3月至我院就诊。患者闷痛不适感位于中上腹部，表现为无明显诱因的持续性钝痛，病程3个月。入院前5天行胃镜检查示胃角溃疡型胃癌(图1)；活检病理：管状腺癌II级(图2)。患者确诊"胃癌"收入院。

1.2 治疗

　　入院后腹部CT(图3)示：（Ⅰ）胃腔充盈欠佳，胃窦部胃壁不规则增厚，建议胃镜检查；（Ⅱ）肝胃间隙可见多枚小淋巴结；（Ⅲ）胆道系统可疑轻度扩张，考虑胆总管下段泥沙样结石伴慢性炎症性改变；（Ⅳ）双肾多发小囊肿。CA199 12.0 U/mL，CA724 0.9 U/mL，CEA 5.67 ng/mL，AFP 1.8 ng/mL。术前诊断胃窦小弯侧管状腺癌，分期pT1N0M0。完善术前相关检查后，于2013年1月28日行腹腔镜辅助下D2根治性远端胃大部切除术，术后予抗感染、抑酸、补液及营养支持治疗。患者术后7天拆线出院。

1.3 术后病理

　　（Ⅰ）胃窦部小弯侧早期II级管状腺癌(Ⅱc)，侵犯黏膜肌层；手术标本近端及远端切缘均未见癌侵犯，标本近端切缘再送进一步检查确认。淋巴结转移：小弯侧淋巴结(0/24)、大弯侧(0/5)，均未见转移癌，幽门部1枚淋巴结见转移癌(1/2)，幽门下(0/12)未见转移癌。(II)第14组淋巴结送检标本为脂肪血管组织。免疫组化显示：CK18(+++)，Ki67(+90%)。

2 腹腔镜辅助下根治性远端胃大部切除+淋巴结清扫手术步骤(视频1)

　　（Ⅰ）分离胃大弯左下区域：助手左手持肠钳夹持胃大弯，将胃结肠韧带向头侧牵拉暴露术野。术者持超声刀由横结肠中部向结肠脾曲方向，将大网膜从结肠分离，游离胃网膜左血管。清扫4d、4sb组淋巴结，如图4-图5所示。

　　（Ⅱ）分离胃窦及幽门下区：助手左手持肠钳夹持胃窦部向头侧牵引。术者左手将横结肠系膜向足侧牵拉，右手持超声刀沿结肠中静脉至胰腺下缘方向分离，暴露肠系膜上静脉。由下至上清扫第14v组淋巴结。向胰十二指肠前筋膜深部分离，暴露右结肠静脉及胃网膜右静脉。于胃网膜右静脉汇入Hennel干处将其结扎切断后，清扫第6组淋巴结。随后，沿根部切断胃网膜右动脉，分离十二指肠球部(图6-图7)。

273

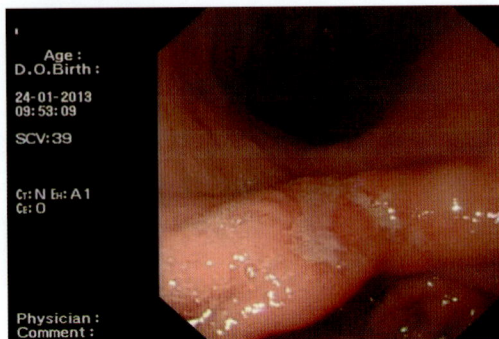

图1 胃镜下见胃角胃小弯处一溃疡病灶(直径约1 cm)。

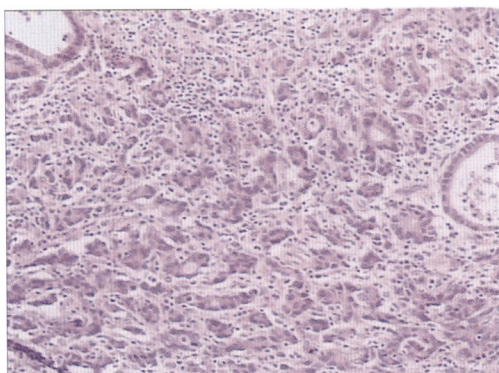

图2 病理：管状腺癌(2级)。

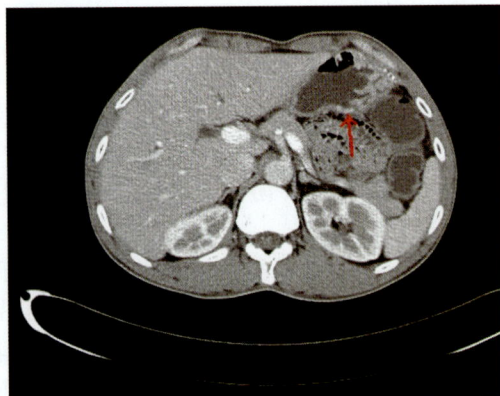

图3 CT示胃窦处胃壁不规则增厚。

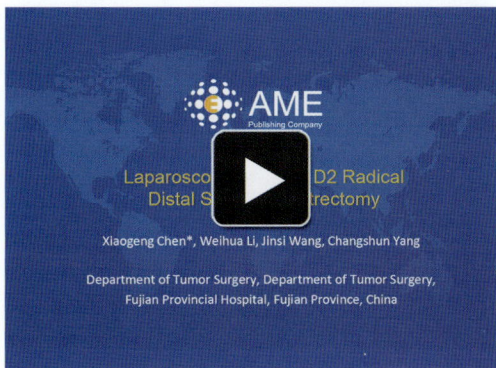

视频1 腹腔镜辅助下D2根治性远端胃大部切除术。

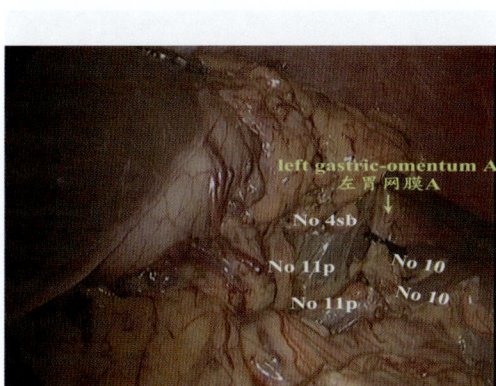

图4 清扫第4b组淋巴结。

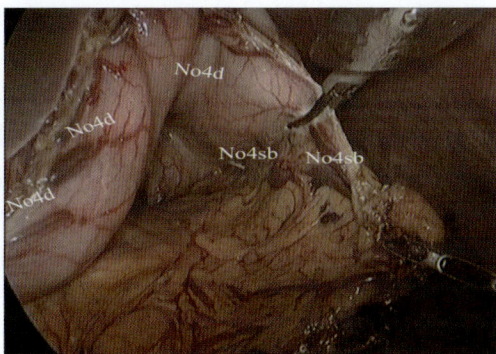

图5 清扫第4d及4sb组淋巴结。

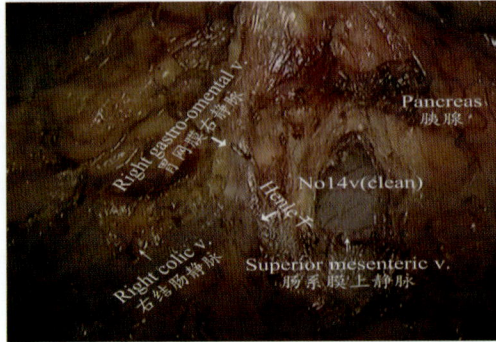

图6 清扫第14v组淋巴结；切断胃网膜右静脉后清扫第14v组淋巴结。

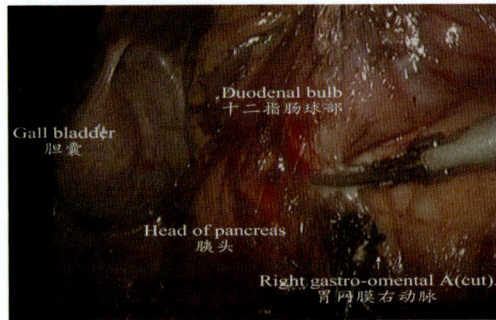

图7 沿根部切断胃网膜右动脉后分离十二指肠球部。

（Ⅲ）分离胃左上区：助手左手持肠钳夹持胃胰襞向头侧翻转，右手轻压胰头。术者左手持肠钳轻压胰腺中部，右手持超声刀紧贴胃胰襞边缘分离暴露胃十二指肠动脉、肝总动脉、肝固有动脉及胃右动脉。清扫第8、5及12a组部分淋巴结(图8)。

（Ⅳ）分离胰体上缘区：助手左手持肠钳夹持胃体将其翻向头侧，右手轻压胰体部。术者左手持肠钳轻压胰体，将胰腺包膜上缘提起。右手持超声刀沿肝总动脉上缘前方，由下至上从右向左分离肝总动脉、脾动脉、腹腔干及胃左动脉。清扫第8a、11d、9和7组淋巴结(图9)。

（Ⅴ）分离胃网膜区：助手左手持肠钳将肝脏提起，右手持钳将胃向下腹部牵拉。术者左手持肠钳牵拉肝十二指肠韧带，右手持超声刀沿肝脏至胃贲门切断肝胃韧带。沿肝固有动脉前方由上至下清扫第12a组淋巴结。于根部切断胃右动脉并清扫第5组淋巴结。用超声刀分离贲门右侧淋巴脂肪组织至胃小弯中上1/3，清扫第1组淋巴结(如图10-图11所示)。

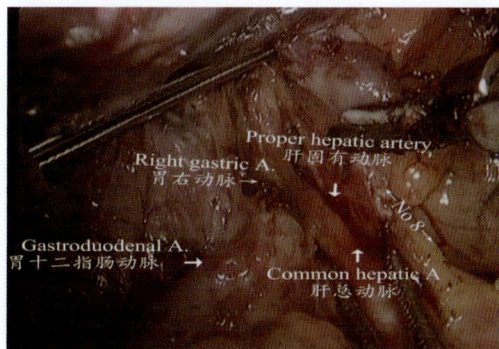

图8 暴露胃十二指肠动脉、肝总动脉、肝固有动脉及胃右动脉后，清扫第8、5及12a组淋巴结。

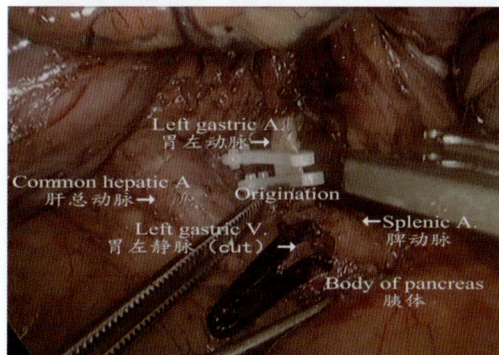

图9 分离肝总动脉、脾动脉及腹腔干后，清扫第8a、11d、9和7组淋巴结。

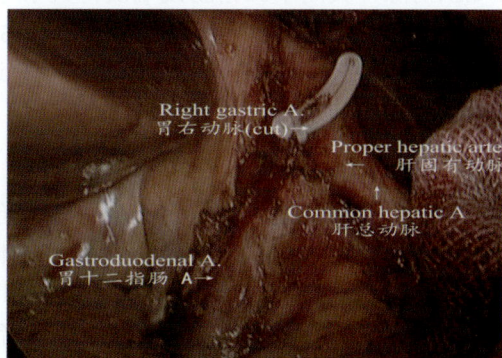

图10 沿肝固有动脉前方由上至下清扫第12a组淋巴结。于根部切断胃右动脉并清扫第5组淋巴结。

277

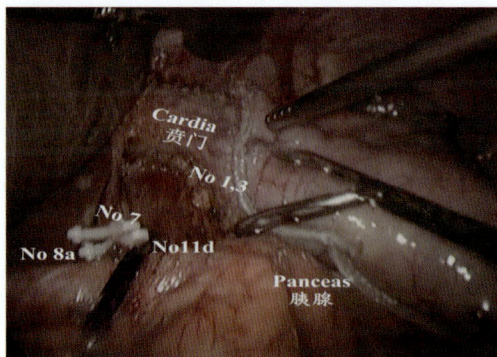

图11 用超声刀分离贲门右侧淋巴脂肪组织至胃小弯中上1/3，清扫第1组淋巴结。

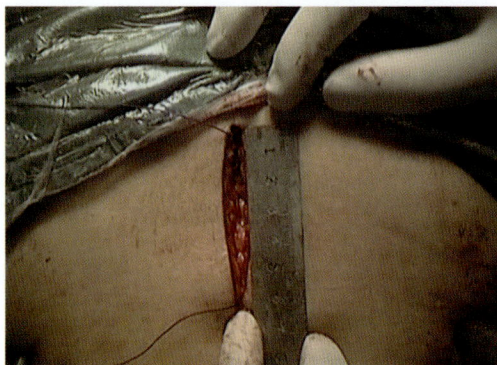

图12 检查术野后，从剑突下一长约5~6 cm的腹部小切口将标本取出(缝合后)。

(Ⅵ) 使用Endo-GIA切除并关闭十二指肠残端及胃大小弯部，切除远端胃大部，后局部冲洗。检查术野后，从剑突下一长约5~6 cm的腹部小切口将标本取出。行RouX-en-Y胃空肠吻合术重建消化道(图12-图14)。

3 结论

　　最新版的日本胃癌治疗指南将D2根治术定义为胃癌根治术的标准术式。其适应证为IB期、II期及部分III期的胃癌病人。1991年，日本外科医生首次报道了腹腔镜辅助下远端胃大部切除术应用于早期胃癌病人，其近期疗效及远期疗效均与传统开腹手术相同(1-3)。然而，在进展期胃癌患者中应用D2根治术的大样本量研究甚少。胃癌根治术成功的关键在于胃周淋巴结的彻底清扫。虽然这极具挑战，但随着相关的外科技术日臻成熟，已有许多研究表明D2根治

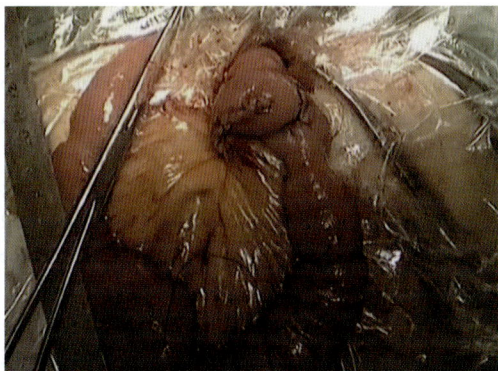

图13 直视下距Treitz韧带**15 cm**横断空肠，距横断处**45 cm**行近远端空肠端侧吻合术。

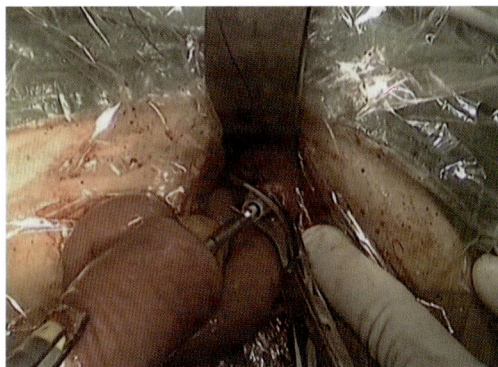

图14 直视下行胃空肠端侧吻合，重建消化道。

术可以显著延长进展期胃癌患者的生存。部分临床研究也进一步证实，对早期及部分进展期胃癌患者，腹腔镜辅助下D2根治术与开腹手术的疗效相同(4-6)。根据我们的临床经验，当按照不同区域进行分离与切除操作时，腹腔镜辅助下的D2根治术在手术创伤、疼痛、术后恢复及腹壁疤痕方面均优于传统的开腹胃癌根治术。

致谢

声明: 作者声称无任何利益冲突。

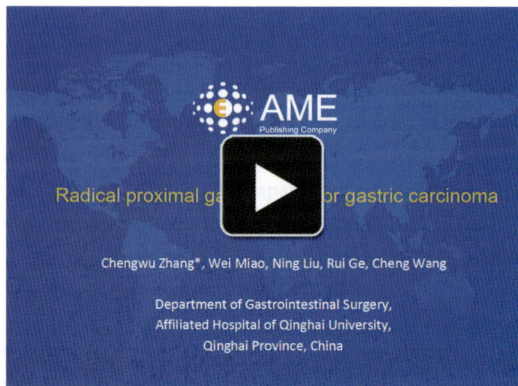

视频1 胃癌的根治性近端胃切除术。

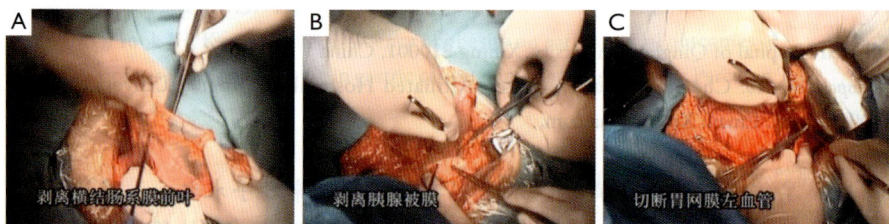

图1 (A)剥离横结肠系膜前叶；(B)剥离胰腺被膜；(C)切断胃网膜左血管。

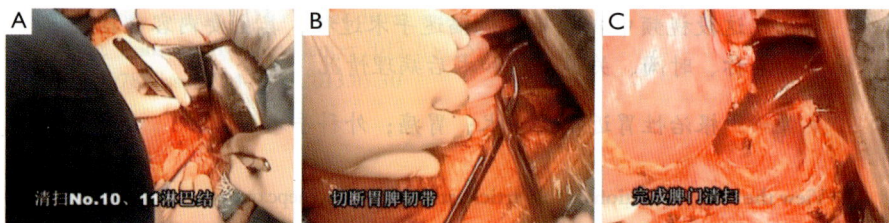

图2 (A)清扫第10和11站淋巴结；(B)切断胃脾韧带；(C)完成脾门清扫。

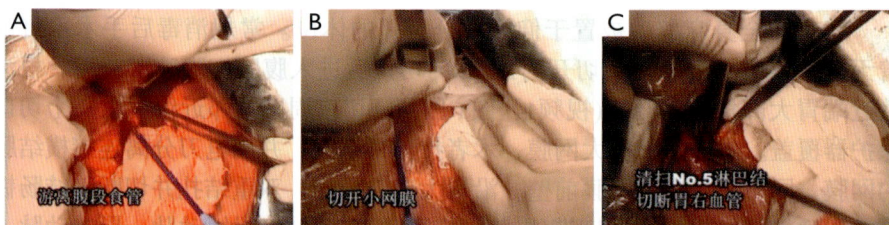

图3 (A)游离腹断食管；(B)切开小网膜；(C)清扫第5组淋巴结切断胃右血管。

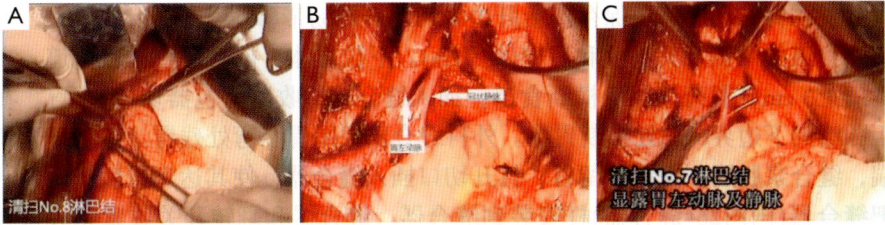

图4 (A)清扫第8淋巴结；(B)胃左动脉；冠状静脉；(C)清扫第7站淋巴结显露胃左动脉和静脉。

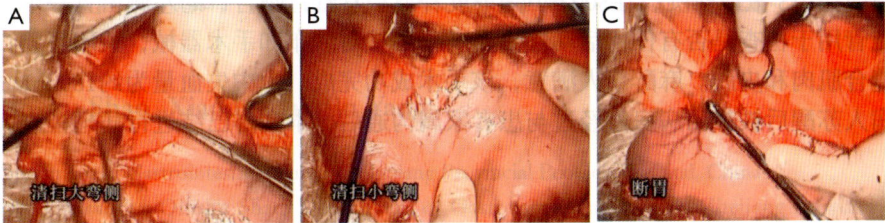

图5 (A)清扫大弯侧；(B)清扫小弯侧；(C)切胃。

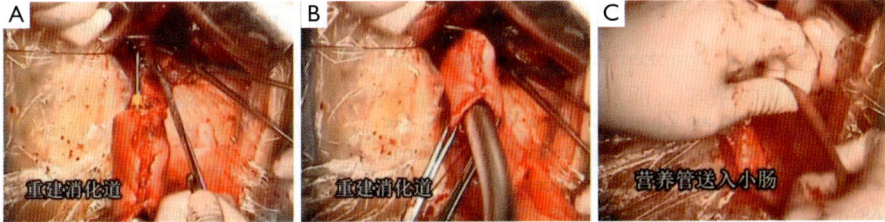

图6 (A)重建消化道；(B)重建消化道；(C)营养管送入小肠。

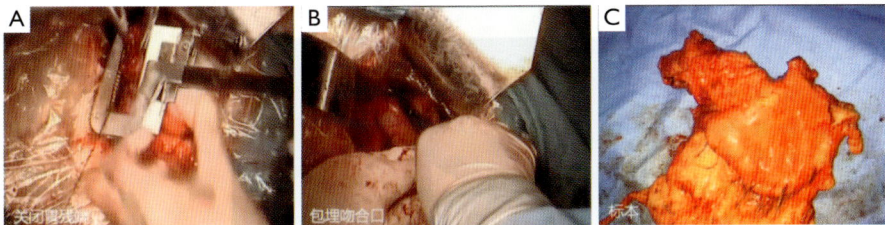

图7 (A)关闭胃残端；(B)包埋吻合口；(C)标本。

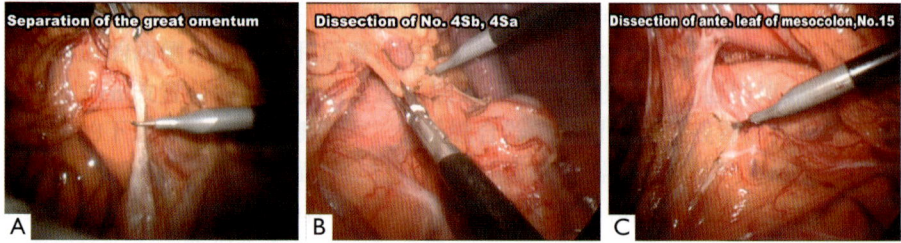

图1 (A)首先，用超声刀沿着横结肠(transverse colon)边缘切除大网膜(the greater omentum)；(B)解剖分离胃脾韧带(the gastrosplenic ligment)，并清扫第4Sa和4Sb组淋巴结；(C)清扫结肠系膜的上位叶和胰腺上位叶幽门右缘的淋巴结(第15组)。

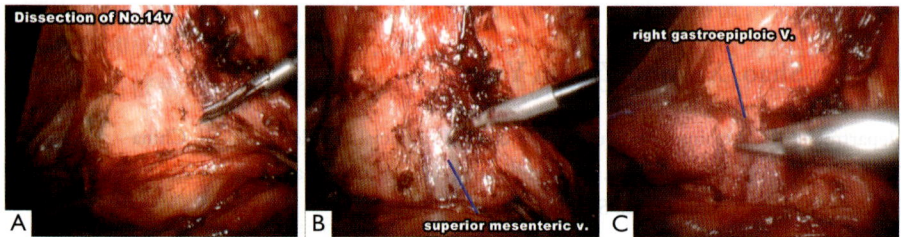

图2 (A)清扫第14v组淋巴结；(B)暴露肠系膜上静脉(the superior mesenteric vein)；(C)暴露并在起始处钳夹胃网膜右血管(the right gastroepiploic vessel)。

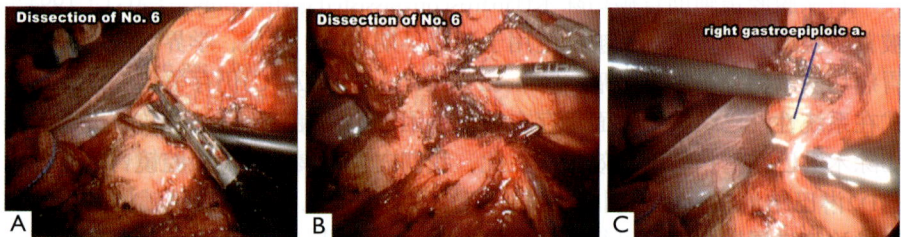

图3 (A)清扫第6组淋巴结；(B)移除第6组淋巴结；(C)切除胃网膜右动脉(the right gastroepiploic artery)。

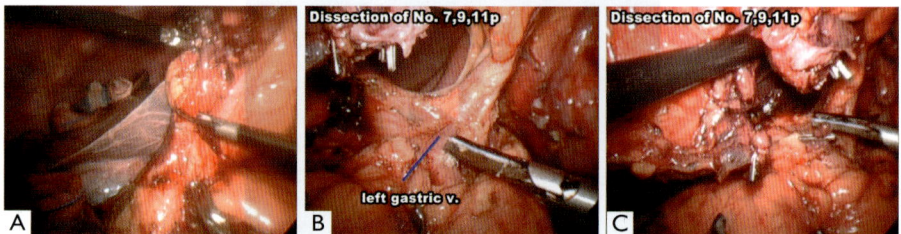

图4 (A)在起始处钳夹胃网膜右动脉(the right gastroepiploic artery)；(B)清扫第7、9、11p组淋巴结；(C)在起始处钳夹胃左静脉(the left gastric vein)。

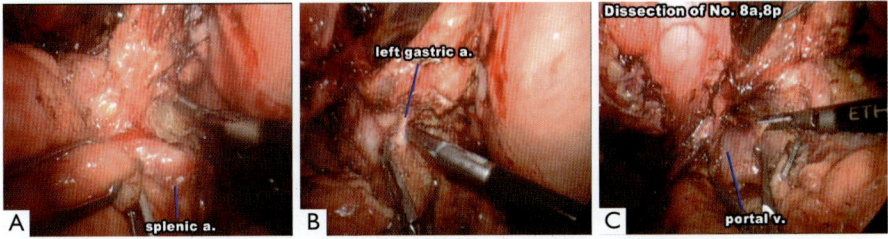

图5 (A)解剖分离胃脾韧带，并沿着脾缘将其切除；(B)解剖分离胃左静脉(the left gastric vein)，并在腹腔干(the celiac trunk)处将其切断；(C)清扫第8a、8b组淋巴结。

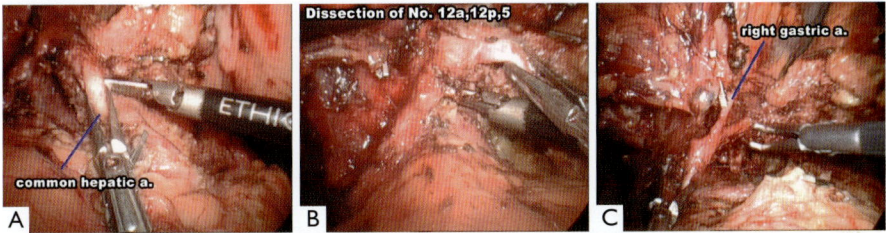

图6 (A)沿着胃十二指肠动脉(the gastroduodenal artery)将肝总动脉(the common hepatic artery)骨骼化；(B)清扫第12a、12p、5组淋巴结；(C)解剖分离胃右动脉(the right gastric artery)。

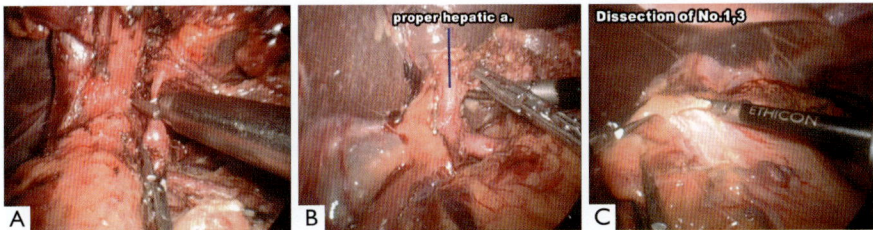

图7 (A)在起始处切断胃右动脉；(B)骨骼化肝固有动脉(the proper hepatic artery),并清扫第12a组淋巴结；(C)清扫第1、3组淋巴结时，可一并切除小网膜(the lesser omentum)。

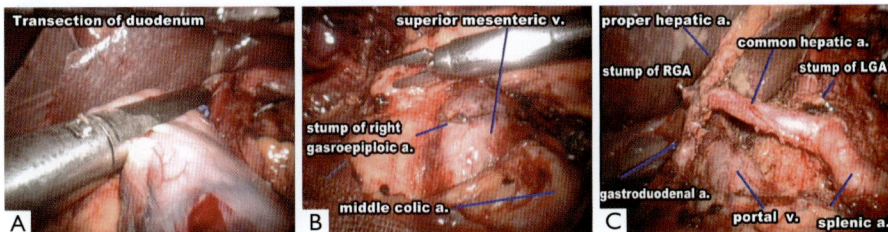

图8 (A)横断十二指肠；(B)观察骨骼化的血管(肠系膜上静脉，superior mesenteric vein；胃网膜右动脉残端，stump of right gastroepiploic artery；中结肠动脉，middle colic artery)；(C)观察骨骼化的血管(肝固有动脉，proper hepatic artery；胃网膜右动脉残端；胃网膜左动脉残端，stump of LGA；胃十二指肠动脉，gastroduodenal artery；门静脉，portal vein；脾动脉，splenic artery)。

287

致谢

声明：作者声称无任何利益冲突。

(译者：陈大理，四川大学华西医学院胸外科，
成都 610041。Email: chendali1989@sina.cn)

Cite this article as: Shao Q, Yu X, Yang J. Laparoscopic D2 dissection for gastric cancer. Transl Gastrointest Cancer 2013;2(S1):69-72. Doi: 10.3978/j.issn.2224-4778.2013.05.24

第五十四章：腹腔镜辅助远端胃癌D2根治术的外科解剖

Da-Guang Wang, Liang He, Yang Zhang, Jing-Hai Yu, Yan Chen, Ming-Jie Xia, Jian Suo

Department of Gastrointestinal Surgery, The first Hospital, Jilin Medical Un ersity, Changchun 130000, China

Correspondence to: Jian Suo. Department of Gastrointestinal surgery, The first Hospital, Jilin Medical Un ersity, No. 71, Xin Min Da Jie, Changchun 130000, China. Email: suojian0066@yahoo.com.cn.

摘要： 腹腔镜胃大部切除术现已被国内外广泛接受。由于胃局部解剖的复杂性以及淋巴结清扫的较高要求，这项技术仍然很难在基层医院普及。我们自2009年起开展腹腔镜胃癌根治术，到目前为止，已经完成了349例腹腔镜远端胃癌D2根治术。

关键词： 腹腔镜胃癌手术；解剖

View the English edition of this article at: http://www.amepc.org/tgc/article/view/2078/2863

腹腔镜胃癌根治术已经被国内外广泛接受。由于胃局部解剖的复杂性以及淋巴结清扫的较高要求，这项技术仍然很难在基层医院普及。我们自2009年起开展腹腔镜胃癌根治术，到目前为止，已经完成了349例腹腔镜远端胃癌D2根治术，并将其相关外科解剖做一总结，详见下文。

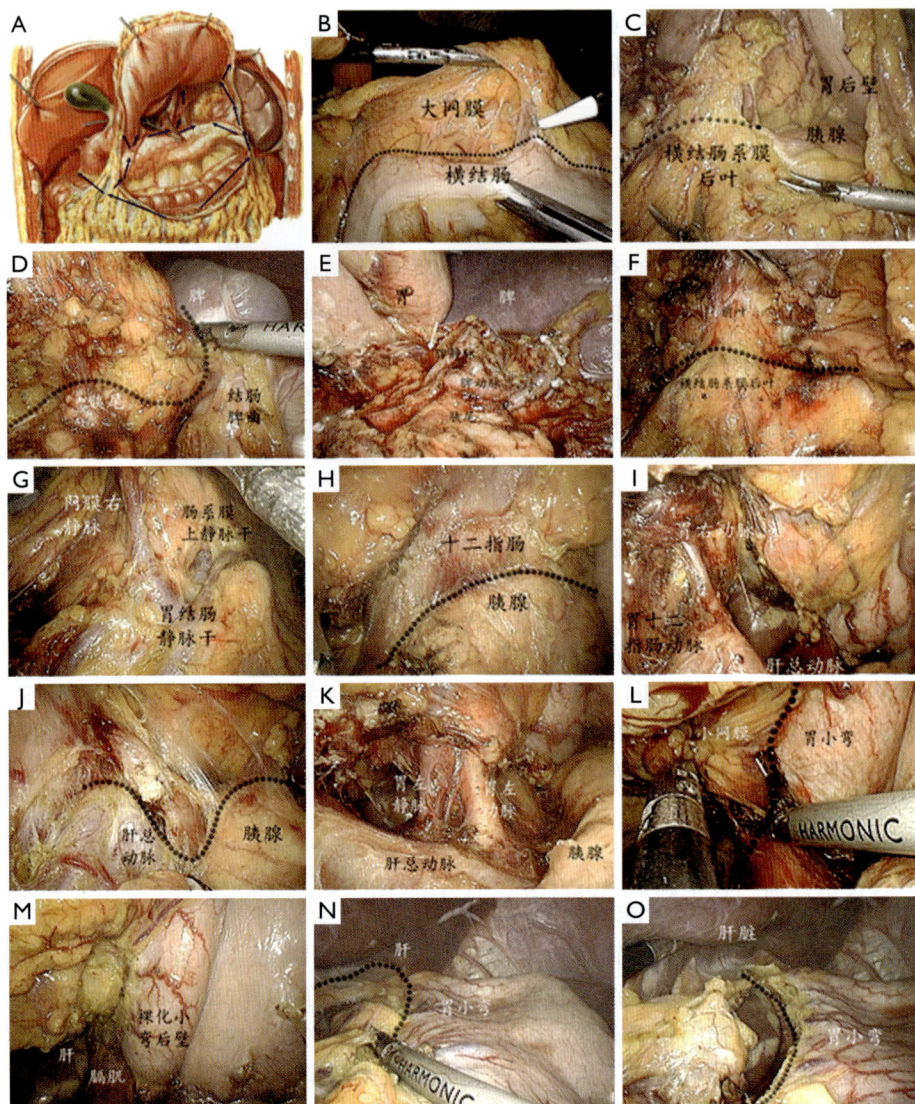

图2 (A)手术区域操作顺序；(B,C)大网膜横结肠区域的表面标志和深部结构；(D,E)结肠-脾脏下区域的表面标志及深部结构；(F,G)胃窦-幽门下区域的表面标志及深部结构；(H,I)胰腺右前平面区域的表面标志及深部结构；(J,K)胰前中央平面区域的表面标志及深部结构；(L,M)胃小弯后壁区域的表面标志及深部结构；(N,O)肝下胃小弯前壁区域的表面标志及深部结构。

表 1 手术区域及切除范围

手术区域	表面标志	深部结构	分离平面	切除内容
大网膜—横结肠区域	大网膜，横结肠	胃后壁，胰腺前方平面，胃小弯	大网膜与横结肠连接处	大网膜
脾下极—横结肠—脾曲区域	结肠脾曲，脾脏，胰尾，胃壁，胃网膜左血管	胰腺实质，脾动、静脉，胃网膜左血管，胃短血管	胰尾前间隙	第4组；第10、11组淋巴结
胃窦—幽门下区域	横结肠，胃窦，十二指肠球部，胰头，胰颈，胃网膜右血管	肠系膜上静脉，胃结肠静脉干，胃网膜右动、静脉，十二指肠壁，胰腺实质	横结肠系膜前后叶，胰颈前间隙	横结肠系膜前叶；第6组；第14v、15组淋巴结
胰前平面右侧区域	胃窦和十二指肠后壁，胰头，胰颈，胃右血管	胃十二指肠动脉，肝总动脉，肝固有动脉，胃右动脉	胰头前间隙，胰腺上缘后间隙，肝十二指肠后间隙	第5组；第8、12组淋巴结
胰前平面中央区域	胃体后壁，胰颈，胰体，胃左血管	胃左动、静脉，脾动脉，肝总动脉	胰体前间隙，胰腺上缘后间隙	第7、8、9组；第11组淋巴结
胃后壁-小弯区域	胃体后壁，小网膜，肝表面	胃后壁小弯侧显露	小网膜胃小弯连接处	第1、3组淋巴结
胃前壁-小弯肝下区域	胃体前壁，小网膜，肝表面，肝十二指肠韧带	胃壁小弯侧显露，肝固有动脉，十二指肠球部上缘	小网膜胃小弯连接处，小网膜肝表面连接处	第1、3、5组淋巴结

露横结肠系膜前后叶之间的间隙。于胰颈下方继续沿着胰腺后间隙分离，显露肠系膜上静脉，清扫第14组淋巴结。随后显露胃网膜右动脉根部，血管夹夹毕并切断。显露十二指肠球中后壁，清扫第6组淋巴结(图2G)。

2.1.4 胰腺右前区域

助手利用两副手术钳向上抓起胃体和胃窦，使得十二指肠球部垂直并稍向右侧伸展，术者在胰腺被膜与胰腺头、颈和胰腺实质间的胰腺前间隙向患者头侧分离显露胃十二指肠动脉。助手在胰腺上缘分离肝胰皱襞，进入胰腺后间隙显露肝总动脉(图2H)。随后继续沿肝总动脉血管前间隙(表面间隙)向右分离直到胃十二指肠动脉分叉处，进入肝十二指肠韧带后间隙，向头侧分离显露肝固有动脉主干和胃右动脉。根部夹毕并切断胃右动脉。沿肝固有动脉表面解剖肝十二指肠韧带，在此区域内完成第12组、第5组和8a组淋巴结的清扫(图2I)。

A

下腔静脉

门静脉

胃右动脉

胰十二指肠上、
下前动脉

肠系膜上动静脉

胃左动、静脉

胃网膜左动、
静脉

胃后动、静脉

脾动脉

胰腺

B

肝总管

胆囊

胆囊管

胆总管

门静脉

胃十二指肠动脉

胃动、静脉

胃网膜右动、
静脉

胃左动脉

腹腔干

肝总动脉

脾动脉

胃网膜右动、
静脉

胃

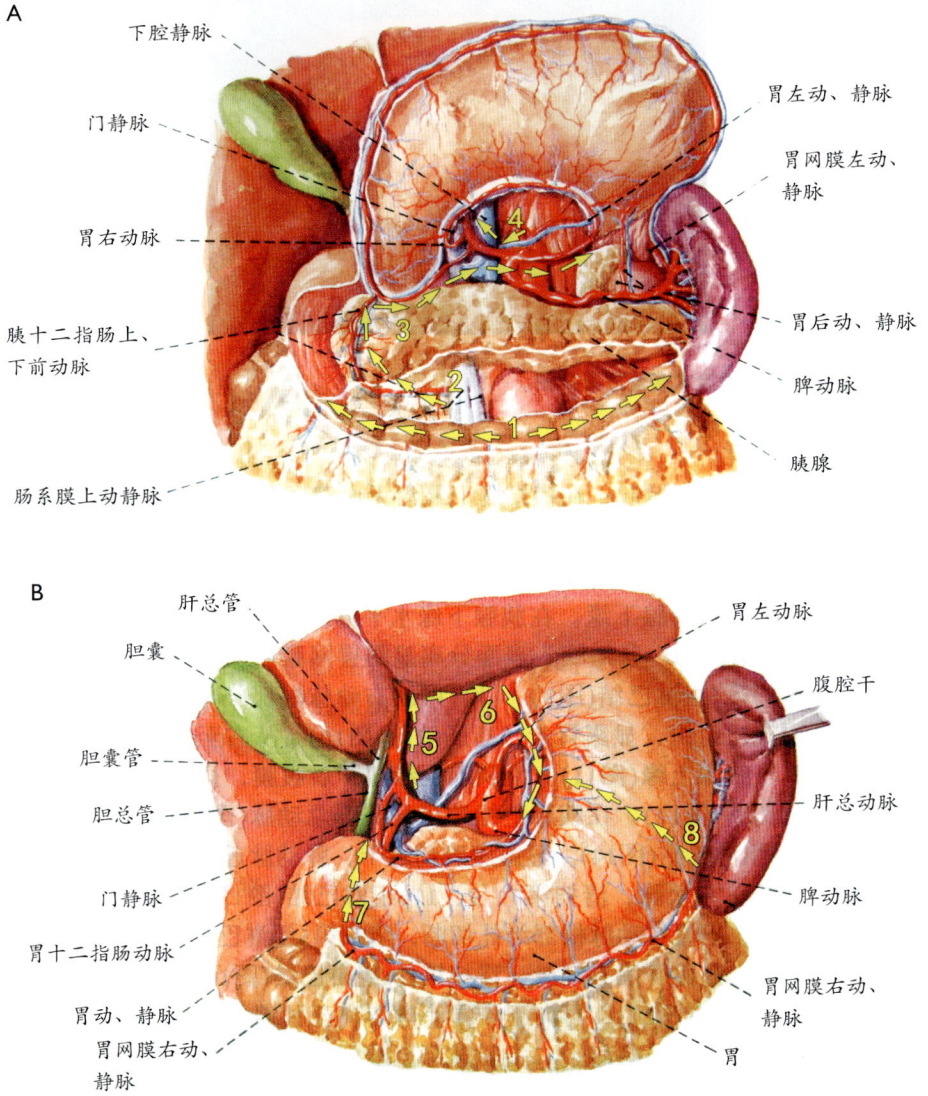

图4 1. 游离胃结肠韧带；2. 清扫肠系膜上静脉周围淋巴结(第14v组)；离断胃网膜右动静脉，清扫幽门下淋巴结(第6组)；3. 清扫胃左动脉旁淋巴结(第7组)、肝总动脉旁淋巴结(第8组)、腹腔动脉旁淋巴结(第9组)；4. 根部离断胃左动脉、胃右动脉；5. 沿肝固有动脉清扫肝十二指肠韧带内淋巴结(第12a组)；6. 沿肝下缘分离小网膜，由贲门右向下、沿胃小弯分离小网膜，清扫贲门右淋巴结(第1组)及胃小弯淋巴结(第3组)；7. 在幽门下横断十二指肠；8. 在距肿瘤上缘6 cm横断胃体。

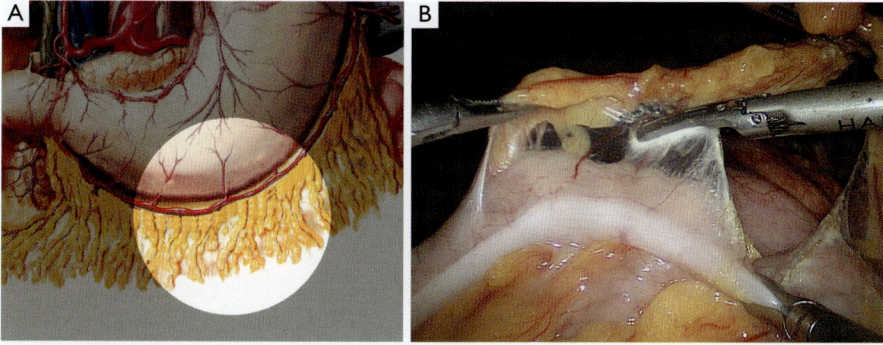

图5 沿横结肠上缘无血管区切开胃结肠韧带。

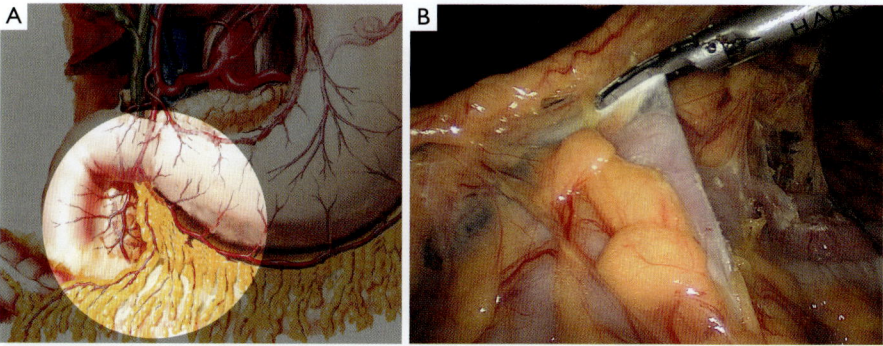

图6 沿无血管区向右分离至结肠肝曲。

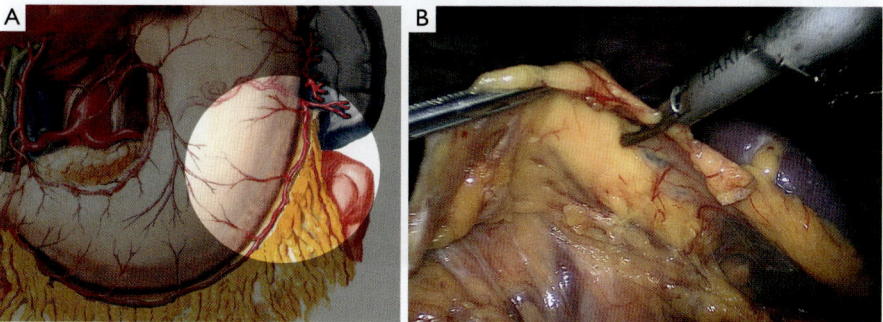

图7 沿无血管区向左分离至脾下极，结扎切断胃网膜左血管。

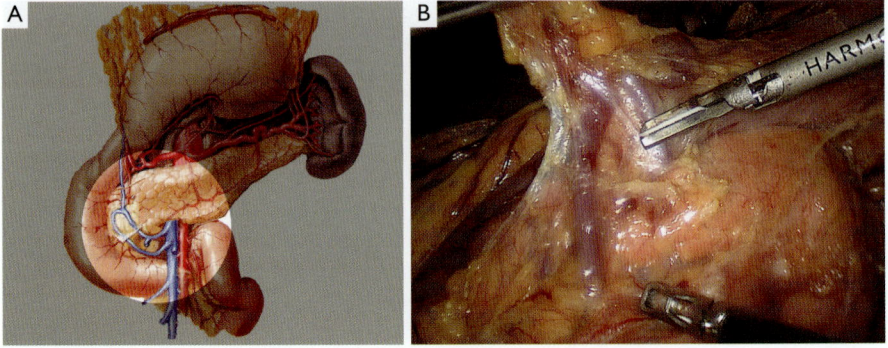

图8 沿横结肠系膜后叶的结肠中静脉游离至胰腺下缘。在此可见肠系膜上静脉。显露胃肠静脉干，清扫第**14v**组淋巴结。

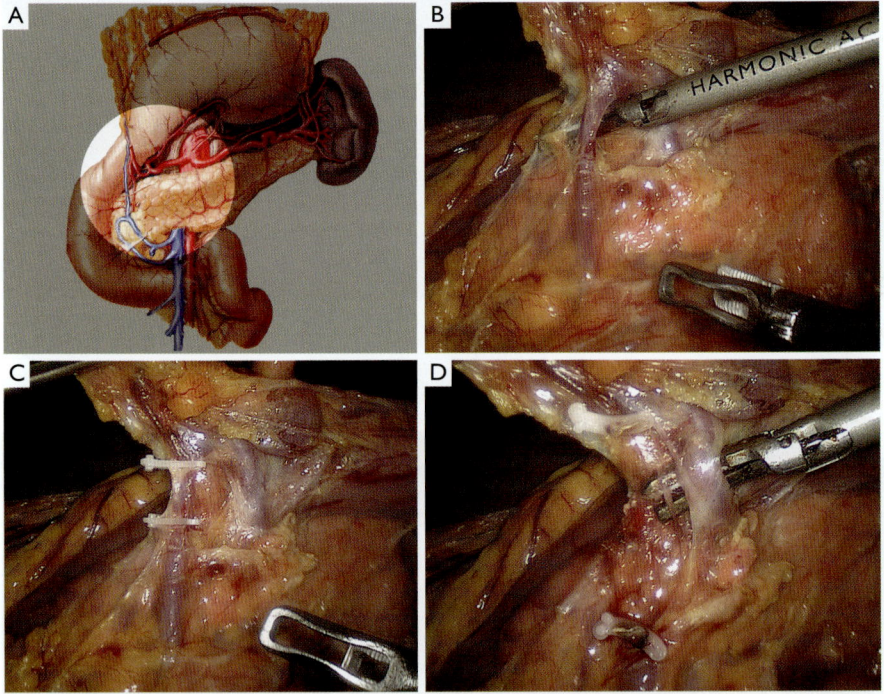

图9 贴胰头的表面先后结扎切断胃网膜右静脉、动脉，清扫第**6**组淋巴结。

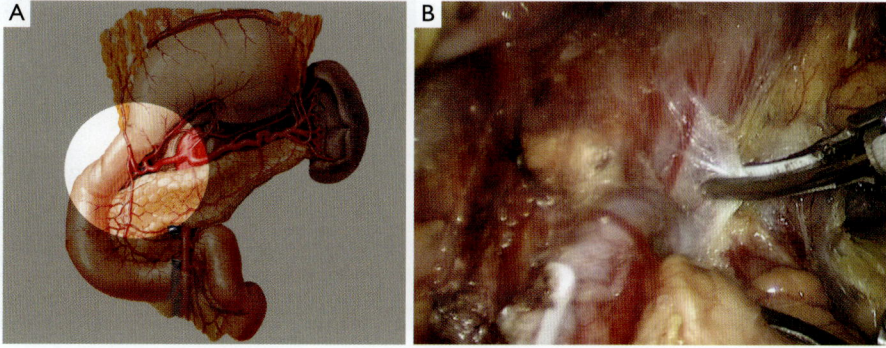

图10 沿胃网膜右动脉根部，分离胃窦、十二指肠和胰腺之间的疏松组织，显露胃十二指肠动脉。

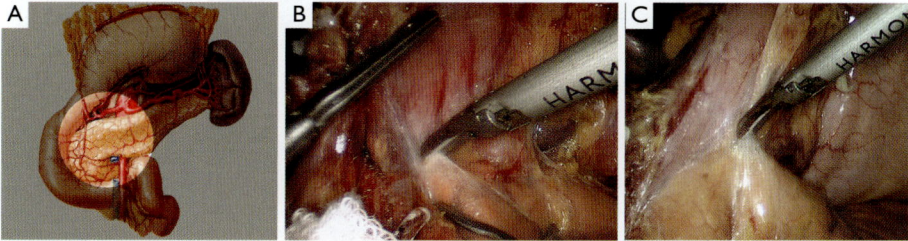

图11 从右至左、从下至上剥离胰腺表面包膜。

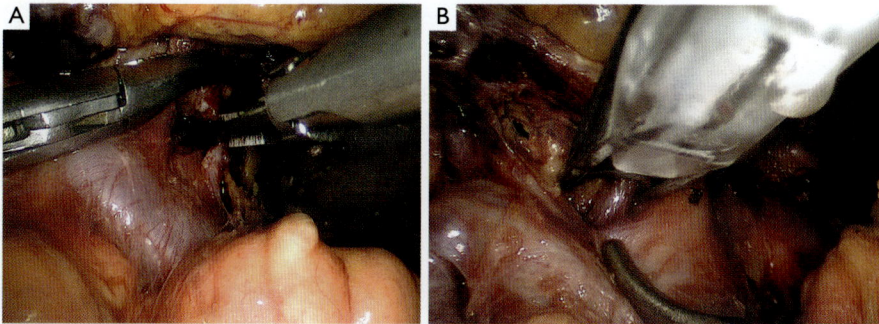

图12 沿胰腺上缘剪开后腹膜，显露冠状静脉，近基底部结扎离断。

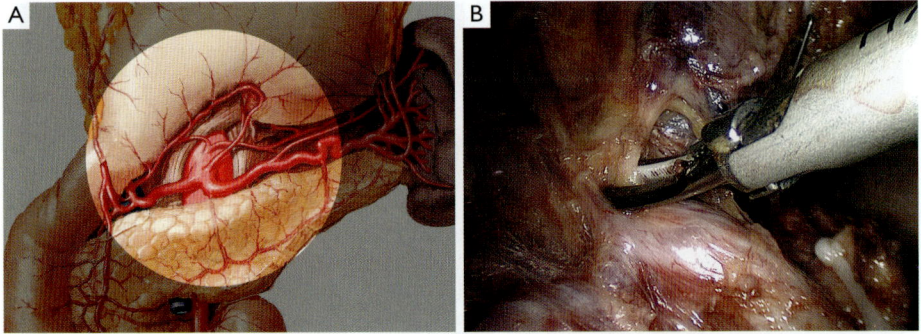

图13 在胰腺上缘显露肝总动脉。

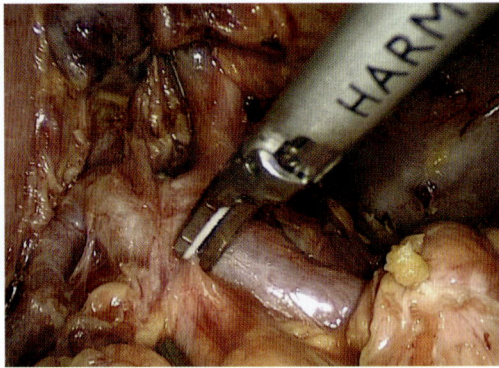

图14 显露肝总动脉，切开动脉鞘，裸化动脉壁，清扫第8组淋巴结。

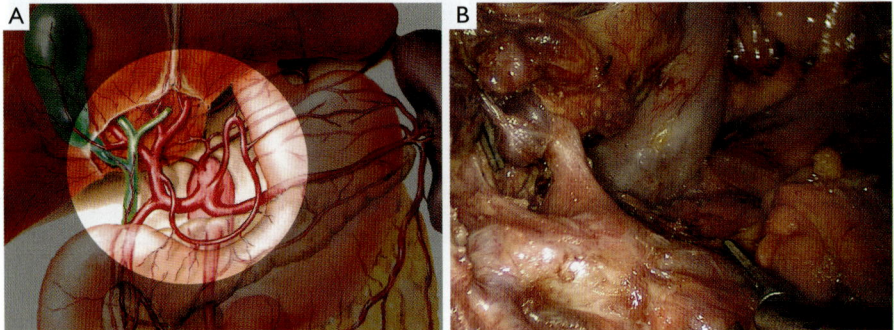

图15 沿肝总动脉鞘向上分离，显露胃左动脉，向左显露脾动脉根部。

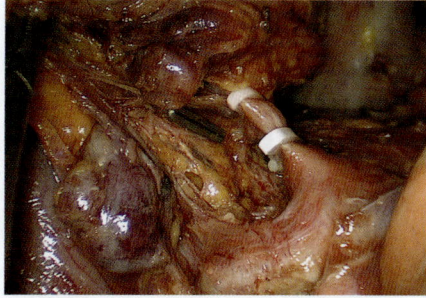

图16 显露胃左动脉，根部结扎。

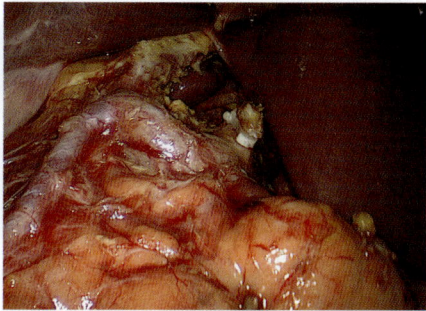

图17 根部切断胃左动脉，显露腹腔干，清扫第7、9组淋巴结。

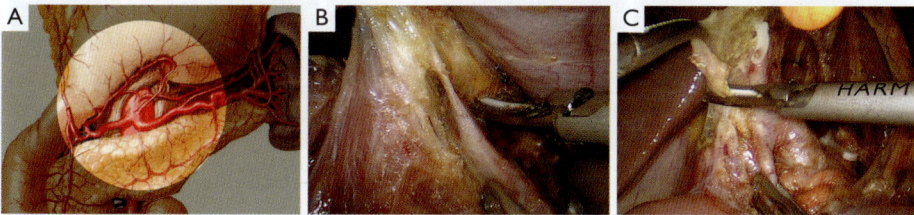

图18 沿肝固有动脉游离，根部结扎切断胃右动脉，清扫第5组淋巴结。

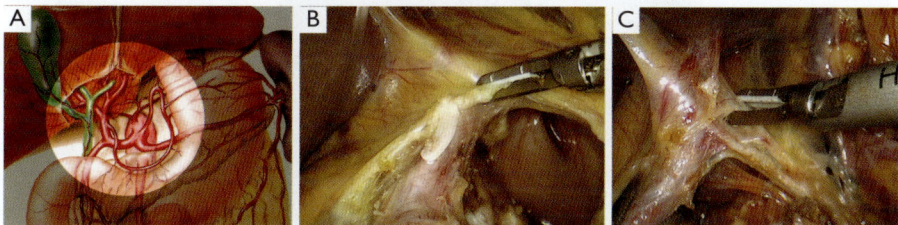

图19 沿肝十二指肠韧带内肝动脉剥离，清扫第12a组淋巴结。

307

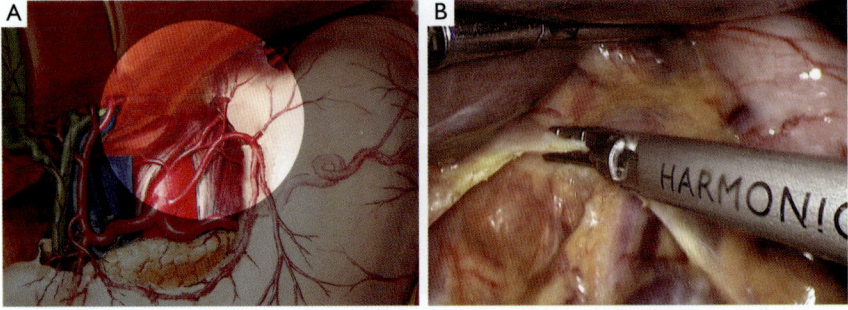

图20 紧贴肝下缘切断小网膜。

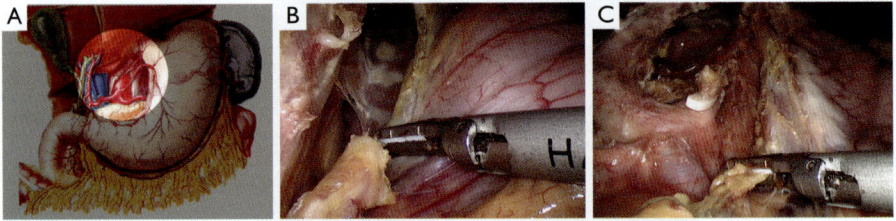

图21 从贲门右侧向下沿胃小弯游离小网膜，清扫第1、3组淋巴结。

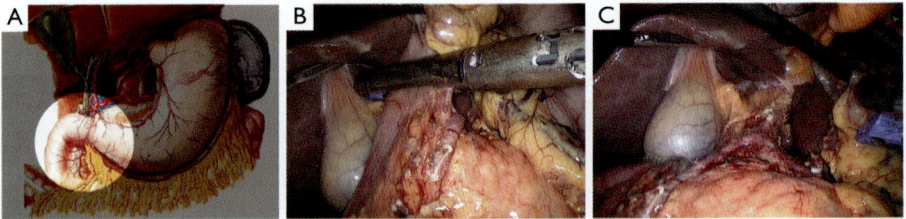

图22 用直线切割闭合器在幽门下2 cm处离断十二指肠。

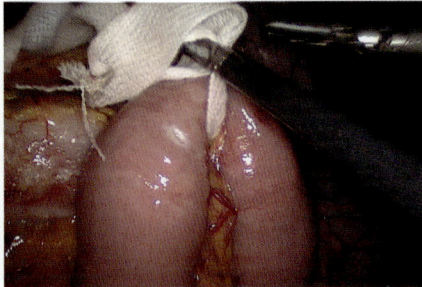

图23 用布带标记距Treitz韧带12 cm处空肠。

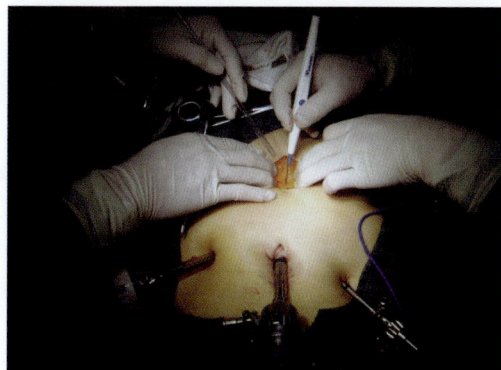

图24 上腹正中纵向切口5~6 cm。

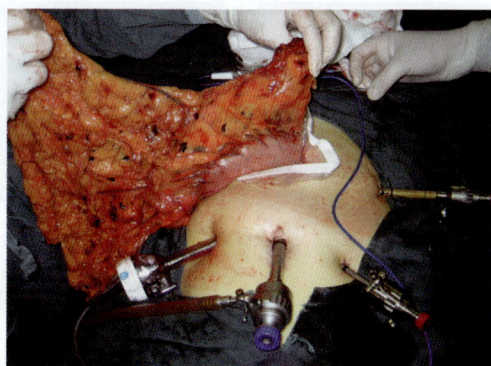

图25 将远端胃、周围淋巴组织及大小网膜经切口提出腹腔。

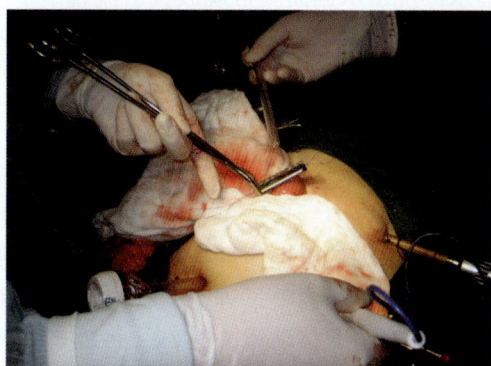

图26 将空肠近段提出腹腔，在标记处放置钉砧头。

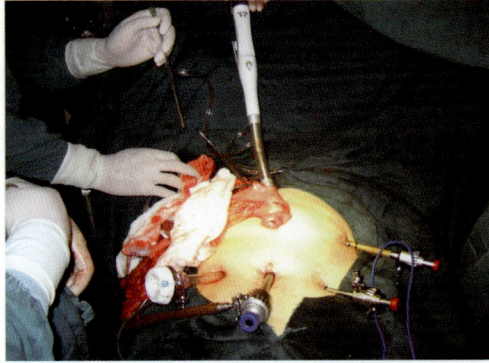

图27 用圆形吻合器将胃体后壁和空肠近段作Billroth Ⅱ式吻合。

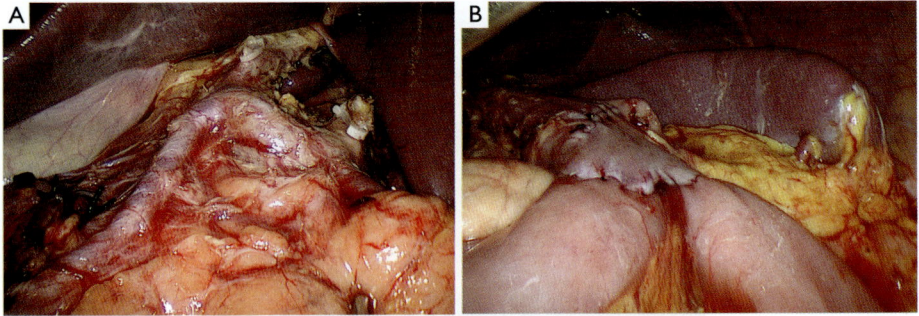

图28 手术结束前检查腹腔内出血及吻合口情况。

与十二指肠行端侧吻合。缝合小切口，建立气腹，检查腹腔内出血和吻合口情况(图28)。大量蒸馏水冲洗手术创面。常规放置引流管于手术创面，由左上套管孔引出。放尽气腹，拔出各套管，逐层缝合脐部套管孔，术毕。标本如图所示(图29-图30)。

9 评论

(Ⅰ) 腹腔镜胃癌手术过程中，扶镜手必须准备充分，因其切除范围广，操作跨度大。当镜头随着操作部位移动时，要兼顾术野整体观和局部方大观的转换调整。调整过程需平稳过渡，避免镜头不稳定造成的"晕船感"。大角度移动镜头时，须将镜头缩回套管口，然后缓慢转动镜头。

(Ⅱ) 注意局部区域的反向视野问题。术者站在患者左侧处理结肠脾区大

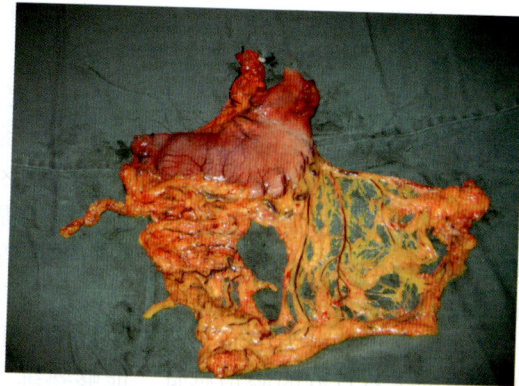

图29 切除的远端胃和大、小网膜及其周围淋巴组织。

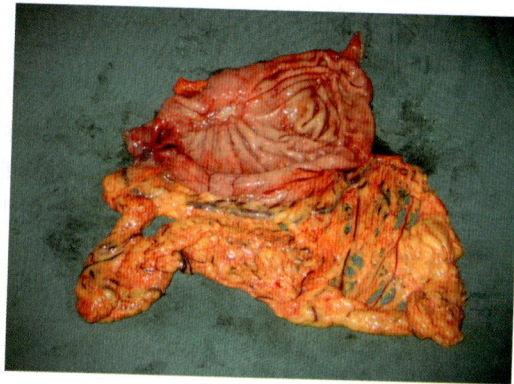

图30 剖开标本见胃肿瘤。

网膜时，腹腔镜视线方向和操作器械方向呈较大角度，即所谓反向视野，术者要迅速适应这种情况，调整感觉，把握操作的准确性。站在患者右侧的助手在处理结肠肝曲时也面临这一问题。

（Ⅲ）与开放手术的视角不同，腹腔镜手术的视线和腹腔器官解剖层面几乎呈水平状。术中常需要把组织向上提起以显露术野，因此要正确处理局部解剖与视线方向的关系。如腹腔镜手术中将胃大弯下缘向上提起显露胃后壁及胰头，紧贴胰头表面分离裸化胃网膜右动、静脉，于根部结扎切断，以清扫第6组淋巴结。然而，开放手术中是在幽门下处理胃网膜右动、静脉。因此，在腹腔镜手术中如果不能确定血管的来源，须将胃放回原位，比较提起前后的位置变化，以确定血管解剖，以避免误扎。

第六十三章：远端胃癌D2根治术

Ping Dong

Xin Hua Hospital Affiliated to Shanghai Jiao Tong University School of Medicine, Shanghai 200092, China
Correspondence to: Ping Dong. Xin Hua Hospital Affiliated to Shanghai Jiao Tong University School of Medicine, Shanghai 200092, China. Email: dongping1050@yahoo.com.cn.

View the English edition of this article at: http://www.thecjcr.org/article/view/2477/3416

1 患者资料

一名56岁男性因"反复上腹部疼痛不适2个月余"到我院就诊。体检发现贫血貌，全腹软，未及明显肿块，左锁骨上淋巴结(-)，直肠指检(-)。胃镜见胃窦小弯侧一隆起溃疡性病变，表面污秽，质地脆，易出血。超声内镜提示胃壁肌层侵犯。病理活检提示腺癌。CT和MRI未见明显异常。据此，胃癌诊断明确，术前分期T3N0M0，定于2013年4月21日在全麻下行远端胃癌D2根治术。手术顺利，术中出血约250 mL。手术时间3 h。术后病理示胃窦中分化腺癌，侵犯浆膜，2/35个淋巴结阳性。术后分期：ⅢA期(T3N1M0)。患者术后12 d出院，在肿瘤科接受化疗(奥沙利铂+CF+5-FU)，治疗过程无殊。

2 手术过程

手术主要采用彭淑牖教授研制的多功能手术解剖器(Peng's multifunction operative dissector，PMOD)，它集刮扒、吸引、电切、电凝和其他操作功能于一体。考虑到胃癌手术中淋巴结清扫的重要地位(图1)，我们将手术分为3个步骤。为了实现整块切除包括淋巴结在内的手术标本，全部过程应按照"从右到左，从下到上"的顺序(详见视频1)。

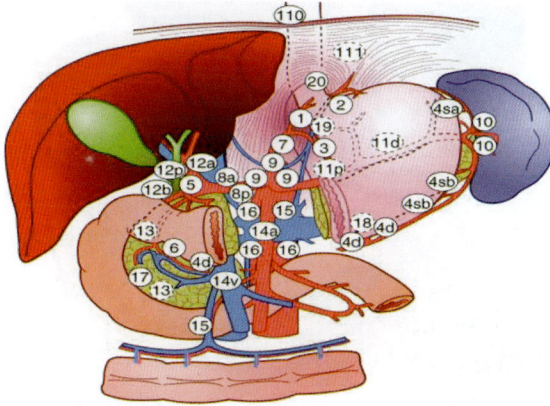

图1 胃癌淋巴结分布。

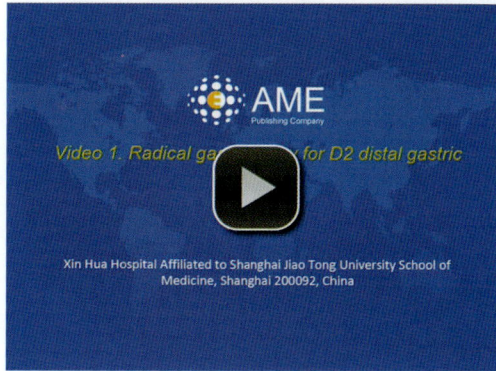

视频1 远端胃癌D2根治术。

2.1 步骤 1

肾筋膜和Kocher切口(图2)：打开Kocher切口，切除右肾筋膜和右肾周脂肪囊，逐步显露右肾静脉、下腔静脉、右生殖血管和腹主动脉。胰头(第13组)淋巴结随之被显露，十二指肠在此过程中被游离。

处理大网膜和横结肠系膜：主刀医生左手持血管钳提起大网膜，助手反方向牵拉横结肠以形成张力。主刀右手持PMOD自结肠肝区向结肠脾区打开胃结肠韧带，剥除横结肠系膜前叶至胰腺下缘，显露胃结肠静脉干，后者由右结肠静脉、胃网膜右静脉汇合而成，最终汇入肠系膜上静脉。清扫周围的脂肪和淋巴组织(第14组)，分离胃网膜右静脉并从根部结扎。顺势掀起胰腺包膜及周围脂肪和淋巴组织。剥离胰腺包膜的顺序是从中间向右侧，直至显露胃十二指

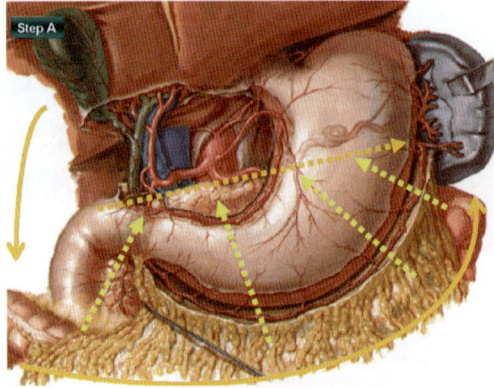

图2 步骤1：肾筋膜、Kocher切口、胃结肠韧带途径。

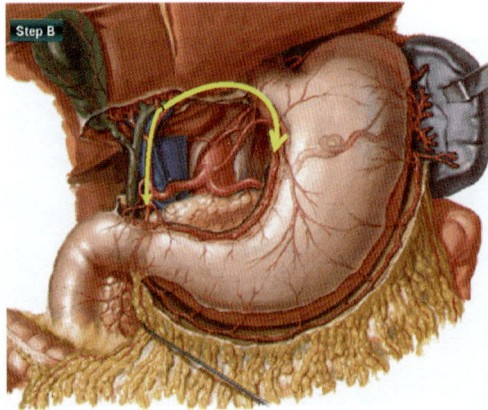

图3 步骤2：处理小网膜。

肠动脉。沿胃十二指肠动脉寻找胃网膜右动脉，并从根部结扎，清扫周围脂肪和淋巴组织(第6组淋巴结)。

2.2 步骤2

处理小网膜(图3)：在幽门以远2 cm处离断十二指肠，胃被向上翻转，在胆总管左侧缘沿纵向分离，显露肝固有动脉和门静脉。分离范围向上至胆总管分叉处，向下延续到肝总动脉发出胃十二指肠动脉处。肝固有动脉右侧和表面的脂肪及淋巴组织逐步向左侧清扫(第12a组)，当胃右动脉显露时从根部结扎并清扫周围脂肪和淋巴组织(第5组)。沿肝脏下缘1 cm处离断肝胃韧带，向上直至右膈脚(第1组和第3组)。

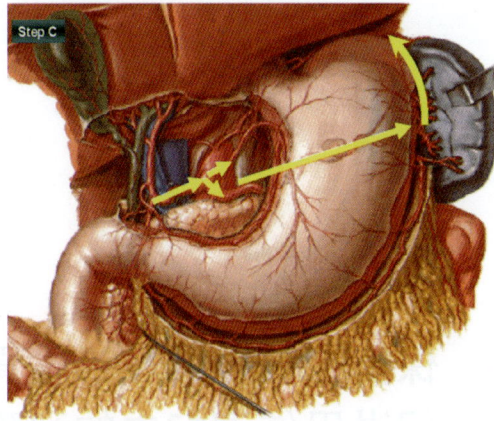

图4 步骤3：处理腹腔干结构和胃大弯区域。

2.3 步骤3

处理腹腔干结构和胃大弯区域(图4)：以肝固有动脉为标记，朝腹腔干方向逐步分离，依次显露肝总动脉、脾动静脉起始部和胃左动静脉。在胃左血管根部结扎离断，清扫第8a、7、9和11p组淋巴结。在清扫第8和11p组淋巴结时常常可以见到胰腺发出的滋养血管。通过使用PMOD适当的刮剥，上述的小血管可被迅速分离和凝闭，确保手术视野清晰，出血量最少，避免过多的钳夹对胰腺组织造成损伤。将胃向上方牵引可较好显露脾动脉从腹腔干发出的起始部。沿着脾动脉主干向脾门方向清扫周围的脂肪和淋巴组织(第11组淋巴结)。离断脾胃韧带。在此过程中，需要在根部结扎胃网膜左动静脉，完成第4sa组淋巴结清扫。

致谢

声明：作者声称无任何利益冲突。

(译者：顾劲扬，南京大学医学院附属鼓楼医院肝胆外科，
南京 210008。Email: gjynyd@126.com)

Cite this article as: Dong P. Radical gastrectomy for D2 distal gastric cancer. Chin J Cancer Res 2013;25(4):468-470. doi: 10.3978/j.issn.1000-9604.2013.08.07

第六十四章：保留脾脏的D2根治性胃切除术脾门淋巴结清扫中的刮除及吸引术

Wei Wang, Lijie Luo, Yansheng Zheng, Jin Wan

Department of Gastrointestinal Surgery, Guangdong Provincial Hospital of Traditional Chinese Medicine (the Second Affiliated Hospital, Guangzhou University of Traditional Chinese Medicine), Guangzhou 510120, China

Correspondence to: Wei Wang. Department of Gastrointestinal Surgery, Guangdong Provincial Hospital of Traditional Chinese Medicine (the Second Affiliated Hospital, Guangzhou University of Traditional Chinese Medicine), Dade Road No. 111, Guangzhou 510120, China. Email: ww1640@yeah.net.

摘要： D2根治性胃切除术是中上部胃癌的标准治疗术式。根据1月份最新的胃癌根治指南，脾门淋巴结清扫术在该术式中是必需的。本文报道了一例采用刮除术和吸引术进行的D2式胃大部切除术，术中成功完成了横结肠前叶切除、血管剥蚀及脾门淋巴结清扫。

关键词： 胃癌；胃切除术；淋巴结清扫；刮除术和清扫

View the English edition of this article at: http://www.thecjcr.org/article/view/2478/3417

1 简介

尽管全球范围内胃癌发病率呈下降趋势，但其在亚洲地区远较西方高发(1)。中国是胃癌发病率最高的国家之一，全球约40%的新发胃癌患者出现在中国(1,2)。恶性肿瘤是我国居民的主要死因，其中胃癌排名第三位(1)。D2根治性胃切除术是中下部胃癌的标准治疗术式。根据1月份最新的胃癌根治指

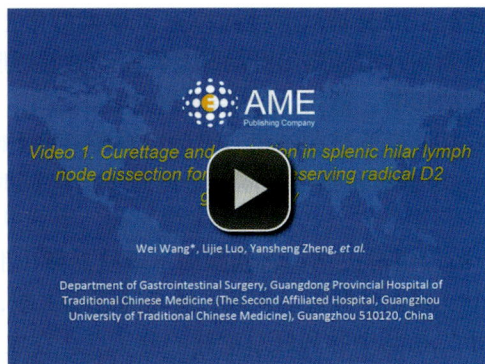

视频1 保留脾脏的D2根治性胃切除术脾门淋巴结清扫中的刮除及吸引术。

南，脾门淋巴结清扫术在该术式中是必须的。本研究报道了一例采用刮除术和吸引术进行的D2式胃大部切除术。

2 资料与方法

2.1 资料

病人为男性，44岁，接受胃镜检查发现胃小弯侧有一25 mm × 28 mm的胃溃疡。术前诊断为胃癌(近端，低分化腺癌，Ct3N0M0，Bormann II 型)。术中探查提示肿物位于胃小弯近贲门处，约30 mm × 25 mm，未突破浆膜层。术中诊断为近端胃癌sT3N0M0 (EGA Siewert 分类 III 型)。

2.2 手术方法

在视频1中，病人取仰卧位，手术在常规气管内麻醉下进行。为探查充分，行12 cm上腹部正中切口，切口以无菌垫保护，并行自动环形牵开器暴露。

游离大网膜以及横结肠系膜前叶：第二助手用左手将横结肠向下牵引，主刀和一助分别用左手和右手将前叶钳住，主刀右手持彭氏多功能手术解剖器(Peng's multifunction operative dissector，PMOD)从右至左完整的将横结肠系膜前叶离断。

第14组淋巴结清扫：在横结肠下方，游离胰腺下缘和结肠中动脉静脉，清扫胰腺下缘周围，肠系膜上静脉及结肠中静脉的根部的淋巴结组织。

第6组淋巴结清扫：于胰腺前暴露胃结肠干，游离出胃网膜右静脉，结扎其根部(COVIDIEN LF4200)。清扫周围的脂肪和淋巴组织。游离胃网膜右静脉与更深区域的胃网膜动脉，完成第6组淋巴结清扫。

第六十五章：腹腔镜进展期远端胃癌D2切除术

Jiang Yu, Yanfeng Hu, Tao Chen, Tingyu Mou, Xia Cheng, Guoxin Li

Department of General Surgery, Nanfang Hospital, Southern Medical University, Guangzhou 510515, China
Correspondence to: Guoxin Li. Department of General Surgery, Nanfang Hospital, Southern Medical University, Guangzhou 510515, China. Email: gzliguoxin@163.com.

摘要：腹腔镜进展期远端胃癌D2切除术的正确实施有赖于术者对胰周间隙、血管鞘内间隙的解剖学特点，胰和血管分叉的标志性作用，以及胃周血管的解剖多样性有足够清晰的认知。标准化手术步骤更基于对淋巴结区域分布的总结。

关键词：胃癌；胃切除术；腹腔镜

View the English edition of this article at: http://www.thecjcr.org/article/view/2509/3418

D2淋巴结清扫术已被广泛应用于传统开腹手术，其对局限性进展期胃癌的疗效已获得充分肯定(1)。然而，这一术式在腹腔镜手术中的可行性在世界范围内只有少量确定性报告(2,3)。产生这种情况的主要原因在于胃周解剖的复杂性所导致的腹腔镜下淋巴结清扫的技术局限(4)，而淋巴结清扫正是评价手术和判断预后的重要指标(5)。我科自2004年实施这项术式以来，逐步积累了腹腔镜下进展期胃癌转移淋巴结清扫的经验。我们认为这项术式是在对胃周解剖间隙(6)、解剖标志及血管变异充分认识的基础上，对手术步骤的合理安排及对腹腔镜技能的充分应用。

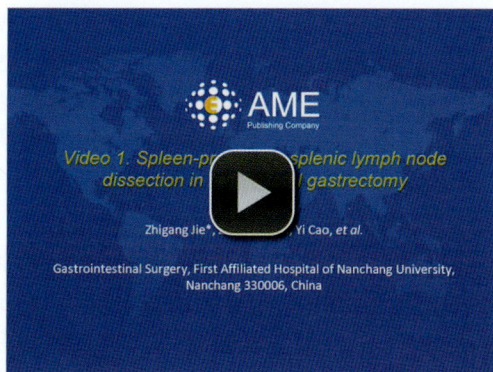

视频1 腹腔镜进展期远端胃癌D2切除术。

远端胃癌根治术的重点在于区域淋巴结的清扫。日本胃癌手术指南及日本胃癌治疗指南(7)中指出远端胃癌D2淋巴结清扫的范围包括第1、3、4sb、4d、5、6、7、8a、9、11p、12a及第14v组淋巴结，新的指南中将不包含第14v组淋巴结。

根据胃周淋巴结分布和腔镜技术特点，尤其是胃体、胃窦向头侧翻转后腔镜下胃周的局部解剖学特点，可将D2范围的胃周淋巴结划分为5个区域：

（Ⅰ）左下区(胃网膜血管周围的第4sb、4d组淋巴结).

（Ⅱ）右下区(主要包括幽门下、胃网膜右血管根部的第6组淋巴结及肠系膜上静脉周围的前版本中的第14v组淋巴结)。

（Ⅲ）右上区(幽门上方第5站淋巴结及肝十二指肠韧带内的第12a组淋巴结)。

（Ⅳ）胃体后方中央区(围绕腹腔干及其三大分支分布的第7、8a、9、11p组淋巴结)。

（Ⅴ）肝胃间区(沿胃小弯分布的第1及第3组淋巴结)。

根据以上分类方法，将我科所行腹腔镜下远端胃癌D2淋巴结清扫术的标准步骤描述如视频(视频1)：

（Ⅰ）近横结肠切断左侧胃结肠韧带进入脾下极和胰尾层面。关键要点是张紧展平大网膜横结肠附着处并将其由大网膜游离置于近脾曲的横结肠系膜前后间隙，直至胰尾下极清楚显露。

（Ⅱ）离断胃网膜左血管根部。关键要点是张紧展平脾胃韧带、挡开胃底后壁、显露脾门和胰尾、将胰囊由胰尾下方翻转至上方。靠近胰尾上缘由根部夹闭离断胃网膜左动静脉，并沿胃大弯剔除网膜至胃体远端。这步操作的主要目的是清扫第4sb及4d站淋巴结。

（Ⅲ）近横结肠系膜切断右侧胃结肠韧带达结肠肝曲，并自十二指肠球部沿胰头表面游离结肠肝曲。关键要点是沿胃窦后壁与结肠系膜愈合线切开胃系膜及结肠系膜，向左前方牵拉胃窦后壁，同时向右下方牵拉结肠系膜显露潜在疏松融合筋膜间隙。在此过程中需要仔细分离血管。特别注意的是解剖层面应当充分暴露，以便从十二指肠降段将粘附于胰头表面胰颈下缘的横结肠及其系膜剥离。此步操作的目的是清晰暴露由胃网膜右静脉、右结肠静脉汇合而成的胃结肠干(不同病人可有变异)。

(Ⅳ)离断胃网膜右血管。关键要点是充分暴露十二指肠、胰头及胰颈下缘，以便由胰十二指肠上静脉和前静脉交汇上方离断胃网膜右静脉。操作过程中可以胰脏为起始标志，将胰囊掀起，使组织自胰脏下极游离，从胰前间隙寻胰体表面向外上区方向操作，直到达到胃网膜右动脉从胃十二指肠动脉发出的起始部，随后切断胃网膜右动脉。近胰头表面沿胰前间隙游离十二指肠球部后下壁。此步操作的主要目的是清扫第6组淋巴结。

(Ⅴ)脉络化胃十二指肠动脉，离断胃右动脉。关键要点是先不横断十二指肠。以胃十二指肠动脉为线索，以胰前间隙为平面，在十二指肠球部后方区域胰脏表面，由下而上游离胰头及胰颈上方的组织。于胰颈上缘解剖显露肝总动脉分支处，进入血管鞘内层面，沿血管外膜向肝十二指肠韧带内游离，脉络化肝固有动脉并于根部切断胃右动脉。此步操作的主要目的是清扫第12a和第5组淋巴结。

(Ⅵ)脉络化腹腔干三大分支，离断胃左动脉。关键要点是张紧胃胰襞中的胃左血管蒂，并将胃体挡向前上区，同时将胰腺向下牵拉显露胰腺上缘，以便进入胰后间隙，在此脉络化腹腔干三大分支，并于根部夹闭离断胃左动脉。继续向前分离该间隙直至膈脚。此步操作的主要目的是清扫第7、8a、9和11p组淋巴结。

(Ⅶ)近肝脏下缘切断肝胃韧带及肝十二指肠韧带前叶，充分裸化贲门右侧及胃小弯侧。关键要点是向上拨肝脏、向下拉胃体，张紧肝胃韧带以便切断肝胃韧带和肝十二指肠韧带前叶。然后向右游离达之前脉络化的肝固有动脉前方，向左游离直至贲门，充分游离裸化胃体小弯侧。此步操作的主要目的是清扫第1和第3组淋巴结。

(Ⅷ)由小切口内完成远端胃切除及消化道重建。

上述手术操作充分考虑了腹腔镜技术的特点，由近端向远端、由深处到表浅、由后方向前方逐一显露解剖层次。更重要的是融入了我们对腹腔镜下应用解剖的理解，从而可以更好地利用腹腔镜下的视觉放大效应从形状、颜色和其他特征辨认解剖标志，以最小量出血为原则在正确的手术层面进行操作。

致谢

声明：作者声称无任何利益冲突。

参考文献

1. Song KY, Kim SN, Park CH. Laparoscopy-assisted distal gastrectomy with D2 lymph node dissection for gastric cancer: technical and oncologic aspects. Surg Endosc 2008;22:655-9.
2. Kim MC, Kim KH, Kim HH, et al. Comparison of laparoscopy-assisted by conventional open distal gastrectomy and extraperigastric lymph node dissection in early gastric cancer. J Surg Oncol 2005;91:90-4.
3. Hiroyuki Y, Mikito I, Mikiko H, et al. Current status and evaluation of laparoscopic surgery for gastric cancer. Digest Endose 2008;20:1-5.
4. Noshiro H, Nagai E, Shimizu S, et al. Laparoscopically assisted distal gastrectomy with standard radical lymph node dissection for gastric cancer. Surg Endosc 2005;19:1592-6.
5. Marchet A, Mocellin S, Ambrosi A, et al. The prognostic value of N-ratio in patients with gastric cancer: validation in a large, multicenter series. Eur J Surg Oncol 2008;34:159-65.
6. Li GX, Zhang C, Yu J. Laparoscopic distal gastrectomy with D2 dissection: based on the art of anatomy. Journal of Surgery Concepts & Practice 2007;12:523-7.
7. Japanese Gastric Cancer Association. Japanese Classification of Gastric Carcinoma - 2nd English Edition. Gastric Cancer 1998;1:10-24.

（译者：宫超凡，北京大学肿瘤医院胃肠肿瘤微创外科硕士研究生，北京 100142。Email: gongchaofan@yeah.net）

第六十六章：根治性全胃切除中保留脾脏的脾淋巴结清扫

Zhigang Jie, Zhengrong Li, Yi Cao, Yi Liu, Mengmeng Jiang, Liangqing Lin, Guoyang Zhang

Gastrointestinal Surgery, First Affiliated Hospital of Nanchang University, Nanchang 330006, China
Correspondence to: Zhigang Jie, MD, Professor, Chief physician. Gastrointestinal Surgery, First Affiliated Hospital of Nanchang University, No. 17 Yong Wai Zheng Jie, Nanchang City, Jiangxi Province 330006, China. Email: jiezg123@126.com.

摘要： 胃癌根治术被公认为进展期胃癌的标准外科治疗手段，并在临床上得到广泛应用。淋巴结清扫是否彻底是衡量进展期胃癌患者预后的重要因素。上部胃癌的D2根治术需要清扫脾淋巴结，近几十年来脾淋巴结的清扫通常通过切除脾脏实现，但越来越多的研究者认为脾脏作为免疫器官可以发挥重要作用，因此推荐在脾门淋巴结清扫时采取保留脾脏的方法。

关键词： 胃癌；D2根治术；淋巴结清扫；脾门

View the English edition of this article at: http://www.thecjcr.org/article/view/2542/3419

　　根据日本胃癌治疗指南，脾门淋巴结(第10组)是中上部(贲门、胃底及胃体)胃癌的第2组淋巴结，在标准的D2根治术中需要进行清扫。为了保证该组淋巴结清扫的彻底性，对于脾脏应保留还是切除仍然存在争议。

　　2013年4月，1名51岁的女性患者因"上腹胀伴恶心呕吐1月余"到我科就诊。胃镜及超声内镜检查提示胃体胃底一黏膜结节性隆起，诊断为胃癌。病理

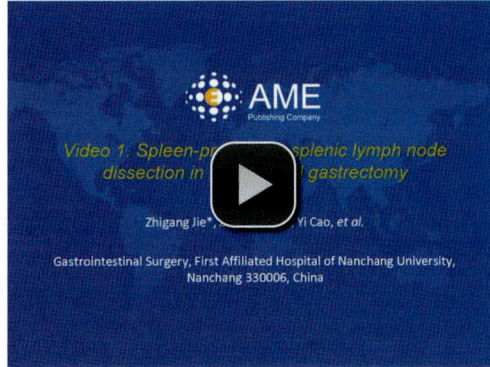

视频1 根治性全胃切除中保留脾脏的脾淋巴结清扫。

检查提示弥漫型低粘附性癌(胃体)，幽门螺杆菌(−)。腹部CT提示肿瘤位于胃体与胃底交界处，侵出浆膜，侵及胰腺包膜，并有淋巴结转移。临床TNM分期为T4aN2M0。在充分术前准备的条件下，我们对患者施行了保留脾脏的D2根治性全胃切除术(视频1)。

按照D2切除术常规，切除横结肠系膜前叶，分离胰腺包膜。作Kocher切口，可见下腔静脉周围有淋巴结，遂清扫第16组淋巴结，随后清扫胰头后方的第13组淋巴结。

切断脾胃韧带，切除脾门，清扫第10组淋巴结。切除脾脏与保留脾脏相比要更为简单。胃切除术中医源性脾损伤时有发生，特别是清扫脾动脉旁淋巴结、脾周脂肪与结缔组织，以及裸化脾动脉时，后者常与脾脏和血管损伤的风险相关。手术中当脾脏血管损伤导致较大的出血时，使用5-0 prolene缝线修补血管损伤。贲门上3 cm切断，移除标本，行Roux-en-Y食管空肠吻合。

Ikeguchi及其同事(1)报道对于合并有浆膜侵犯和淋巴结转移的进展期胃癌应该行脾切除术。脾门淋巴结转移的发生率为20.19%，若不能清扫脾门淋巴结则预后不良，而彻底清扫淋巴结的患者预后与未合并转移的患者有统计学差异。Zhang等人(2)研究了108例贲门或胃底胃癌患者，以比较施行脾切除术与否的预后差异。保留脾脏组5年生存率为38.17%，脾切除组5年生存率为16.19%(p=0.1008)，提示接受脾切除术者预后不良。因此，只要脾脏未被损伤，应该予以保留。

手术时间153 min，估计出血约80 mL。根据AJCC第7版分期指南，术后病理分期为T4aN3M0 (Ⅲc)。术后4 d患者开始进食流食，第8天出院，持续随访未见并发症、复发或转移征象。

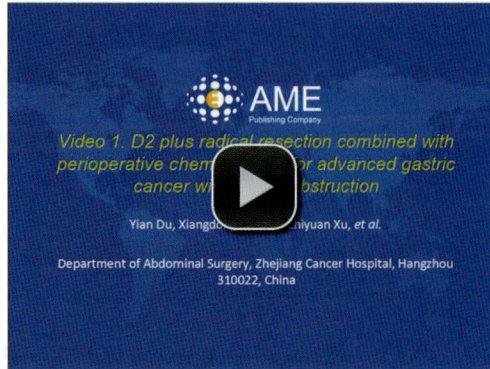

视频1 D2+根治术联合围手术期化疗治疗伴有幽门梗阻的进展期胃癌。

　　一位53岁的妇女因上腹胀满感伴隐痛3个月，间断恶心、呕吐10 d于2012年6月3日收治入院。胃镜提示，靠近胃底的胃窦可见大的僵硬的溃疡，累及幽门并导致幽门狭窄。内镜活检提示胃窦低分化腺癌。CT：胃窦巨大肿瘤，考虑胃窦癌，浸润至浆膜，伴有胃周及胰腺上部区域多发淋巴结转移。肿瘤标志物：CA199 402.15 U/mL。临床诊断：胃窦癌侵及幽门，并发幽门不全梗阻，分期T4aN2M0。分别于2012年6月9日、7月2日、7月28日给予3个周期的术前化疗，化疗方案是紫杉醇240 mg/dL联合S1 60 mg bid po d1-14，每3周1次。化疗疗程后CT扫描提示肿瘤体积明显缩小，胃周和胰腺周围淋巴结不像以前那样明显。化疗后达PR。于2012年9月10日在全身麻醉下行根治性胃切除伴D2+淋巴结清扫术切除远端胃癌。

　　在手术期间(视频1)，患者被置于仰卧位。全身麻醉后，自剑突到脐行3 cm中上腹切口。切口被很好地保护，行腹腔探查确定无腹膜和肝转移。将一块纱布轻轻地垫在胰腺后方以防止手术撕裂。Kocher's分离：自十二指肠外侧缘分开腹膜，十二指肠被游离。切口继续向下延至结肠肝曲以扩大手术野。沿十二指肠和胰腺后区域锐性分离以显露下腔静脉、左肾静脉的起始部和右卵巢静脉。在右侧完全分离横结肠系膜前叶和胰腺囊至结肠肝曲，左侧分离至脾下极，以便网膜囊能够被完全移除。

　　沿结肠中静脉走行朝向其根部切除幽门下区域淋巴结，将肠系膜上静脉(superior mesenteric vein，SMV)骨骼化，并且将胃肠静脉主干及附属的右结肠静脉自胰颈下区域游离。清扫SMV周围的第14v组淋巴结。朝幽门方向继续分离以游离胃网膜右静脉和胰十二指肠静脉前上支。胃肠静脉主干的结构由胃网膜右静脉、胰十二指肠静脉前上支及附属的右结肠静脉共同构成，以上结构清晰可见。胃网膜右静脉在其连接胰十二指肠静脉之前被结扎、切断。胃十二指肠动脉在十二指肠和胰头接合点被分离。朝幽门方向继续分离以游离胃网膜右动脉，然后在其根部结扎、切断。自胃十二指肠动脉发出的幽门下动脉然后被分离。幽门下动脉被结扎、切断，十二指肠和幽门下缘完全暴露以利于第6组淋巴结的完整切除。

胃网膜左动脉被分离，自脾下极结扎、切断，随后切除第4sb站淋巴结。切开胰上缘筋膜显露脾动脉，以切除第11p组淋巴结。需要注意的是，沿脾动脉走行至脾门存在数个弯曲，尤其是最大的一个(3~4cm)朝向根部的弯曲，隐藏于胰腺后方，淋巴结位于此弯曲内，不应忽略。清扫第11p组淋巴结后，朝向左横膈肌继续分离，以清扫淋巴结至腹腔动脉左侧。

将胃翻向下侧，打开肝十二指肠韧带前腹膜。分开肝固有动脉和胃右动脉，后者在根部被结扎、切断。清扫第5组淋巴结。横断十二指肠上血管，完全暴露十二指肠球上缘。于幽门下3 cm处横断十二指肠(使用Tyco 60 mm线性缝合器)，加强缝合十二指肠残端使其封闭。

剥露和解剖肝十二指肠韧带：清扫肝固有动脉周围淋巴结(第12a组)，使用收缩带收缩动脉以分开左侧和右侧肝动脉。由于肝支和迷走神经丛被完全移除，术后胆囊炎和胆结石风险极高，因此胆囊也被切除。分离胆总管，清扫周围淋巴结(第12b组)。谨慎保护胆总管的供应血管。分离门静脉后段区域，清扫周围淋巴结(第12p组)。

胰头后部淋巴结(第13组)清扫：这些淋巴结常常呈扁平状和胰头紧密相连。锐性分离时需要电凝止血，避免损伤十二指肠后动脉。在某些情况下，这些淋巴结会和小动脉紧密粘连，所以需要先分开以防止出血。第13、12b和12p组淋巴结通过Winslow孔推向右侧，从肝十二指肠韧带左侧回缩。然后沿着肝总动脉、脾静脉上缘朝向腹腔动脉分离这些淋巴结。第8a和8p组淋巴结被整块切除。冠状静脉自肝总动脉根部后方区域被分离，然后被结扎、横断。沿着右膈膜脚平面切除腹腔动脉右侧淋巴结(第9组)。胃左动脉自外缘暴露，在根部结扎、切断，切除第7组淋巴结。沿着右膈膜脚朝贲门方向继续分离，以切除贲门右侧和后方的淋巴结(1组)。使用血管闭合器(Tyco，能源平台)剥露胃大弯和胃小弯，切除3组和4d组淋巴结。使用Tyco 100 mm线性吻合器自肿瘤上缘5 cm处将胃横断，2/3的远端胃连同淋巴结一起被移除。

重建：Billroth II 胃空肠吻合术(Tyco 25 mm圆形吻合器)结合Braun's吻合术。

整个手术持续了170 min，术中失血100 mL，未输血。术后4 d患者可走动。第5 d嘱进流食，第7 d嘱进半流食。术后8 d患者出院。术后病理：胃窦后壁黏膜慢性炎症伴溃疡形成，黏膜层和浆膜层小量的退化腺癌伴间质纤维化；淋巴结0/36(亚完全缓解)。

术后分别于10月26日、11月22日、12月16日给予3个周期辅助化疗，化疗方案是紫杉醇240 mg/dL联合S1 60 mg bid po d1-14，每3周1次。术后随访9个月未见复发征象。肿瘤标志物CA199维持在低水平。

致谢

声明：作者声称无任何利益冲突。

参考文献

1. Douglass HO Jr, Hundahl SA, Macdonald JS, et al. Gastric cancer: D2 dissection or low Maruyama Index-based surgery--a debate. Surg Oncol Clin N Am 2007;16:133-55.
2. Jatzko GR, Lisborg PH, Denk H, et al. A 10-year experience with Japanese-type radical lymph node dissection for gastric cancer outside of Japan. Cancer 1995;76:1302-12.
3. Sierra A, Regueira FM, Hernández-Lizoáin JL, et al. Role of the extended lymphadenectomy in gastric cancer surgery: experience in a single institution. Ann Surg Oncol 2003;10:219-26.
4. Chen JH, Wu CW, Lo SS, et al. Outcome of distal gastric cancer with pyloric stenosis after curative resection. Eur J Surg Oncol 2007;33:556-60.
5. Cunningham D, Starling N, Rao S, et al. Capecitabine and oxaliplatin for advanced esophagogastric cancer. N Engl J Med 2008;358:36-46.
6. Kang YK, Kang WK, Shin DB, et al. Capecitabine/cisplatin versus 5-fluorouracil/cisplatin as first-line therapy in patients with advanced gastric cancer: a randomised phase Ⅲ noninferiority trial. Ann Oncol 2009;20:666-73.

（译者：贾友超，河北大学附属医院肿瘤内科，
保定 071000。Email: youchaojia@163.com）

第六十八章：胃癌的新辅助化疗

Kate Young, Anna Minchom, David Cunningham, Ian Chau

Department of Medicine, Royal Marsden Hospital, London and Surrey, UK
Correspondence to: Dr. Ian Chau. Department of Medicine, Royal Marsden Hospital, Downs Road, Sutton, Surrey, United Kingdom. Email: ian.chau@rmh.nhs.uk.

View the English edition of this article at: http://www.amepc.org/tgc/article/view/1004/1447

　　手术仍然是根治胃癌的基石。然而根据随机对照试验建立起一个多学科的方法，能用于治疗可切除的胃癌。有意思的是，世界各地进行的试验产生了不同的胃癌护理标准。总体而言，除了T1N0期胃癌或者黏膜内肿瘤，一个多学科研究小组认为，所有的可切除胃癌患者都应该考虑多模式的治疗方案。

　　目前治疗胃癌有3个标准的治疗策略，它们分别是辅助化疗、辅助放化疗和围手术期化疗。多个研究对单独新辅助化疗进行了评价，其中的随机对照试验显示，不论在术前还是术后进行，均能使患者生存期受益。不过术后化疗效果较术前普遍差一些，原因在于术后患者的耐受力低下。临床医生常将这些研究成果当作胃癌新辅助化疗的证据。鉴于目前研究并不能得出每个治疗环节获益的比例，因此不能排除新辅助化疗后的常规术后化疗。

　　对于围手术期化疗，两个随机对照试验显示，顺铂、5-氟尿嘧啶±表柔比星均能使5年生存期改善13%。MAGIC试验使用表柔比星、顺铂和5-氟尿嘧啶(1)，而FNLCC ACCORD 07-FFCD 9703试验使用顺铂和5-氟尿嘧啶(2)。两项研究均囊括了胃癌和胃食管结合部癌，因此该治疗策略既可应用于胃癌也可应用于胃食管结合部癌。在进展期胃癌治疗中，口服氟尿嘧啶类的生存期并不比输注5-氟尿嘧啶差(3)，这在辅助疗法CLASSIC试验(4)和ACT-GC(5)试验中也得到了证实，因此卡培他滨易被应用于围手术期化疗方案中。

　　为改善新辅助化疗的疗效,有两个主要的方法:(Ⅰ)术后放化疗的介入;(Ⅱ)使用更新颖的药物例如生物靶向药。不管怎样,新辅助化疗中,为达到更好的疗效,需要明确手术质控的重要性。同样是D2切除,日本ACT-GC研究中单纯手术的5年生存率是61.1%(5),而荷兰的研究却只有47%(6)。目前的随机对照试验中,更准确的胃癌分期、大量建立的手术中心及手术协议的纳入可解决手术结局差的问题。在当前随机对照试验中,胃癌术前治疗如若遵循手术协议将会引人遐思。最近一个值得注意的报道是CALGB 80101(7)试验,将推注5-氟尿嘧啶/亚叶酸加放疗作为对照组所得到的生存期结局与10余年前Intergroup 0116研究组发表的结果一致(8)。虽然在CALGB 80101研究中没有手术细节,但是即便分期更准确以及存在大量手术中心,过去10年来似乎依然没有进展。这些问题将在最近完成的英国OEO5和正在进行的英国STO3与荷兰的CRITIC试验中受到密切关注。

　　荷兰的CRITIC试验目前正在评价术后放化疗的介入效果。此试验是将788个患者随机分配到围手术期化疗组(表柔比星、顺铂和卡培他滨)或者术前化疗(表柔比星、顺铂和卡培他滨)加上术后放化疗组。除手术质控外,放疗的质量保证在此研究中也很重要。确实,在最近报道的CALGB 80101研究中,15%的放疗方案有主要偏差(7)。

　　英国的STO3研究目前正在评价生物靶向药的介入效果。1,100个患者被随机分配到围手术期化疗组(表柔比星、顺铂和卡培他滨±贝伐单抗)。术后化疗完成后再持续给予贝伐单抗18周。鉴于AVAGAST研究治疗进展期胃癌(9)及包括NSABP-C08(10)和AVANT(11)研究的结肠癌辅助治疗所得到的阴性总生存期结果,STO3研究成功的可能性降低了一些。在AVAGAST研究中,随着贝伐单抗的加入,放射反应率和无进展生存率具有统计学意义上的显著改善。这将使得更多的治愈手术可以施行,而这是使MAGIC研究和FFCD研究成功的很重要的因素(1,2)。此外,胃癌手术后的复发率要大大高于结肠癌手术。类似卵巢癌最佳减瘤手术后的处理,通过使用贝伐单抗,可能会有更多的微转移患者从中获益(12,13)。从STO3研究中召集的首批200名胃癌患者的安评结果显示,贝伐单抗相关的临床毒性没有增加,两个处理组的穿孔率相似。此外,研究对患者的心脏功能进行了监测,发现试验药物停用后,心脏功能即可恢复正常(14),这减轻了人们对表柔比星和贝伐单抗合并用药心脏毒性的关注。

　　近期曲妥珠单抗在转移性HER2阳性胃癌中的应用亟待对一系列HER2靶向药物在围手术期化疗中的应用进行评价(15)。拉帕替尼、TDM-1和帕妥珠单抗是临床上其他的靶向HER2的乳腺癌药物。然而,最近的研究显示,<15%的可切除胃癌其实是HER2阳性。此外,相较转移性胃癌的化疗,可手术胃癌的标准治疗获益并不明显。欲进行HER2靶向药物的评价,可能需要筛选超过5,000例可手术的胃癌患者,在多国的通力协作下进行合适的大型随机对照试验。

　　尽管传统的TNM分期是基于治疗前个体特点进行患者选择，但还需要更多的个体化生物标志物。这并不只适用于新型生物靶向药，而且也适用于当前新辅助化疗中标准的铂类/氟尿嘧啶类疗法。当前基因组学鉴定了了胃癌细胞系两个主要亚型：G-INT和G-DIFF(16)。通过将基因标志映射到两组独立的胃癌患者队列，研究发现具G-DIFF亚型患者预后更差、生存率更低。更重要的是，G-INT亚型患者对5-氟尿嘧啶和奥沙利铂更敏感，而G-DIFF亚型患者对顺铂更敏感。这些发现可能为将来基于生物标志物甄选患者进行个性化的新辅助化疗铺平道路。

　　鉴于单独手术后的不良预后及术后患者低下的耐受力，新辅助化疗不失为一种引人注目的治疗胃癌的选择。联合生物靶向药及放疗将进一步改善生存。不管怎样，个体治疗前的生物标志物，无论其是基于组织还是基于影像学，将是决定患者是否能从新辅助化疗中获得最大受益的关键。

致谢

　　声明：作者声称无任何利益冲突。

参考文献

1. Cunningham D, Allum WH, Stenning SP, et al. Perioperative chemotherapy versus surgery alone forresectable gastroesophageal cancer. N Engl J Med 2006;355:11-20.

2. Ychou M, Boige V, Pignon JP, et al. erioperativechemotherapy compared with surgery alone for resectable gastroesophageal adenocarcinoma: an FNCLCC and FFCD multicenter phase III trial. J Clin Oncol 2011;29:1715-21.

3. Cunningham D, Starling N, Rao S, et al. Capecitabine and oxaliplatin for advanced esophagogastric cancer. N Engl J Med 2008;358:36-46.

4. Bang YJ, Kim YW, Yang HK, et al. Adjuvant capecitabine and oxaliplatin for gastric cancer after D2 gastrectomy (CLASSIC): a phase 3 open-label, randomised controlled trial. Lancet 2012;379:315-21.

5. Sasako M, Sakuramoto S, Katai H, et al. Five-year outcomes of a randomized phase III trial comparing adjuvant chemotherapy with S-1 versus surgery alone in stage II or III gastric cancer. J Clin Oncol 2011;29:4387-93.

6. Bonenkamp JJ, Hermans J, Sasako M, et al. Extended lymph-node dissection for gastric cancer. N Engl J Med 1999;340:908-14.

7. Fuchs CS, Tepper JE, Niedzwiecki D, et al. Postoperative adjuvant chemoradiation for gastric or gastroesophageal junction (GEJ) adenocarcinoma using epirubicin, cisplatin and infusional (CI) 5-FU (ECF) before and after CI 5-FU and radiotherapy (CRT) compared with bolus 5-FU/LV before and after CRT: Intergroup trial CALGB 80101. J Clin Oncol 2011;29: abstract 4003.

8. Macdonald JS, Smalley SR, Benedetti J, et al. Chemoradiotherapy after surgery compared with surgery alone for adenocarcinoma of the stomach or gastroesophageal junction. N Engl J Med

2001;345:725-30.

9. Ohtsu A, Shah MA, Van Cutsem E, et al. Bevacizumab in combination with chemotherapy as first-line therapy in advanced gastric cancer: a randomized, doubleblind, placebo-controlled phase Ⅲ study. J Clin Oncol 2011;29:3968-76.

10. Allegra CJ, Yothers G, O'Connell MJ, et al. Phase Ⅲ trial assessing bevacizumab in stages Ⅱ and Ⅲ carcinoma of the colon: results of NSABP protocol C-08. J Clin Oncol 2011;29:11-6.

11. De Gramont A, Van Cutsem E, Tabernero J, et al. AVANT: Results from a randomized, three arm multinational phase Ⅲ study to investigate bevacizumab with either XELOX or FOLFOX4 versus FOLFOX4 alone as adjuvant treatment for colon cancer. J Clin Oncol 2011;29; abstract 362.

12. Burger RA, Brady MF, Bookman MA, et al. Incorporation of bevacizumab in the primary treatment of ovarian cancer. N Engl J Med 2011;365:2473-83.

13. Perren TJ, Swart AM, Pfisterer J, et al. A phase 3 trial of bevacizumab in ovarian cancer. N Engl J Med 2011;365:2484-96.

14. Okines AF, Langley RE, Thompson LC, et al. Safety results from a randomized trial of perioperative epirubicin,cisplatin plus capecitabine (ECX) with or without bevacizumab (B) in patients (pts) with gastric or type Ⅱ/Ⅲ oesophagogastric junction (OGJ)adenocarcinoma. J Clin Oncol 2011;29: abstract 4092.

15. Bang YJ, Van Cutsem E, Feyereislova A, et al. Trastuzumab in combination with chemotherapy versus chemotherapy alone for treatment of HER2-positive advanced gastric or gastro-oesophageal junction cancer (ToGA): a phase 3, open-label, randomised controlled trial. Lancet 2010;376:687-97.

16. Tan IB, Ivanova T, Lim KH, et al. Intrinsic subtypes of gastric cancer, based on gene expression pattern, predict survival and respond differently to chemotherapy. Gastroenterology 2011;141:476-85,485.e1-11.

(译者：姜志辉，广州军区广州总医院药剂科，
广州 510010。Email: jandsphy@163.com)

Cite this article as: Young K, Minchom A, Cunningham D, Chau I. Neoadjuvant chemotherapy for gastric cancer. Transl Gastrointest Cancer 2012;1(3):202-204. doi: 10.3978/j.issn.2224-4778.2012.08.01

第六十九章：胃癌：当无铂治疗成为可能

Fausto Petrelli[1], Sandro Barni[1], Stefano Cascinu[2], Alberto Zaniboni[3]

[1]Oncology Department, Medical Oncology Unit, Azienda Ospedaliera Treviglio, Treviglio (BG), Italy; [2]Medical Oncology, Universitn Politecnica delle Marche, Azienda Ospedaliero-Universitaria Ospedali Riuniti Umberto I, Ancona, Italy; [3]UO Oncologia, Dipartimento Oncologico, Istituto Ospedaliero Fondazione Poliambulanza, Brescia, Italy

Correspondence to: Dr. Fausto Petrelli. Oncology Department, Medical Oncology Unit, Azienda Ospedaliera Treviglio, Piazzale Ospedale 1, 24047 Treviglio (BG), Italy. Email: faupe@libero.it.

摘要： 在过去，治疗晚期胃癌的基石是以5-氟尿嘧啶(5-FU)为基础的化疗，与最佳支持治疗相比，中位总生存期(OS)可延长数月。根据Cochrane荟萃分析显示，在双药化疗中加入顺铂(CDDP)可带来有限但十分明显的获益。然而，基于个别患者数据的GASTRIC荟萃分析了8项包括或不包括顺铂的随机实验，证实这一获益可延长无进展生存期(PFS)，但不延长总生存期(OS)。文献中很少有关于新药(奥沙利铂、伊立替康和紫杉醇)联合顺铂代替物的评价。REAL-2 Ⅲ期临床实验证实了奥沙利铂和以顺铂为基础的三药方案的等效性，关于3项以奥沙利铂为基础的随机实验的荟萃分析显示这些联合方案优于以顺铂为基础的双药或三药方案，同时改善PFS(HR =0.88)和OS(HR =0.88)。特别要指出的是，以奥沙利铂为基础的化疗可减少中性粒细胞下降以及血栓事件的发生，但会带来更严重的神经毒性。鉴于化疗在晚期胃癌中的姑息作用，可考虑在适合/不适合顺铂的患者中应用不含顺铂的方案，尤其可应用以奥沙利铂为基础的化疗方案(例如肾功能较差、年龄较大、PS评分较差或不能耐受大量水化的患者)。对于晚期胃癌，化疗带来的绝对生存获益是有限的(至多几个星期)，顺

individual-patient-data metaanalysis. Eur J Cancer 2013;49:1565-77.

17. Petrelli F, Zaniboni A, Coinu A, et al. Cisplatin or not in advanced gastric cancer: a systematic review and metaanalysis.PLoS One 2013;8:e83022.

18. Seng S, Liu Z, Chiu SK, et al. Risk of venous thromboembolism in patients with cancer treated with Cisplatin: a systematic review and meta-analysis. J Clin Oncol 2012;30:4416-26.

19. Bang YJ, Van Cutsem E, Feyereislova A, et al. Trastuzumab in combination with chemotherapy versus chemotherapy alone for treatment of HER2-positive advanced gastric or gastro-oesophageal junction cancer (ToGA): a phase 3, open-label, randomised controlled trial. Lancet 2010;376:687-97.

20. Al-Batran SE, Hozaeel W, Jäger E. Combination of trastuzumab and triple FLOT chemotherapy (5-fluorouracil/leucovorin, oxaliplatin, and docetaxel) in patients with HER2-positive metastatic gastric cancer:report of 3 cases. Onkologie 2012;35:505-8.

21. Weissinger F, Reymond M, Dumke K, et al. Successful treatment of a patient with HER2-positive metastatic gastric cancer with third-line combination therapy with irinotecan, 5-fluorouracil, leucovorin and trastuzumab (FOLFIRI-T). Onkologie 2011;34:548-51.

22. Slamon DJ, Leyland-Jones B, Shak S, et al. Use of chemotherapy plus a monoclonal antibody against HER2 for metastatic breast cancer that overexpresses HER2. N Engl J Med 2001;344:783-92.

23. Pegram MD, Konecny GE, O'Callaghan C, et al. Rational combinations of trastuzumab with chemotherapeutic drugs used in the treatment of breast cancer. J Natl Cancer Inst 2004;96:739-49.

24. Des Guetz G, Assouad S, Spano J, et al. Results of a prospective study with FOLFOX and Ca/Mg infusions for treatment of advanced and metastatic gastric carcinoma. J Clin Oncol 2006;24:14131.

25. Cunningham D, Allum WH, Stenning SP, et al. Perioperative chemotherapy versus surgery alone for resectable gastroesophageal cancer. N Engl J Med 2006;355:11-20.

26. GASTRIC (Global Advanced/Adjuvant Stomach Tumor Research International Collaboration) Group, Paoletti X, Oba K, et al. Benefit of adjuvant chemotherapy for resectable gastric cancer: a meta-analysis. JAMA 2010;303:1729-37.

27. Bang YJ, Kim YW, Yang HK, et al. Adjuvant capecitabine and oxaliplatin for gastric cancer after D2 gastrectomy (CLASSIC): a phase 3 open-label, randomised controlled trial. Lancet 2012;379:315-21.

(译者：张帆，河北医科大学第四医院肿瘤内科，
石家庄 050011。Email: zflzlk@163.com)

Cite this article as: Petrelli F, Barni S, Cascinu S, Zaniboni A. Gastric cancer: toward a cisplatin-free disease? J Gastrointest Oncol 2014;5(4):318-322. doi: 10.3978/j.issn.2078-6891.2014.022

第七十章：紫杉醇在胃食管肿瘤治疗中的作用

Paola Jimenez[1], Aditya Pathak[2], Alexandria T. Phan[2]

[1]Department of Oncology, National Cancer Institute, Bogotá, Colombia; [2]Department of Gastrointestinal Medical Oncology, The University of Texas MD Anderson Cancer Center, Houston, Texas, USA

Correspondence to: Alexandria T. Phan, MD. Department of Gastrointestinal Medical Oncology, Unit 426, The University of Texas MD Anderson Cancer Center, 1515 Holcombe Blvd., Houston, TX 77030, USA. Email: atphan@mdanderson.org.

摘要：上消化道肿瘤通常是指原发于胃食管的肿瘤，包括：食管、胃和胃食道结合部。尽管过去20年里胃癌在美国的新发病例有所下降，且其总生存(OS)得到延长，但上消化道肿瘤仍应引起重视。过去治疗胃食道肿瘤常用药物为铂类和氟尿嘧啶类。紫杉烷类化合物并不作为常规用药，它是从太平洋杉中萃取出来的，目前以人工合成为主，其主要作用机制是干扰细胞分裂时的微管功能，因其治疗肿瘤疗效确切，现已研制出多种衍生物，如脂质体紫杉醇、抗体药物结合紫杉醇，这些新型的细胞毒制剂均优于紫杉烷类。临床上紫杉烷类常用于乳腺癌和肺癌的治疗。2006年以来多烯紫杉醇开始广泛应用于转移性、晚期胃食管癌等上消化道肿瘤的治疗。该文章拟回顾紫杉类化合物在上消化道肿瘤治疗中的作用。

关键词：紫杉类化合物；胃；食道；胃食道连接处；化疗

View the English edition of this article at: http://www.thejgo.org/article/view/232/html

1 引言

上消化道肿瘤通常是指胃食道肿瘤，包括食管癌、胃癌以及胃肠道结合部肿瘤，全球发病率较高，位居第四位，死亡率位于第二位(1)。自20世纪90年代以来，大部分西方国家流行病学统计数据显示，上消化道肿瘤的好发部位有所改变，同时胃肠道肿瘤的发病率逐步下降，而胃食管结合部肿瘤的发病率则呈上升趋势(2,3)。过去的10~15年间，欧美消化道肿瘤中胃食管结合部肿瘤发病率增高，这一现象考虑主要与肥胖、胃食管勒克斯病、Barrett食管等因素相关。另外东欧国家胃食道肿瘤发病率高，其主要发病部位为胃底部和上段食管，治疗上首选根治性手术切除(1)。但其复发率高，单纯手术治疗的5年生存率(OS)为20%~30%(4,5)。根治性手术后通常贯以全身化疗、同步放化疗等综合治疗手段来延长患者的无病生存期。近期的一些随机临床试验表明，手术联合其他治疗的确可以提高患者的生存期(4-7)，但遗憾的是，50%以上胃食道肿瘤患者，发现时局部肿块已不能切除或已经出现了远处转移，仅有不足30%的新发病例可行根治性手术切除(8)。

随机对照试验表明，即使是局部晚期甚至存在远处转移的胃食道肿瘤病人，化疗联合姑息治疗对比单纯的姑息治疗仍可延长患者生存期，并有统计学意义(9)。然而胃食道肿瘤晚期病人中，病人的筛选对于提高其潜在的生存获益至关重要。抗代谢类药物(甲氨蝶呤)、烷化剂类(丝裂霉素)都是最早用于局部晚期胃食道肿瘤强化治疗的核心药物，并且在其他恶性肿瘤治疗中也扮演了重要角色，但其不良反应较重且疗效欠佳，直至2000年，美国FDA批准了铂类(顺铂、卡铂)、蒽环类(阿霉素、表阿霉素)以及嘧啶类(5-氟尿嘧啶)等用于治疗胃食道肿瘤，从此化疗成为了提高胃食道肿瘤病人生存期的主要手段(10)。由于缺少有效的治疗方法，以及治疗药物种类的限制，使得胃食道肿瘤患者的预后很不理想，直到西方国家胃食道肿瘤筛癌查工程的应用，如日本已经开展的肿瘤筛查工程，但大多数胃食道肿瘤诊断时多为晚期进展阶段。然而对于这类病人来讲治疗策略仍显不足。总体上，胃食管癌病人，尤其终末期患者预后差。想要改善预后延长生存期，必须寄希望于更有效的细胞毒制剂以及生物靶向药物。

2006年美国FDA批准了奥沙利铂(三代铂)、卡培他滨和S-1(氟尿嘧啶)用于治疗胃食管癌，对更早发现的细胞毒药物的修饰主要是改善了其毒性构架，典型的被修饰细胞毒药物包括奥沙利铂、希罗达和S-1(5-FU结构的改良和进一步的结构更新)。尽管2007年之前，紫杉烷类化合物已经用于很多其他恶性实体肿瘤的治疗，但紫杉醇和多烯紫杉醇却没有进入治疗胃食管癌的行列。该文章拟回顾紫杉烷类化合物在治疗胃食管肿瘤中的作用并讨论其以后的作用方向。

2 紫杉烷类化合物

紫杉醇和多烯紫杉醇化学结构相似，同属紫衫烷类化合物。2006年美国FDA推荐多烯紫杉醇作为胃食道肿瘤晚期患者的一线治疗(11)，事实上临床上应用紫杉烷类化合物治疗胃食道肿瘤早有先例。

紫衫烷类化合物首次提取于赤柏松，目前主要为人工合成。紫杉醇和多烯紫杉醇是最为常用的紫杉烷类药物，尽管临床上紫杉醇和多烯紫杉醇都用于胃食道肿瘤的治疗，然而美国FDA却只批准了多烯紫杉醇联合铂和(或)氟尿嘧啶治疗该病，并推荐紫杉醇作为治疗转移性卵巢癌的二线用药(12-16)、乳腺癌淋巴结转的辅助治疗(17)、转移性乳腺癌的二线治疗(18)、卡波氏肉瘤的二线治疗(19)，同时推荐紫杉醇联合铂用于非小细胞肺癌(20)以及卵巢癌(21,22)的一线治疗。自1996年多烯紫杉醇开始用于难治性转移性乳腺癌的治疗(23-25)，另外美国FDA批准紫杉醇用于早期乳腺癌(26,27)和晚期非小细胞肺癌(28,29)以及前列腺癌(30,31)和转移性头颈部肿瘤的治疗(32)。

3 紫杉醇

紫杉醇是一种发现于太平洋紫杉和短叶红豆杉的树皮中具有抗癌活性的药物，1971年人们确定了其化学结构，而1979年人们才最终阐明其作用机制(33)。紫杉醇诱导和促进微管蛋白聚合，防止解聚，稳定微管，这些作用导致细胞在进行有丝分裂时不能形成纺锤体和纺锤丝，抑制了细胞分裂和增殖，从而发挥抗肿瘤作用(34,35)。它通过阻断细胞周期G2期和(或)M期来抑制细胞增殖(35)。另外通过绑定和阻断抑制剂蛋白质的功能和BCL-2来诱导肿瘤细胞凋亡。紫杉醇在血浆内浓度呈现一双相性降低曲线，α和β的半衰期分别为20 min和6 h(33)，药物非线性药代动力学可以对临床产生重要影响，尤其涉及药物剂量改变，药物剂量小幅度的增加可导致药物不良反应的增加(33)。人体血浆蛋白结合的体外研究表明，90%以上的药物是结合型的。其主要在肝内代谢，约71%通过肝肠循环最终由大便排出(33)，约14%经肾排出(33)。其常用剂量为135~175 mg/m^2，每3周重复(33,36)。

4 多烯紫杉醇

紫杉醇是一种天然产物，而多烯紫杉醇则是半合成的。与紫杉醇类似，多烯紫杉醇诱导和促进微管聚合，防止解聚，稳定微管。同时使细胞有丝分裂时微管介导的细胞间功能受损，使其不能形成纺锤体和纺锤丝，阻断细胞周期G2期向M期过渡，抑制细胞分裂和增殖，从而导致细胞凋亡(37)。另外多烯紫杉醇诱导并激活多个分子通路来瓦解微管蛋白结构导致细胞凋亡(38)。它还影响磷脂酶-D(PLD)的活性(38)，PLD参与如细胞膜物质转运，细胞骨架重组，细胞增殖、分化、存活及细胞凋亡等多个细胞生理过程(38)。多烯紫杉醇95%

以上为结合型，其代谢也是借助CYP3A4同工酶CP-450完成。大部分多烯紫杉醇经肝脏代谢，75%最终随粪便代谢排出(38)。因此存在肝功能损害的病人如总胆红素>正常值、碱化磷酸酶>2.5倍正常值，同时伴有ALT和(或)AST>1.5倍正常值的患者应予以减量(38)。肾功受损或年龄大于75岁时也需减少多烯紫杉醇用量(38)。多烯紫杉醇的标准剂量为60~100 mg/m^2，每3周重复(33,39)。

紫杉烷类常导致骨髓抑制、急性过敏、神经毒性及骨骼、肌肉毒性反应。其中骨髓抑制尤为常见，主要表现为中性粒细胞减少。一般于化疗后第8~10天骨髓抑制最为严重，第15~21天基本恢复正常(40)，无蓄积效应。研究表明，当多烯紫杉醇为100 mg/m^{2}时，用药第8天中性粒细胞达到最低值，于15~21天逐渐恢复，其中约10%~14%的患者出现粒缺性发热并需要住院治疗，这考虑主要与多烯紫杉醇用量相关(38)，因此目前多烯紫杉醇的剂量调整为75 mg/m^2。

紫杉烷类化合物引起的过敏反应可分为类过敏反应和过敏反应。类过敏反应临床上主要表现为呼吸困难、面部潮红、胸痛、胸闷及心动过速，主要由用药2~3 min后组胺的大量释放所致。过敏反应可表现为低血压、血管神经性水肿及荨麻疹，严重时可危及生命。这两种过敏反应通常是在输液开始15 min内发生，并且在输液结束前恢复正常。临床上为了减少过敏反应发生，通常在化疗前1~2 d给予抗过敏治疗(38,40)。一旦病人化疗过程中出现了严重的过敏反应，该药将不能再继续用于该病人。幸运的是，过敏反应的发生率很低，紫杉醇的发生率为2%，多西紫杉醇为13%。

周围神经病变也是一类剂量限制性不良反应，是由于药物的蓄积作用导致的神经轴索变性和髓鞘脱失(40)。感觉功能异常(感觉缺失或迟钝)一般在停止治疗后几个月逐渐好转。治疗前即存在神经病变的患者仍应给予标准方案治疗。部分患者化疗时可表现为中枢神经毒性反应，使用紫杉醇的患者中枢神经毒性反应发生率较高。用药后2~3 d可出现一过性肌痛和(或)关节痛，与用药剂量无关(41,42)，可于几日内自行缓解。与紫杉醇相比，多烯紫杉醇的神经毒性发生率和严重程度均较低(42)。

另外多烯紫杉醇还会导致可逆性液体潴留(42,43)，其通过增加毛细血管通透性导致胸、腹腔以及心包积液。使用激素类药物可以有效预防(43)。紫杉烷类化合物不良反应还包括疲劳乏力、黏膜炎、胃肠道症状、静脉炎、药源性呼吸窘迫综合征(多烯紫杉醇)及心动过缓、红肿、口腔症状(紫杉醇)等，但相关报道较少。使用多烯紫杉醇治疗的患者乏力疲劳症状较常见，约占58%~67%。多烯紫杉醇与紫杉醇相比，静脉炎及胃肠道不良反应的发生率均较高，但恶心、呕吐、腹泻等症状较轻，3/4级胃肠道不良反应极少发生(42)。表1总结了紫杉烷类少见的不良反应。

5 紫杉烷类化合物在临床中治疗晚期胃食道肿瘤中的应用

大部分实体肿瘤，放化疗联合治疗的预后均优于单纯放疗(44-49)。放疗

表1 紫杉类药物少见的不良反应

	紫杉醇	多烯紫杉醇
皮肤表现	静脉炎	静脉炎
	口腔红肿、疼痛	皮肤红斑
	脓肿	皮肤坏死
	荨麻疹	Stevens-Johnson综合征
心血管表现	心动过缓	高血压/低血压
	低血压	心肌梗死
		心力衰竭
		突发性严重的压榨性胸痛/胸部紧迫感
		阵发性房颤，房扑，窦性心动过速，心律不齐
呼吸系统		成人呼吸窘迫综合症
		气短
		药物性肺炎
胃肠道表现	转氨酶升高	
脉管表现		静脉血栓(肺栓深静脉血栓形成)
		血管充盈欠佳(缺血性结肠炎，回肠炎)

联合化疗的综合对症治疗疗效确切，其中铂、氟尿嘧啶和紫杉烷类是化疗常用药。

RTOG85-01是一项关于肿瘤放射治疗的临床试验，其研究结果表明：放射治疗联合化疗(铂、氟尿嘧啶)，疗效和生存期均优于单纯放射治疗。多数有关放化疗联合治疗胃食管癌的大型随机临床试验研究结果显示，氟尿嘧啶、铂类单药或两药联合化疗与放射治疗协同增效。尽管紫杉烷类也参与胃食道肿瘤放化疗联合治疗，但目前没有大型临床研究公布可靠数据(50)。近来人们认为紫杉醇和多烯紫杉醇与放射治疗也同样呈现协同效应，胃食道肿瘤手术切除率的提高、新辅助治疗后肿瘤的降期以及病理完全缓解均证实了其在治疗中所起的作用(51,52)。很多研究表明，无论是胃食管癌的早期可切除病例还是术前新辅助治疗或术后辅助治疗，以紫杉类为基础的放化疗联合治疗的用药方案均有效(51,52)。然而，RTOG85-01试验已确立了放化疗的标准方案，因此绝大多数以紫杉类为基础的联合治疗的临床数据均来自较小型二期临床研究(49)。CROSS研究奠定了紫杉烷类在治疗胃食道肿瘤中的地位，该实验将早期可切除的食道肿瘤患者随机分为两组：治疗组行联合放化疗(紫杉醇+卡波)后给予手术治疗，试验组给予单纯手术治疗。试验共入组363例患者，包括早期可切除食管癌(T2/3N0/1M0)和胃食管结合部肿瘤。术前给予紫杉醇50 mg/m²联合卡波(AUC =2)，单周方案，共5周，同时联合放射治疗(共23次，总剂量41.4 Gy，5次/周)。术前给予放化疗联合治疗对于手术治疗影响不大(86% *vs.*

90%)，治疗组与试验组在院死亡率(4% *vs.* 4%)；RO(2% *vs.* 65%)；pCR(33% *vs.* 0%)。且治疗组OS延长(*p*=0.011)[风险比(HR)=0.67，CI 0.50~0.92]，该实验给早期可切除的胃食管癌患者提供了新的治疗策略。CROSS实验没有采用RTOG85-01实验的化疗用药(顺铂和氟尿嘧啶)(49)。

基于多项重要的Ⅲ期临床试验关于紫杉烷类化合物的生存获益及其不良反应的相关数据，美国FDA将紫杉烷类列为多种恶性肿瘤的治疗用药。V-325是一项全球多中心Ⅲ期临床试验，该项试验共纳入局部晚期和转移性胃食道肿瘤457例，随机分为两组，治疗组227人：多烯紫杉醇75 mg/m^2 d 1+顺铂75 mg/m^2 d 1+氟尿嘧啶750 mg/m^2/24 h d1-5(DCF)；对照组230人：顺铂75 mg/m^2 d 1+氟尿嘧啶750 mg/m^2/24 h d1-5(CF)均采用3周方案，直到疾病进展(TTP)。治疗组和对照组TTP[5.6 *vs.* 3.7 months；HR =1.47 (CI 1.19~1.82)；*p*=0.001]，OS(9.2 *vs.* 8.6 months；HR =1.29 (CI 1.0~1.6)；*p*=0.02]。尽管试验结果喜人，但其严重的不良反应却饱受诟病。该实验治疗组(DCF)与对照组(CF)的粒细胞减少症发病率(82% *vs.* 57%)，粒缺性发热(29% *vs.* 12%)，最终结果提示DCF较CF能够延长患者生存时间[6.1 *vs.* 4.8 months；HR =1.38 (CI 1.08~1.76)；*p*=0.009] (62,63)。美国FDA基于该实验结果批准了多西紫杉醇作为胃食道肿瘤的治疗用药，但DCF3周方案的不良反应重，因此对患者的筛查要有严格的把控。

由于多烯紫杉醇在胃食道肿瘤治疗中疗效显著，并具有不良反应小、病人耐受好等特点，因此随后的很多研究都选择了多烯紫杉醇作为基础用药的化疗方案。Shah 等的一项随机Ⅱ期临床研究表明集落刺激因子可以控制应用DCF方案化疗后导致的骨髓抑制(64)。除调整DCF用药剂量和用药间隔时间外，目前临床上常用的还有很多以多烯紫杉醇为基础用药的化疗方案。如，多西紫杉醇联合伊立替康、奥沙利铂、S-1。美国有关S-1用于晚期胃食道肿瘤的一线治疗的临床试验结果显示，S-1联合顺铂疗效优于氟尿嘧啶联合顺铂(65)。

尽管相关文献从未报道过紫杉醇和多烯紫杉醇治疗胃食道肿瘤有效率的相关数据，但可以肯定的是两者治疗恶性肿瘤的疗效相近。亚洲的两项随机Ⅱ期临床试验(66,67)研究结果表明，紫杉醇和多烯紫杉醇分别联合氟尿嘧啶，其疗效及生存率无显著统计学差异。但同时含有紫杉烷类的方案如：DCF(11)、ECF(68)等以及用药间隔时间(两周、三周方案)，在疗效上是否存在差异还不确定。

6 结论和展望

紫杉烷类化合物不仅是治疗局部晚期及转移性胃食道肿瘤等实体肿瘤的重要用药，也常用于乳腺癌和肺癌的治疗。V-325(11)和CROSS(51)确定了紫杉烷类在胃食道肿瘤治疗的地位。V-325实验证实了以多烯紫杉醇为基础的用药方案治疗转移性胃食道肿瘤，患者的TTP和OS都得到延长。CROSS试验表明术前接受紫杉醇联合卡铂化疗的患者，其手术率得以提高，生存时间延长。表2和

表2 紫杉烷类为基础的化疗方案，二期、三期临床试验结果对比

阶段	试验	N	方案	ORR(%)	mPFS(mOS)
已完成试验					
III	Van Cutsem 等 [2007] (11)	224	DCF q3周	37	5.6 月 (9.2 月)
		221	CF	25	3.7 月 (8.6 月)
III	Roth 等 [2007] (69)	61	mDCF	37	4.6 月 (NR)
		59	DC	25	4.9 月 (NR)
		58	ECF	18	3.6 月 (NR)
II	Tebbutt 等 [2010] (70)	50	wDCF	47	5.9 月 (11.2 月)
		56	wDX	26	4.6 月 (10.1 月)
II	Thuss-Patience 等[2005] (71)	50	ECF	36	5.3 月 (9.7 月)
		50	DF	38	5.5 月 (9.5 月)
II	Park等 [2006] (66)	38	PF	42	3.6 月 (9.9 月)
		39	DF	33	4.2 月 (9.3 月)
II	Im 等 [2008] (67)	60	FLTaxol	32	3.1 月 (10.5 月)
		66	FLTaxotere	26	5.0 月 (8.4 月)
II	Sym 等 [2009] (72)	24	wDC	38	4.8 月
		21	wDO	38	4.1 月
II	Lind 等 [2008] (73)	35	DF	40	NR (10.5 月)
		37	FOLFIRI	46	NR (10.5 月)
II	Shah 等 [2010] (64)	30	mDCF	50	NR (14.9 月)
		31	DCF+GCSF	33	NR (12.5 月)
III	Ridwelski等 [2008] (74)	112	DC	30	6.3 月 (9.4 月)
		123	FLC	29	6.6 月 (10.2 月)
试验阶段					
III	日本-JACCRO GC 03 (NCT00287768)	314	S1		
		314	D+S1		
II	爱尔兰 ELECT 试验 (NCT00806949)	70	EOX		
		70	DO		

N：患者总数；ORR：客观缓解率；mPFS：中位无进展生存；mOS：中位生存期；NR：未经报道；D：多烯紫杉醇；C：顺铂；F：5-氟尿嘧啶；X：卡波；E：表柔比星；P：紫杉醇；L：亚叶酸；O：奥沙利铂；FOLFILI：亚叶酸，氟尿嘧啶，伊立替康；m：改良的；GCSF：粒细胞集落刺激因子。

表3 紫杉醇烷类为基础的化疗联合靶向治疗

试验阶段	试验	病例总数	治疗方案	RO, pathCR (%)	生存期 (月)
已完成试验					
III	CROSS(51)	188	S	65,0	26
		175	PB+RT→S	94,33	49
试验阶段					
III	NCT00005060	120	DCF→S		
		120	S→DCF		
IV	NCT00525200	85(p53 正常)	D→S CF→S		
		85(p53 正常)	D→S CF→S		
II	NCT00911820 (VEGF/R)	43	PCA		
		43	TPCA		
III	NCT01107639 (EGFR)	150	DC+RT		
		150	EDC+RT		
III	NCT01196390 (HER2)	240	PB+RT→S		
		240	TPB+R→S		
III	NCT00655876 (EGFR)	210	PC+RT		
		210	EPC+RT		
III	NCT00517829 (EGFR)	75	DO		
		75	EDO		
II	NCT00683787 (VEGF/ EGFR)	30	D		
		30	DC		

RO：根治性切除率；pathCR：病例完全缓解；S：外科手术；P：紫杉醇；B：卡铂；RT：放射治疗；D：多烯紫杉醇；C：顺铂；F：5-氟尿嘧啶；PCA：顺铂，伊立替康，贝伐单抗；TPCA：多烯紫杉醇，顺铂，伊立替康，贝伐单抗；E：西妥昔单抗；T：曲妥珠单抗；O：奥沙利铂；V：凡德他尼；VEGF/R：血管内皮生长因子/受体；EGFR：表皮生长因子受体；HER2：人表皮生长因子受体2。

表3总结了关于单药紫杉烷类和紫杉烷类联合靶向治疗的临床试验研究概况。

　　未来以紫杉醇为基础的化疗在胃食管肿瘤患者中的应用，应选择结合适合的靶向治疗，进一步评估克服紫杉醇耐药的可能机制。鉴别出可以预测疗效的分子标志物，其未来发展要求多学科的协作努力。

致谢

　　声明：作者声称无任何利益冲突。

374

参考文献

1. Jemal A, Center MM, DeSantis C, et al. Global patterns of cancer incidence and mortality rates and trends. Cancer Epidemiol Biomarkers Prev 2010;19:1893-907.

2. Devesa SS, Blot WJ, Fraumeni JF Jr. Changing patterns in the incidence of esophageal and gastric carcinoma in the United States. Cancer 1998;83:2049-53.

3. Alberts SR, Cervantes A, van de Velde CJ. Gastric cancer: epidemiology, pathology and treatment. Ann Oncol 2003;14:Sii31-6.

4. Macdonald JS, Smalley SR, Benedetti J, et al. Chemoradiotherapy after surgery compared with surgery alone for adenocarcinoma of the stomach or gastroesophageal junction. N Engl J Med 2001;345:725-30.

5. Cunningham D, Allum WH, Stenning SP, et al. Perioperative chemotherapy versus surgery alone for resectable gastroesophageal cancer. N Engl J Med 2006;355:11-20.

6. Boige V, Pignon JP, Saint-Aubert B, et al. Final results of a randomized trial comparing preoperative 5-fluorouracil (F)/cisplatin (P) to surgery alone in adenocarcinoma of stomach and lower esophagus (ASLE): FNLCC ACCORD07-FFCD 9703 trial [abstract]. J Clin Oncol 2007;s25:4510.

7. Sakuramoto S, Sasako M, Yamaguchi T, et al. Adjuvant chemotherapy for gastric cancer with S-1, an oral fluoropyrimidine. N Engl J Med 2007;357:1810-20.

8. Varadhachary G, Ajani JA. Preoperative and adjuvant therapies for upper gastrointestinal cancers. Expert Rev Anticancer Ther 2005;5:719-25.

9. Pyrhönen S, Kuitunen T, Nyandoto P, et al. Randomised comparison of fluorouracil, epidoxorubicin and methotrexate (FEMTX) plus supportive care with supportive care alone in patients with non-resectable gastric cancer. Br J Cancer 1995;71:587-91.

10. Varadhachary G, Ajani JA. Gastric cancer. Clin Adv Hematol Oncol 2005;3:118-24.

11. Van Cutsem E, Moiseyenko VM, Tjulandin S, et al. Phase III study of docetaxel and cisplatin plus fluorouracil compared with cisplatin and fluorouracil as first-line therapy for advanced gastric cancer: a report of the V325 Study Group. J Clin Oncol 2006;24:4991-7.

12. Cantù MG, Buda A, Parma G, et al. Randomized controlled trial of single-agent paclitaxel versus cyclophosphamide, doxorubicin, and cisplatin in patients with recurrent ovarian cancer who responded to first-line platinum-based regimens. J Clin Oncol 2002;20:1232-7.

13. Paclitaxel and docetaxel in breast and ovarian cancer. Drug Ther Bull 1997;35:43-6.

14. Eisenhauer EA, ten Bokkel Huinink WW, Swenerton KD, et al. European-Canadian randomized trial of paclitaxel in relapsed ovarian cancer: high-dose versus low-dose and long versus short infusion. J Clin Oncol 1994;12:2654-66.

15. Gore ME, Preston N, A'Hern RP, et al. Platinum-Taxol non-cross resistance in epithelial ovarian cancer. Br J Cancer 1995;71:1308-10.

16. Trimble EL, Adams JD, Vena D, et al. Paclitaxel for platinum-refractory ovarian cancer: results from the first 1,000 patients registered to National Cancer Institute Treatment Referral Center 9103. J Clin Oncol 1993;11:2405-10.

17. Sparano JA, Wang M, Martino S, et al. Weekly paclitaxel in the adjuvant treatment of breast cancer. N Engl J Med 2008;358:1663-71.

chemoradiotherapy on survival of patients with resectable esophageal or esophagogastric junction cancer: Results from a multicenter randomized phase Ⅲ study [abstract]. J Clin Oncol 2010;s28:4004.

53. Ajani J. Therapy of localized esophageal cancer: it is time to reengineer our investigative strategies. Onkologie 2008;31:360-1.

54. Ajani JA, Komaki R, Putnam JB, et al. A three-step strategy of induction chemotherapy then chemoradiation followed by surgery in patients with potentially resectable carcinoma of the esophagus or gastroesophageal junction. Cancer 2001;92:279-86.

55. Ajani JA, Mansfield PF, Crane CH, et al. Paclitaxel-based chemoradiotherapy in localized gastric carcinoma: degree of pathologic response and not clinical parameters dictated patient outcome. J Clin Oncol 2005;23:1237-44.

56. Ajani JA, Winter K, Okawara GS, et al. Phase Ⅱ trial of preoperative chemoradiation in patients with localized gastric adenocarcinoma (RTOG 9904): quality of combined modality therapy and pathologic response. J Clin Oncol 2006;24:3953-8.

57. Kelsey CR, Chino JP, Willett CG, et al. Paclitaxel-based chemoradiotherapy in the treatment of patients with operable esophageal cancer. Int J Radiat Oncol Biol Phys 2007;69:770-6.

58. Schwartz GK, Winter K, Minsky BD, et al. Randomized phase Ⅱ trial evaluating two paclitaxel and cisplatincontaining chemoradiation regimens as adjuvant therapy in resected gastric cancer (RTOG-0114). J Clin Oncol 2009;27:1956-62.

59. Choong NW, Mauer AM, Haraf DC, et al. Longterm outcome of a phase Ⅱ study of docetaxel-based multimodality chemoradiotherapy for locally advanced carcinoma of the esophagus or gastroesophageal junction. Med Oncol 2011;28 Suppl 1:S152-61.

60. Spigel DR, Greco FA, Meluch AA, et al. Phase I/Ⅱ trial of preoperative oxaliplatin, docetaxel, and capecitabine with concurrent radiation therapy in localized carcinoma of the esophagus or gastroesophageal junction. J Clin Oncol 2010;28:2213-9.

61. Kambysellis MP, Ho KF, Craddock EM, et al. Pattern of ecological shifts in the diversification of Hawaiian Drosophila inferred from a molecular phylogeny. Curr Biol 1995;5:1129-39.

62. Ajani JA, Correa AM, Walsh GL, et al. Trimodality therapy without a platinum compound for localized carcinoma of the esophagus and gastroesophageal junction. Cancer 2010;116:1656-63.

63. Ajani JA, Moiseyenko VM, Tjulandin S, et al. Quality of life with docetaxel plus cisplatin and fluorouracil compared with cisplatin and fluorouracil from a phase Ⅲ trial for advanced gastric or gastroesophageal adenocarcinoma: the V-325 Study Group. J Clin Oncol 2007;25:3210-6.

64. Ajani JA, Moiseyenko VM, Tjulandin S, et al. Clinical benefit with docetaxel plus fluorouracil and cisplatin compared with cisplatin and fluorouracil in a phase Ⅲ trial of advanced gastric or gastroesophageal cancer adenocarcinoma: the V-325 Study Group. J Clin Oncol 2007;25:3205-9.

65. Shah M, Shibata S, Stoller RG, et al. Random assignment multicenter phase Ⅱ study of modified docetaxel, cisplatin, fluorouracil (mDCF) versus DCF with growth factor support (GCSF) in metastatic gastroesophageal adenocarcinoma (GE) [abstract]. J Clin Oncol 2010;s28:4014.

66. Ajani JA, Rodriguez W, Bodoky G, et al. Multicenter phase Ⅲ comparison of cisplatin/S-1 with cisplatin/infusional fluorouracil in advanced gastric or gastroesophageal adenocarcinoma study: the FLAGS trial. J Clin Oncol 2010;28:1547-53.

67. Park SH, Lee WK, Chung M, et al. Paclitaxel versus docetaxel for advanced gastric cancer: a randomized phase II trial in combination with infusional 5-fluorouracil. Anticancer Drugs 2006;17:225-9.

68. Im CK, Jung SE, Rha SY, et al. Comparison of taxanebased (docetaxel or paclitaxel) regimens combined with 5-fluorouracil continuous infusion and low dose leucovorin for advanced gastric carcinoma: Analysis of two phase II trials [abstract]. J Clin Oncol 2008;s26:15679.

69. Webb A, Cunningham D, Scarffe JH, et al. Randomized trial comparing epirubicin, cisplatin, and fluorouracil versus fluorouracil, doxorubicin, and methotrexate in advanced esophagogastric cancer. J Clin Oncol 1997;15:261-7.

70. Roth AD, Fazio N, Stupp R, et al. Docetaxel, cisplatin, and fluorouracil; docetaxel and cisplatin; and epirubicin, cisplatin, and fluorouracil as systemic treatment for advanced gastric carcinoma: a randomized phase II trial of the Swiss Group for Clinical Cancer Research. J Clin Oncol 2007;25:3217-23.

71. Tebbutt NC, Cummins MM, Sourjina T, et al. Randomised, non-comparative phase II study of weekly docetaxel with cisplatin and 5-fluorouracil or with capecitabine in oesophagogastric cancer: the AGITG ATTAX trial. Br J Cancer 2010;102:475-81.

72. Thuss-Patience PC, Kretzschmar A, Repp M, et al. Docetaxel and continuous-infusion fluorouracil versus epirubicin, cisplatin, and fluorouracil for advanced gastric adenocarcinoma: a randomized phase II study. J Clin Oncol 2005;23:494-501.

73. Sym SJ, Park S, Kwon KY, et al. A randomized phase II trial of weekly docetaxel plus either cisplatin or oxaliplatin in patients with previously untreated advanced gastric cancer: Preliminary results [abstract]. J Clin Oncol 2009;Abstr 92.

74. Lind PA, Gubanski M, Johnson AE, et al. Final results of the randomized phase II study of sequential docetaxel and irinotecan with infusion 5-fluorouracil/folinic acid in patients with advanced gastric cancer - GA-TAC [abstract]. J Clin Oncol 2008;s26:4579.

75. Ridwelski K, Fahlke J, Kettner E, et al. Docetaxel-cisplatin (DC) versus 5-fluorouracil-leucovorin-cisplatin (FLC) as first-line treatment for locally advanced or metastatic gastric cancer: Preliminary results of a phase III study [abstract]. J Clin Oncol 2008;s26:4512.

(译者：张明辉，哈尔滨医科大学附属肿瘤医院，
哈尔滨 150000。 Email: zhmhui1985@163.com)

Cite this article as: Jimenez P, Pathak A, Phan A. The role of taxanes in the management of gastroesphageal cancer. J Gastrointest Oncol 2011;2(4):240-249. doi:10.3978/j.issn.2078-6891.2011.027

表1 患者特征 (n=41)

特征	数据
平均年龄及年龄范围(岁)	41 [26-71]
男女比例	31/10
世界卫生组织体能状况评分	
0	19 (46.3)
1	22 (53.7)
无治疗史	41 (100.0)
手术诊断	7 (17.0)
原发性转移肿瘤	26 (63.4)
局部晚期	8 (19.5)
病源位置	
胃食管	2 (4.9)
皮革胃	7 (17.0)
胃体部	15 (36.6)
胃窦	17 (41.5)
可测量病变位置*	
肝脏	15 (36.6)
肝和腹腔	3 (7.3)
克鲁肯贝格瘤	2 (4.9)
局部晚期	8 (19.5)
腹部淋巴结	4 (9.7)
不可测量病变位置	
腹膜疾病	9 (22.0)
肿瘤分级	
II级	19 (46.3)
III级	22 (53.7)

除非另作说明，此表内所有数据都以病人数n(%)表示。*：可测量病变是指可通过尺寸测量所得。

3.3 毒性

ECU联合治疗方案的主要III～IV级的非血液学不良反应是恶心、呕吐(19.5%)。III～IV级的血液学毒性主要表现为中性白细胞减少症(12.1%，表3)，有4位患者(9.8%)出现III～IV级腹泻。剂量调整的主要原因为患者出现长时间的中性白细胞减少症、中性粒细胞减少性发热、低钾血症、腹泻以及厌食。

最严重的IV级不良反应是，一位(2.4%)患者出现急性肾功能衰竭，另一位

表2 治疗反应

反应类型	数据(n=41)
完全缓解	3 (7.3)
部分缓解	15 (36.6)
病情稳定	14 (34.1)
病情进展	9 (22.0)
总体反应	18 (43.9)
中位进展时间(月)	5.2
中位生存期(月)	12.3

除非另作说明，此表内所有数据都以病人数n(%)表示。

表3 ECU联合方案治疗过程中的I-II到IV的毒性(n=41)

不良反应	毒性等级		
	I-II级n(%)	III级n(%)	IV级n(%)
非血液性中毒			
恶心呕吐	7 (17.0)	7 (17.0)	1 (2.4)
口腔炎/黏膜炎	4 (9.7)	-	-
腹泻	6 (14.6)	2 (4.9)	2 (4.9)
厌食	7 (17.0)	1 (2.4)	-
疲惫	5 (12.1)	-	-
急性肾功能衰竭	-	-	1 (2.4)
血栓	-	2 (4.9)	-
低血钾症	-	1 (2.4)	-
胃穿孔	-	-	1 (2.4)
血液性中毒			
中性白细胞减少症	6 (14.6)	4 (9.5)	1 (2.4)
血红蛋白水平降低	8 (19.4)	2 (4.9)	-
白细胞减少症	7 (17.0)	2 (4.9)	1 (2.4)

(2.4%)患者出现胃穿孔。出现胃穿孔的患者为局部进展患者，在1周期化疗后出现胃穿孔，接受了手术治疗，之后进行了4个周期的顺铂和氟尿嘧啶输注治疗，存活23个月。

出现急性肾功能衰竭的是位女性患者，在第5周期化疗后出现了IV级的腹泻、恶心以及呕吐等不良反应，但她并未及时寻求医疗帮助，延迟入院，不过所幸的是，经过后续血液透析，该患者得以康复。

有一位患者(2.4%)出现了III级的低血钾症，但不伴随腹泻、恶心或呕吐。另外有两名病情有所进展的患者(4.9%)出现深静脉和门静脉血栓。无化疗相关

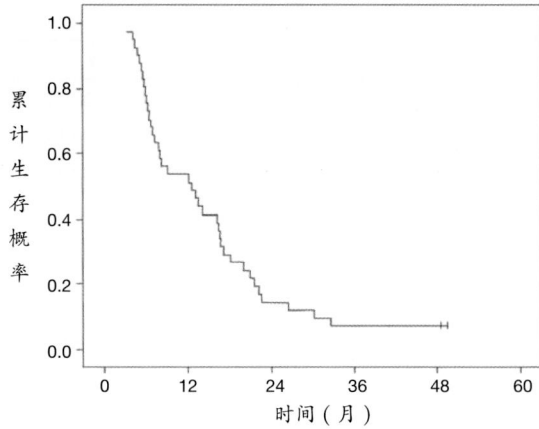

图1 所有病人累计生存概率的Kaplan-Meier曲线。

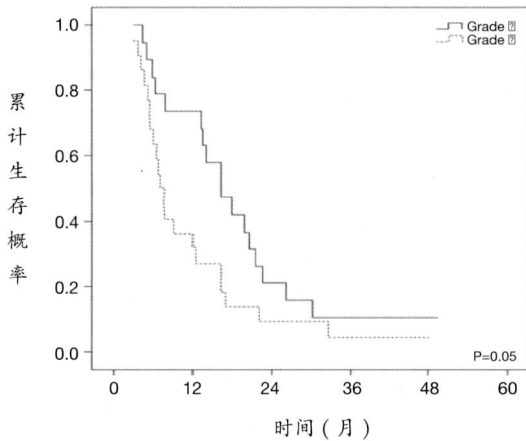

图2 组织病理学位Ⅱ和Ⅲ级的患者存活率Kaplan-Meier曲线。

的死亡。有8位(19.5%)患者在1~5个周期后因耐受不良停止化疗，观察到17位(41.5%)患者因不良反应而推迟治疗。

3.4 存活情况

由图1可见，中位进展时间为5.2月(CI 0.53~9.86)，中位生存时间大约为12.3月(CI 5.3~19.3)(图1)。组织病理学分级为2级的患者1年生存率为68.4%(16.3个月；CI 10.6~21.9)，3级的则为27.3%(7.3个月；CI 5.62~8.41)，生存率有明显的差别(*p*=0.05)(图2)。

4 讨论

晚期胃癌的治疗研究始于20世纪90年代。Pyrhonen在一项小样本研究中指出了使用静脉推注5-FU与进行最佳支持治疗相比，化疗在治疗晚期胃癌中的优势(13)。Findlay发现使用表阿霉素、顺铂以及持续静脉输注5-FU(ECF)的客观有效率可达71%(14)。这些鼓舞人心的结果推动了一项比较ECF和FAMTX(包含氟尿嘧啶、阿霉素和甲酰四氢叶酸)治疗效果的随机试验(15)，结果表明，接受ECF治疗的患者的中位存活期为8.3月，优于FAMTX方案的5.7月，考虑到在临床反应率和总生存，静脉输注氟尿嘧啶在晚期胃癌治疗中的治疗优势得以确定。叶酸能够延长5-氟代-2'-脱氧尿苷5'-单磷酸(FdUMP)-TS三元混合物的形成(16)，FdUMP对TS酶活性的抑制作用认为是氟尿嘧啶的主要作用机制(17)，顺铂和氟尿嘧啶两药联合的方案能够降低胃腺癌中TS mRNA水平，可以解释联合用药的作用机理(18)。随之的荟萃分析结果表明在晚期胃癌治疗中三药联合方案取得了最佳疗效(6)。

优福定是替加氟和尿嘧啶按1:4的比例混合而制成的复方药物。其中，作为5-FU的前体药物替加氟主要由肝脏代谢为5-FU，而尿嘧啶则是肝酶二氢嘧啶脱氢酶(DPD)自然底物，尿嘧啶的加入能起到DPD竞争性拮抗药的作用，增强5-FU的浓度和半衰期(11,12)。优福定可单独或跟亚叶酸(左旋四氢叶酸)一起使用，以提高对胸苷酸合成酶(thymidylate synthetase，TS)的抑制作用。

口服优福定单药联合亚叶酸治疗的总有效率为10.5%~28%，其中位生存期为5.8~6.1个月(19,20)，其效果跟单药使用静脉持续输注5-FU的效果接近(11)。两药(优福定联合顺铂或依托泊甙或紫杉醇)治疗方案治疗晚期胃癌患者的总有效率为35%~51%，平均总有效期为8.1~10.1个月(21-23)。含口服优福定的三药联合治疗方案晚期胃癌有着较好的疗效(24-28)。有报道用优福定制成的栓剂使晚期胃癌完全缓解的案例(29)。优福定很容易被肠胃系统吸收，口服能够提高病人的依从性，并保持5-FU稳定的血浆浓度，还可以避免导管相关的并发症(30)。

虽然20年来已有关于优福定和亚叶酸的剂量的研究，但迄今为止，仍没有最佳用药方案。增加左旋亚叶酸用量是为了在不增加药物毒性的前提下提高治疗效果。Newman(31)及Buroker等研究者(32)发现大剂量亚叶酸不能提高存活率，却导致了毒性的增加。另一方面，在一项针对结肠癌患者的随机试验中，Köhne等人发现，如果将亚叶酸加入到5-FU方案中仅能延长患者的无进展生存时间(33)，但是以增加治疗毒性为代价。Pazdur等人在结肠癌治疗研究中发现优福定联合亚叶酸的治疗功效跟FUFA的效果是一样的，但前者毒性相对较低(34)。目前尚没有关于优福定和优福定/亚叶酸方案在胃癌和结肠癌中的治疗效果的对比研究，但通常情况下，关于结肠癌的研究也可为优福定的使用剂量提供指导。患者使用的亚叶酸的固定剂量是在25~90 mg/m²之间，但总体治内皮生长因子A(vascular endothelial growth factor A, VEGF-A), 而VEGF-A是生理及病理性血管生成的主要调节因子(5)。虽然对贝伐单抗的确切作用机制知之甚少, 但据推测其可使内皮细胞对化疗诱导的细胞凋亡敏感化, 从而使肿瘤血管正常化, 并改善化疗及氧输送(14)。现已证实, 在包括结直肠癌、乳腺癌、肺癌和卵巢癌的许多癌症类型中, 贝伐单抗及其他针对血管生成通路的靶向疗法可使临床受益(6-9)。初始的研究表明, 相当比例的胃癌患者VEGF-A的表达增高, 且这种表型的肿瘤更具侵袭性, 以及与不良预后相关(10,11)。根据这一发现, 针对贝伐单抗治疗晚期胃癌疗效的早期临床试验获得了令人鼓舞的结果(12), 并在大型Ⅲ期临床研究中得到进一步评估。

阿瓦斯汀(Avastin)(注: Avastin是罗氏公司生产的贝伐单抗的商品名)用于胃癌的Ⅲ期随机研究(AVAGAST)旨在评估贝伐单抗对晚期胃癌的疗效(13)。在这项双盲安慰剂对照研究中, 774例晚期胃癌或胃食管癌患者使用顺铂与卡培他滨之一的化疗并随机增加贝伐单抗或安慰剂。顺铂治疗周期为6周, 卡培他滨及贝伐单抗均持续至病情进展或有难以耐受的药物毒性时停止。增加的贝伐单抗显著改善化疗后的无进展生存期(progression-free survival, PFS)(6.7 $vs.$ 5.3月; HR =0.80; CI 0.68~0.93; p=0.0037)及总缓解率(overall response rate, ORR)(46.0% $vs.$ 37.4%; p=0.0315), 但对总体生存期(overall survival, OS)没有显著改善, 因此研究未能达到其主要终点(12.1 $vs.$ 10.1月; HR =0.87; CI 0.73~1.03; p=0.1002)。安全数据显示两组之间的药物毒性具有可比性, 加入贝伐单抗并未增加化疗相关毒性。

AVAGAST研究是关于贝伐单抗治疗晚期胃癌的最大规模研究。令人失望的是, 试验结果是阴性的, 但这些数据也提出一些关于抗血管生成药物治疗胃癌的重要问题: 为什么没有确证的OS获益? 贝伐单抗是合适(用于胃癌)的靶向血管生成药物吗? 存在使用贝伐单抗得到有意义的生存获益的患者亚组吗? PFS的获益(1.5月)是否足够重要来证明贝伐单抗用于胃癌存在进一步评估的价值? 其他的抗血管生成治疗也同样无效吗?

虽然贝伐单抗在其它类型肿瘤中的获益已得到证明, 但是最近的数据表明, 贝伐单抗仅靶向VEGF-A配体的疗法极易被经由血管生成途径中其它活化配体阻断(14)。因此, 在胃癌及其他类型肿瘤中, 可能需要更多的多靶点治疗来改善针对血管生成的疗效。这可以部分解释临床前研究与贝伐单抗用于胃癌和其他类型癌症(其中许多也显示RR及PFS改善, 但OS无获益)临床研究之间的差异。确实, 靶向VEGF受体及其它血管生成通路组分的替代抗血管生成方法目前正在进行临床试验评估。即使临床研究中未见报道, 临床前研究还显示出对抗血管生成药物停药后癌症复发的担忧, 但因此而导致AVAGAST研究中的

OS未获益几乎不可能。

AVAGAST研究中的意向治疗人群无生存获益，然而预先计划的亚组分析显示在泛美地区亚组中增加贝伐单抗有显著OS获益，但发现在亚洲次大陆地区患者却并未获益。这很可能是由于全球范围内疾病生物学及个体(或肿瘤)相关遗传因素的固有差异，也可能归因于如使用二线化疗的临床实践差异。总之，这些因素可能解释临床转归的区域差异，强调胃癌临床试验数据并不适于全球应用，且胃癌的"东西方差异"是确实存在的。

尽管加入贝伐单抗治疗的次要终点RR及PFS确实获得改善，但是意向性(intent-to-treat，ITT)分析中OS显示出阴性结果，且目前贝伐单抗并不适于治疗晚期胃癌。然而，这些数据也确证了贝伐单抗用于晚期胃癌存在一定疗效。改善的应答率可能在确定胃癌可否手术中尤为重要，更高的术前化疗应答率有助于较大比例的R_0切除，从而达到长期生存获益。进行中的英国Ⅲ期研究(MRC ST03)评估了可手术胃食管肿瘤围手术期加入贝伐单抗化疗的益处(15)。

鉴于上述数据提供了贝伐单抗用于非选择性人群效果的证据，就试验(如AVAGAS研究)中可观察到的结果而言，患者特定亚组可能获益更显著。实际上，关于其他靶向药物的丰富数据提示，这些药物仅在特异性肿瘤患者的亚组中有效(16,17)。目前，确定哪些患者可从贝伐单抗受益的大量研究正在进行中，但无论是对贝伐单抗或其他抗血管生成药物而言，都尚无确定的预测性生物标志。尽管如此，抗血管生成疗法在其它类型癌症中的确定获益以及AVAGAST试验中RR与PFS的改善，为在此基础上的进一步评估提供了充足支持，且这些结果肯定也不应是抗血管生成药物治疗胃癌的终点。实际上，我们在此领域进行集中研究是必要的，其中包括抗血管生成药物当前与今后的试验，以及回答很多围绕这一治疗策略尚待解决的问题。这将是一项艰巨的任务，存在着许多潜在困难及挑战，如果我们要实现对患者的个体化治疗及改善这一侵袭性疾病的临床转归，这些挑战也正是当代科学家及肿瘤学家必须克服的。

致谢

声明：作者声称无任何利益冲突。

参考文献

1. GLOBOCAN 2008, Cancer Incidence and Mortality Worldwide: IARC CancerBase No. 10 [Internet]. Lyon, France: International Agency for Research on Cancer; 2010. Accessed

第七十三章：曲妥珠单抗联合化疗治疗HER2阳性进展期胃癌或胃食管结合部癌，"一篇分析"能否涵盖所有价值？

Khaldoun Almhanna[1], Mendel E. Singer[2]

[1]Department of Gastrointestinal Oncology, H. Lee Moffitt Cancer Center & Research Institute, Tampa 334612, USA; [2]Department of Epidemiology and Biostatistics, Case School of Medicine, Case Western Reserve University, Cleveland 44106, USA
Correspondence to: Khaldoun Almhanna, MD, MPH, Assistant Member. Department of Gastrointestinal Oncology, 12902 Magnolia Dr., FOB-2, Tampa 33612, USA.
Email: Khaldoun.almhanna@moffitt.org.

摘要：新型癌症治疗手段给全球医疗保健体系带来了沉重的经济负担。对新型抗癌治疗的成本效益分析不仅引起了肿瘤界的关注，也是医保报销的决策依据。本文回顾了近期中国发表的一篇经济评估研究，内容涉及曲妥珠单抗联合化疗治疗HER2阳性进展期胃癌或胃食管结合部癌。这项研究表明在传统化疗基础上加用曲妥珠单抗并不合算，其增量成本效益比为 $251,667.10/QALY。尽管这篇分析建议在肿瘤治疗中要注重有效投资，但我们认为其结果并不适用于其他医疗保健体系。尽管新型抗癌治疗在大多数情况下增加了增量成本效益，但是成本效益在很大程度上依赖于报销的上限和医保政策决策人是否愿意为获得的生活质量买单。

关键词：成本效益分析；曲妥珠单抗；胃癌；质量调整生命年；ToGA研究

View the English edition of this article at: http://www.amepc.org/tgc/article/view/2079/2868

　　随着对胃癌患者生存时限需求的提高，新的治疗手段也给全球医疗体系带来了沉重的经济负担。曲妥珠单抗治疗胃癌的ToGA研究(1)表明，曲妥珠单抗联合化疗一线治疗进展期胃癌或胃食管结合部癌，较单用化疗可带来11周的总生存获益。然而，Bin Wu等(2)针对中国研究人群进行的经济评估表明，治疗HER2阳性进展期胃癌或胃-食管结合部癌，在常规化疗中加入曲妥珠单抗可能并不合算。他们的分析表明，较低的总生存时间是导致用药不合算的最主要原因。

　　数年前，曲妥珠单抗就获批用于HER2阳性乳腺癌的辅助和转移治疗了。几项成本效益分析评估了曲妥珠单抗治疗乳腺癌的临床和经济影响。2007年美国发表的一项分析表明，预计辅助曲妥珠单抗治疗的额外生命周期成本/质量调整生命年(quality-adjusted life year，QALY)为$26,417(3)，折扣下来增加的生命周期成本为$44,923，接受曲妥珠单抗可预期将寿命延长3年或更长时间。在20年期间，加入曲妥珠单抗的预计成本是$34,201/QALY。

　　澳大利亚的分析也报道了相似结果，认为曲妥珠单抗治疗早期乳腺癌无论应用52周还是9周都是合算的(4)。另一项意大利/美国分析表明(5)辅助曲妥珠单抗治疗可以增加的预期寿命为1.54倍(折扣后1.18倍) QALYs，曲妥珠单抗取得临床获益的花费分别为€14,861/QALY和$18,970/QALY。在7.8年内或年龄>76岁或10年复发风险低于15%的情况下，其增量成本效益超过€50,000/QALY(或$60,000/QALY)。来自英国(6)的一项分析有不同的观点，认为辅助曲妥珠单抗治疗的成本效益并不确定，是否合算应取决于其临床疗效，更与治疗持续时间和是否伴有远期毒性相关。

　　在转移性乳腺癌的治疗领域也有相似的分析结果。一项2009年发表的法国分析(7)表明，加入曲妥珠单抗的治疗会将成本增加3倍(€39,608 vs. €12,795)，每年的额外成本为€27,492/生命年。尽管曲妥珠单抗价格昂贵，但是治疗转移性乳腺癌仍然合算，这体现在其每生命年获得的增量成本仍然持续低于人均国内生产总值。另一项来自法国的研究也有相似结论，应用曲妥珠单抗治疗的平均总成本为€33,271/人，未应用者为€11,191/人，额外成本为€15,370/QALYS(8)。

　　我们所回顾的这篇研究分析了在中国曲妥珠单抗加入化疗治疗HER2阳性进展期胃癌或胃食管连接部癌的成本效益(2)。这篇分析的时间期限是5年。相对于单用化疗，加用曲妥珠单抗增加的成本和效能分别为$56,004和0.18 QALYs，增量成本效益比(ICER)为$251,667/QALY。研究认为，对于中国目前的医疗体系来说，治疗进展期胃癌或胃食管结合部癌，加入曲妥珠单抗治疗并不合算。尽管这项研究所用方法适当，但由于其主要变量来自一项开放性研究，所以存在风险偏倚。另一方面，胃癌是一种异质性疾病，已明确其在亚洲人群的预后要好于其他种族。在ToGA研究中，仅有50%的患者来自亚洲，使得其分析结果不能推广到其他种族。这点尤为重要，因为对照组的实用价值来自一项中国研究，这项研究假设的是加入曲妥珠单抗对患者生活质量并未产生额外影响。因此在基线分析时，这一考虑也会使得加入曲妥珠单抗治疗更不合算。

综合分析这篇研究及其他不同医保体系国家的数据，需要进一步研究成本和使用模式。作者也指出了研究的不足，包括未考虑其它胃癌的化疗方案、缺乏长期生存的数据、忽略了HER2检测的成本、忽略了营养、疼痛、随访等方面的花费。尤其是最后一点，在疾病进展和转为二线治疗过程中非常重要。

Wu等在分析中没有考虑到的一个重要亚组就是HER2高表达的患者。在ToGA研究中，免疫组化HER2高表达的患者(IHC 3+)有更好的预后。因此，韩国和日本对ToGA研究的亚组人群都基于HER2的免疫组化表达强度进行了分析(9)，增量成本效益比为6.1百万日元(€55,000)/QALY和4.3百万日元(€39,000)/生命年，表明曲妥珠单抗治疗对于IHC 3+的人群还是合算的。

因此，对这篇研究的分析必须要考虑到整个研究背景，包括研究人群和研究时间。由于分析时存活的患者数目少，所以也未考虑不良反应和支持治疗的花费，患者及其照顾者的时间成本和现金支付的花费也未计入。想要获得曲妥珠单抗治疗乳腺癌那样的价值，生存获益一定要更大。但我们知道，尽管ToGA研究在生存上具有统计学差异，所带来的生存获益还是很小。

综上所述，Wu等针对中国人群进行的成本效益分析并不能囊括处于不同医疗体系的非亚洲人群。当增量成本效益可能持续较大时，许多发达国家在肿瘤治疗中更倾向于接受更高的成本效益阈值。

致谢

声明：作者声称无任何利益冲突。

参考文献

1. Bang YJ, Van Cutsem E, Feyereislova A, et al. Trastuzumab in combination with chemotherapy versus chemotherapy alone for treatment of HER2-positive advanced gastric or gastro-oesophageal junction cancer (ToGA): a phase 3, open-label, randomised controlled trial. Lancet 2010;376:687-97.
2. Wu B, Ye M, Chen H, et al. Costs of trastuzumab in combination with chemotherapy for HER2-positive advanced gastric or gastroesophageal junction cancer: an economic evaluation in the Chinese context. Clin Ther 2012;34:468-79.
3. Garrison LP Jr, Lubeck D, Lalla D, et al. Costeffectiveness analysis of trastuzumab in the adjuvant setting for treatment of HER2-positive breast cancer. Cancer 2007;110:489-98.
4. Millar JA, Millward MJ. Cost effectiveness of trastuzumab in the adjuvant treatment of early breast cancer: a lifetime model. Pharmacoeconomics 2007;25:429-42.
5. Liberato NL, Marchetti M, Barosi G. Cost effectiveness of adjuvant trastuzumab in human

epidermal growth factor receptor 2-positive breast cancer. J Clin Oncol 2007;25:625-33.

6. Hall PS, Hulme C, McCabe C, et al. Updated costeffectiveness analysis of trastuzumab for early breast cancer: a UK perspective considering duration of benefit, long-term toxicity and pattern of recurrence. Pharmacoeconomics 2011;29:415-32.

7. Perez-Ellis C, Goncalves A, Jacquemier J, et al. Costeffectiveness analysis of trastuzumab (herceptin) in HER2-overexpressed metastatic breast cancer. Am J Clin Oncol 2009;32:492-8.

8. Poncet B, Bachelot T, Colin C, et al. Use of the monoclonal antibody anti-HER2 trastuzumab in the treatment of metastatic breast cancer: a cost-effectiveness analysis. Am J Clin Oncol 2008;31:363-8.

9. Shiroiwa T, Fukuda T, Shimozuma K. Cost-effectiveness analysis of trastuzumab to treat HER2-positive advanced gastric cancer based on the randomised ToGA trial. Br J Cancer 2011;105:1273-8.

（译者：薛妍，第四军医大学西京医院肿瘤科，
西安 710032。Email: fmmuxueyan2000@163.com）

Cite this article as: Almhanna K, Singer ME. Costs of trastuzumab in combination with chemotherapy for HER2-positive advanced gastric or gastroesophageal junction cancer:does one "Analysis" fit all? Transl Gastrointest Cancer 2013;2(S1):91-93. doi: 10.3978/j.issn.2224-4778.2013.05.26

第七十四章：胃癌靶向药物的药物经济学研究：黄金时代到来？

Filippo Pietrantonio, Claudia Maggi, Filippo de Braud

Medical Oncology Department, Fondazione IRCCS Istituto Nazionale Tumori, Milan, Italy
Correspondence to: Filippo Pietrantonio, MD. Medical Oncology Unit 1, Fondazione IRCCS Istituto
Nazionale dei Tumori, Via Venezian, 1 20133 Milan, Italy.
Email: filippo.pietrantonio@istitutotumori.mi.it.

View the English edition of this article at: http://www.amepc.org/tgc/article/view/2048/2875

　　胃及胃食管结合部(gastroesophageal junction，GEJ)肿瘤是重大的公共健康问题。此类疾病是导致男性肿瘤相关性死亡的第二大病因(女性中第四大病因)(1)。众所周知胃及胃食管交界部肿瘤在中国发病率的下降幅度较其他国家更低，实际上在最年长及最年轻亚组患者中甚至发病率出现了升高，同时也发现女性发病率较男性只有轻微降低(2)。值得重视的是，中国人群胃癌初始发病年龄低于西方。胃癌的高病死率源于疾病的高转移率、侵袭性临床进展及缺少有效系统治疗。人上皮生长因子受体2(epidermal growth factor receptor 2，HER2)的过度表达可采取免疫组织化学(immunohistochemistry，IHC)(使用单克隆抗体)方法检测，或通过原位免疫荧光杂交(fluorescent *in situ* hybridization，FISH)检测HER2基因扩增。有13%~23%的胃癌患者存在HER2表达增高。在亚洲，大部分胃部肿瘤发生位置远离GEJ。大量的非选择性亚洲人群队列中HER2阳性率(6%~15%)较西方国家(10%~23%)更低(3)。因为相当比例胃癌中可观察到(HER2)高表达及(或)扩增，且与不良预后相关，所以最新的试验中已使用靶向HER2的药物进行治疗。

曲妥珠单抗(商品名：赫赛汀)是一种人源化单克隆抗体，可直接拮抗性结合HER2的细胞外结构域，已被美国食品与药品监督管理局(FDA)及欧洲官方批准用于高表达HER2(可由IHC或FISH检测)的转移性乳腺癌(metastatic breast cancer，MBC)。基于III期随机临床试验ToGA研究的结果，FDA批准了曲妥珠单抗联合标准的顺铂与氟尿嘧啶(或5-氟尿嘧啶与卡培他滨之一)作为晚期胃或残胃癌的一线治疗方法。中位总体生存率由对照组的11.1个月(CI 12~16个月)提高至加入曲妥珠单抗的单独化疗组的13.8个月(CI 10~13月)(HR=0.74；CI 0.60~0.91，$p=0.0046$) (4)。ToGA研究的相关问题是生存增量获益的经济影响仍不清楚。实际上，全球范围内越来越多的人认为，应当在私人或公共健康保险中对治疗方式的成本-效益加以考虑。医疗决策者需要关于新疗法的经济学价值信息来使医疗资源最优化利用。

与乳腺癌相比，胃癌HER2基因型的肿瘤异质性可导致IHC及FISH检测结果有明显差异(5)。由于胃组织中腺体结构更为常见，基底侧膜HER2的不完全IHC染色在胃癌中更多见。根据FDA的标准，IHC评分3+和(或)FISH阳性(伴任何IHC结果)的患者可使用基于曲妥珠单抗的方案治疗。实际上，在ToGA试验中HER2检测需要包括IHC及FISH，而提示HER2靶向治疗的可行性只需一项阳性(IHC 3+或FISH+)。ToGA试验中，如果只用1项HER2检测(如IHC 0/FISH+，IHC 1+/FISH+，IHC 3+/FISH-)，随机患者中25%(146/584)已无法达到目前FDA批准的乳腺癌HER2检测标准。然而，NCCN指南专家组推荐，少于IHC 3+的HER2高表达应增加FISH或其他原位杂交方法检测。

在本期 *Translational Gastrointestinal Oncology* 中，Wu及同事对中国晚期胃癌患者使用曲妥珠单抗进行了药物经济学评估分析。在这项分析中，从中国卫生保健系统的角度对治疗的直接花费进行了估计。其次，MARKOV模型模拟了晚期胃癌的自然病程及符合报道的近似PFS曲线与病死率。作者证明了增加曲妥珠单抗治疗的成本-效益结果令人不相当满意的，如质量校正生存年限(quality-adjusted life-years，QALYs)远低于1(0.18)及增加的成本效益率(incremental cost-effectiveness ratio，ICER)为$25,166,710/QALY获益。

值得强调的是，曲妥珠单抗折扣计划可以确实降低胃癌中联合曲妥珠单抗化疗的ICER。然而，一些问题还需解决。对ToGA试验的探索性回顾分析显示，联合曲妥珠单抗的化疗在统计学及临床意义上改善患者(IHC2+/FISH+及IHC3+胃或GEJ腺癌患者)中位OS。因此，欧洲理事会及欧洲药品管理局(european medicines agency，EMEA)批准了曲妥珠单抗用于转移性胃腺癌的治疗，IHC是检测胃癌HER2情况的主要方法，同时FISH限定用于那些有可疑

(IHC2+)HER2表达的患者。特别的是，在事后确定的亚组中(IHC2+/FISH+和IHC3+)，中位OS令人鼓舞的从化疗组的11.8个月提升至联合曲妥珠单抗化疗组的16.0个月(HR =0.65，CI 0.51~0.83)。相反的，在低HER2表达(0/1+)和FISH+的胃肿瘤患者中，加入曲妥珠单抗的化疗与获益并不相关(HR =1.07，CI 0.70~1.62)。证据显示，与低HER2表达相比，治疗与高HER2表达存在显著的相互作用(p=0.036)。IHC2+/FISH+患者OS的HR为0.75(CI 0.51~1.11)。在IHC3+/FISH+患者的预置亚组分析中，基于曲妥珠单抗化疗的中位OS达到17.9个月，HR为0.58(CI 0.41~0.81)。因此，曲妥珠单抗用于HER2为3+的胃癌患者的成本-效益较好。这一结论先前已在英国官方(NICE)(6)的药物经济学评估以及ToGA试验中的亚组分析(纳入的日本及韩国患者)(7)中得到验证。

　　我们的观点是，改善曲妥珠单抗用于胃癌的治疗价值的最重要途径之一是进一步研发有效生物学标志，从而优化可从治疗受益患者的选择。为了完善对胃癌分子生物机制的了解以及确定可靠的预后和预测因子，从而提高靶向药物的成本-效益，积极的研究正在进行中。

致谢

声明：作者声称无任何利益冲突。

参考文献

1.　Jemal A, Bray F, Center MM, et al. Global cancer statistics.CA Cancer J Clin 2011;61:69-90.

2.　Jemal A, Siegel R, Ward E, et al. Cancer statistics, 2006. CA Cancer J Clin 2006;56:106-30.

3.　Tanner M, Hollmén M, Junttila TT, et al. Amplification of HER2 in gastric carcinoma: association with Topoisomerase IIa gene amplification, intestinal type, poor prognosis and sensitivity to trastuzumab. Ann Oncol 2005;16:273-8.

4.　Bang YJ, Van Cutsem E, Feyereislova A, et al. ToGA Trial Investigators: Trastuzumab in combination with chemotherapy versus chemotherapy alone for treatment of HER2-positive advanced gastric or gastro-oesophageal junction cancer (ToGA): A phase 3, open-label, randomised controlled trial. Lancet 2010;376:687-97.

5.　Hofmann M, Stoss O, Shi D, et al. Assessment of a HER2 scoring system for gastric cancer: results from a validation study. Histopathology 2008;52:797-805.

6.　Spackman E, Rice S, Norman G, et al. Trastuzumab for the treatment of HER2-positive metastatic gastric cancer: a NICE single technology appraisal. Pharmacoeconomics 2013;31:185-94.

7.　Shiroiwa T, Fukuda T, Shimozuma K. Cost-effectiveness analysis of trastuzumab to treat

HER2-positive advanced gastric cancer based on the randomised ToGA trial. Br J Cancer 2011;105:1273-8.

（译者：朱鹏，75211部队医院内科，
惠州 516133。Email: tougaozhu001@163.com）

Cite this article as: Pietrantonio F, Maggi C, de Braud F. Pharmacoeconomic studies of targeted agents in gastric cancer: ready for prime time? Transl Gastrointest Cancer 2013;2(S1):111-113. doi: 10.3978/j.issn.2224-4778.2013.05.13

第七十五章：胃癌患者使用曲妥珠单抗剂量的一例报告

Chrisann Kyi, Manish A. Shah

Department of Medicine and Center for Advanced Digestive Care, New York-Presbyterian Hospital, Weill Cornell Medical Center, New York, NY 10021, USA
Correspondence to: Manish A. Shah, MD. New York-Presbyterian Hospital, Weill Cornell Medical Center, 1305 York Avenue, 12th Floor, New York, NY 10021, USA. Email: mas9313@med.cornell.edu.

前言： 基于Ⅲ期临床研究ToGA的结果，曲妥珠单抗治疗胃腺癌，可以延长患者的生存时间，目前曲妥珠单抗(赫赛汀，F.Hoffman-La Roche)已被批准用于治疗HER2阳性的转移性胃癌患者。当前，参照曲妥珠单抗治疗乳腺癌患者的标准剂量：3周一疗程(8 mg/kg初始负荷量后，接着每3周6 mg/kg的维持量)或者1周一疗程(4 mg/kg初始负荷量后，接着每周2 mg/kg的维持量)。

个案报道： 本研究分析了一例HER2阳性的转移性胃癌患者，发现为了达到治疗反应，患者需使用高于当前标准剂量的曲妥珠单抗。

讨论： 有些机制可能解释这一发现，包括：与乳腺癌相比，转移性胃癌中，曲妥珠单抗的清除率与肿瘤负荷更高，耐药性也更强。目前，有一项Ⅲ期临床试验正在对"曲妥珠单抗在胃癌患者中的合适剂量"这一问题进行评估。

关键词： 曲妥珠单抗；转移性胃癌；药代动力学

View this article at: http://kysj.amegroups.com/articles/1522
View the English edition of this article at: http://www.thejgo.org/article/view/1555/2280

1 前言

目前曲妥珠单抗(赫赛汀，F. Hoffman-La Roche)已被批准用于治疗HER2阳性的转移性胃癌患者。曲妥珠单抗治疗胃腺癌的研究(ToGA)是一个随机进行的Ⅲ期临床试验。该试验比较了HER2阳性、FISH阳性(HER2：CEP17 >2.0)、IHC 3+(使用霍夫曼评分标准)的转移性胃癌患者，使用曲妥珠单抗与未使用该药物化疗的疗效(1)。被随机分配到曲妥珠单抗组的患者在首次使用负荷剂量后，接着按照乳腺癌的标准治疗剂量每周2 mg/kg来维持(2)。结果显示：随机接受曲妥珠单抗化疗的患者，无论是生存时间还是临床结果(HR =0.74；CI 0.60~0.91；p=0.0046)都显著提高(3)。基于这一临床研究，在顺铂或是5-FU化疗的基础上，使用曲妥珠单抗已成为HER2阳性的转移性胃癌患者的标准治疗方案。

在此，我们描述了一例HER2阳性的转移性胃癌患者的治疗经过：开始用标准剂量的曲妥珠单抗治疗，病情进展；增加药物剂量后，患者有所反应。

2 个案报道

2010年9月份，一位68岁的男性患者发现自己锁骨上淋巴结肿大，去医院检查后首次确诊为纵隔与颈部淋巴结转移的胃癌。切除活组织病检证实为：转移性低分化腺癌(9/17/10)，CK7(+)、CK20(+)、P53(+)，而CDX2(-)、TTF-1(-)、EGFR/kRAS(-)、ALK(-)、PSA(-)。并且，该患者的肿瘤已广泛转移，主要转移部位有：颈部淋巴结、双侧肺门、纵隔、腹膜后以及腰椎的多个部分。

胃肠内窥镜检查(2010-10-9)显示：食管远端增厚，取活组织检查，确诊为腺癌，并且HER2(FISH 3.0，IHC 2+)(DOKO)阳性。2010年11月9日，他开始接受HER2阳性的转移性胃、食管结合部腺癌的化疗：奥沙利铂和曲妥珠单抗(初始负荷剂量为6 mg/kg)联合使用之后，接着每两周使用奥沙利铂和曲妥珠单抗(4 mg/kg)维持治疗。然而，3个疗程以后(2010-12-13)，患者因颈部与锁骨上淋巴结的增大致压迫性呼吸困难。颈部CT显示颈部各部位的淋巴结进行性肿大。曲妥珠单抗的剂量增加了50%(每两周6 mg)，而奥沙利铂的化疗剂量维持不变。只改变曲妥珠单抗的剂量，患者颈部淋巴结就很快缩小，静息性呼吸困难也得到缓解。CT CAP(2011-2-14)也显示：患者的纵隔、腿后、腹部与上腹膜后腺癌的范围缩小。图1描述了患者颈部与上胸部腺癌的肿瘤累积负荷随时间的变化。接着，该患者持续接受每两周一次的奥沙利铂与曲妥珠单抗6 mg/kg的联合化疗。随后(2011-2-14，2011-4-14)，CT成像显示该治疗持续有效。直到2011年6月，该患者病情进展，最终于2011年8月死于晚期胃癌。

致谢

声明：作者声称无任何利益冲突。

参考文献

1. Hofmann M, Stoss O, Shi D, et al. Assessment of a HER2 scoring system for gastric cancer: results from a validation study. Histopathology 2008;52:797-805.

2. Leyland-Jones B, Gelmon K, Ayoub JP, et al. Pharmacokinetics, safety, and efficacy of trastuzumab administered every three weeks in combination with paclitaxel. J Clin Oncol 2003;21:3965-71.

3. Bang YJ, Van Cutsem E, Feyereislova A, et al. Trastuzumab in combination with chemotherapy versus chemotherapy alone for treatment of HER2-positive advanced gastric or gastro-oesophageal junction cancer (ToGA): a phase 3, open-label, randomised controlled trial. Lancet 2010;376:687-97.

4. Bruno R, Washington CB, Lu JF, et al. Population pharmacokinetics of trastuzumab in patients with HER2+ metastatic breast cancer. Cancer Chemother Pharmacol 2005;56:361-9.

5. Roche, Inc. Herceptin package insert. Available online: http://www.medsafe.govt.nz/profs/ datasheet/h/ Herceptininf.pdf (accessed 10/8/2011)

6. Meza-Junco J, Au HJ, Sawyer MB. Trastuzumab for gastric cancer. Expert Opin Biol Ther 2009;9:1543-51.

7. Baselga J, Tripathy D, Mendelsohn J, et al. Phase II study of weekly intravenous recombinant humanized anti-p185HER2 monoclonal antibody in patients with HER2/ neu-overexpressing metastatic breast cancer. J Clin Oncol 1996;14:737-44.

8. Cobleigh MA, Vogel CL, Tripathy D, et al. Multinational study of the efficacy and safety of humanized anti- HER2 monoclonal antibody in women who have HER2- overexpressing metastatic breast cancer that has progressed1999;17:2639-48.

9. Vogel CL, Cobleigh MA, Tripathy D, et al. Efficacy and safety of trastuzumab as a single agent in first-line treatment of HER2-overexpressing metastatic breast cancer. J Clin Oncol 2002;20:719-26.

10. Lu CH, Wyszomierski SL, Tseng LM, et al. Preclinical testing of clinically applicable strategies for overcoming trastuzumab resistance caused by PTEN deficiency. Clin Cancer Res 2007;13:5883-8.

11. Price-Schiavi SA, Jepson S, Li P, et al. Rat Muc4 (sialomucin complex) reduces binding of anti-ErbB2 antibodies to tumor cell surfaces, a potential mechanismfor herceptin resistance. Int J Cancer 2002;99:783-91.

12. Scaltriti M, Rojo F, Ocaña A, et al. Expression of p95HER2, a truncated form of the HER2 receptor, and response to anti-HER2 therapies in breast cancer. J Natl Cancer Inst 2007;99:628-38.

13. Garnock-Jones KP, Keating GM, Scott LJ. Trastuzumab: A review of its use as adjuvant treatment in human epidermal growth factor receptor 2 (HER2)-positive early breast cancer. Drugs

2010;70:215-39.

14. Ocaña A, Cruz JJ, Pandiella A. Trastuzumab and antiestrogen therapy: focus on mechanisms of action and resistance. Am J Clin Oncol 2006;29:90-5. for herceptin resistance. Int J Cancer 2002;99:783-91.

（译者：王海涛，天津医科大学肿瘤医院介入肿瘤科，天津 300040。Email: peterrock2000@126.com）

Cite this article as: Kyi C, Shah MA. A case report of trastuzumab dose in gastric cancer. J Gastrointest Oncol 2013;4(4):E19-E22. doi: 10.3978/j.issn.2078-6891.2013.015

第七十六章：进展期胃癌经西妥昔单抗联合FOLFIRI治疗后长期生存：一例个案报道

Daniela Adua, Francesca Di Fabio, Fabiola Lorena Rojas Llimpe, Sara Pini, Carmine Pinto

Medical Oncology, S. Orsola-Malpighi Hospital, Bologna, Italy
Correspondence to: Carmine Pinto, MD. Medical Oncology Unit, S. Orsola-Malpighi Hospital, Via Albertoni 15, 40138 Bologna, Italy. Email: carmine.pinto@aosp.bo.it.

摘要： 2004年12月，一位52岁的转移性胃癌患者参加了 II 期临床研究FOLCETUX，接受西妥昔单抗(初始剂量400 mg/m^2 i.v. 每周维持剂量250 mg/m^2)、伊立替康180 mg/m^2 i.v.、第1天、亚叶酸钙100 mg/m^2 i.v.、随后5-FU 400 mg/m^2 i.v. 随后600 mg/m^2 i.v. 22 h第1、2天；每2周治疗一次，共17周。6周治疗后，CT和PET-CT显示病灶完全消失，符合RECIST标准影像学完全缓解和代谢完全缓解。随后，按研究方案继续西妥昔单抗单药治疗每周(250 mg/m^2)，共维持给药24周。至2012年11月，临床、放射影像(CT)和代谢影像(PET-CT)均未提示复发病灶，至今获得95个月的无进展生存。

关键词： 胃癌；西妥昔单抗；FOLCETUX；FOLFIRI

View the English edition of this article at: http://www.thejgo.org/article/view/1394/2670

1 引言

进展期胃癌传统上常应用两药或三药联合化疗，与最佳支持治疗相比，可获得7~11个月总生存优势(1)。尽管一项近期发表的荟萃分析提供了一些数据(2)，但胃癌的一线治疗目前仍无标准方案。另外，对于HER2阳性的转移性胃癌或胃食管结合部癌，尽管曲妥珠单抗联合顺铂和5-FU较单用化疗明显获益(3)，但当患者不能应用曲妥珠单抗时，我们还有什么别的治疗方法呢？

基因表达分析显示，胃癌中人表皮生长因子(EGF)的阳性率约为25%~30%(4)，和转移性结直肠癌的阳性率接近，这提示我们可以考虑靶向EGFR治疗胃癌和胃食管结合部癌。EGFR在18%~81%的胃癌中过表达，是多变量数据中一个不佳预后因素，常与老龄、侵袭性组织学类型、分期晚及较短生存相关。肿瘤表达EGF和EGFR常预示着易出现局部浸润和淋巴结转移。

2 个案报道

女性，52岁，反复上腹部疼痛伴体重明显减轻。食道、胃、十二指肠镜检查提示胃窦部巨大溃疡。术前影像学未提示任何转移。2003年11月，患者接受全胃切除术、网膜切除术和D2淋巴切除术、空肠吻合术。术中见胃窦区一大小约6 cm的菜花状溃疡，穿透胃壁，直至浆膜层和胃周脂肪组织。免疫组化提示腺癌、分化差、局部区域富含黏液(pT3N3M0-Stage ⅢA，G3; p53 100%，Ki67 52%，EGFR过表达)。

从2003年12月至2004年5月，患者接受了辅助化疗，方案为改良的PELF，共6周期。

2004年12月的临床随访中，CT和^{18}F-FDG-PET-CT提示胰腺钩突区实性肿块，考虑腹膜后淋巴结转移，淋巴结最大径5 cm(图1)，PET-CT上SUV$_{max}$=18(图2)。患者此时需要接受一线化疗，就入组了Ⅱ期临床研究FOLCETUX，给药方案：西妥昔单抗(初始剂量400 mg/m^2 i.v. 每周维持剂量250 mg/m^2)、伊立替康180 mg/m^2 i.v. 第1天、亚叶酸钙100 mg/m^2 i.v.、随后5-FU 400 mg/m^2 i.v.、随后600 mg/m^2 i.v. 22 h 第1、2天；每2周给药一次，共17周。治疗6周后，CT和PET-CT显示病灶完全消失，符合RECIST标准影像学完全缓解(图3)和代谢完全缓解(图4)。随后，按研究方案要求，继续西妥昔单抗单药(每周250 mg/m^2)治疗，共维持给药24周。治疗过程中出现了3度皮肤皮疹。

2005年11月发现患者血清转氨酶升高(AST =289 U/L、ALT =321 U/L)，随后确诊HCV感染，暂停西妥昔单抗治疗。但疗效一直持续，直到治疗最后，体部CT和PET-CT未提示存在残余病灶。

2007年12月，由于临床和影像学检查提示病灶仍处于完全缓解，开始干扰素和利巴韦林抗病毒治疗，治疗结束时间为2009年1月。

表1 免疫组化HER2分级标准(1)

免疫组化评分	描述
0	无着色，或<10%的浸润性肿瘤细胞胞膜阳性
1+	≥10%的浸润性肿瘤细胞胞膜呈弱阳性；仅部分细胞膜着色
2+	≥10%的浸润性肿瘤细胞胞膜呈弱至中度的完全着色或基底侧着色
3+	≥10%的浸润性肿瘤细胞胞膜呈中至强的完全着色或基底侧着色。胞膜完全强阳性、基底侧阳性、胞膜外侧阳性的肿瘤细胞呈簇状时，则不必限制阳性细胞的比例

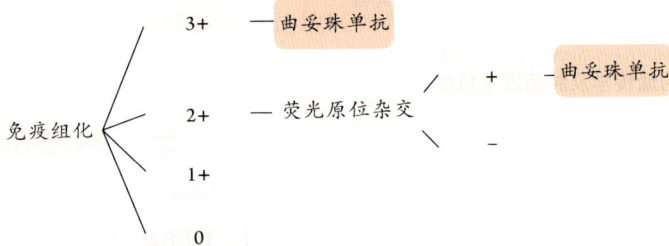

图2 胃癌/胃食管结合部癌中HER2检测规程；FISH中的判断分界点为HER2∶CEP17的比例≥2。

3 胃肠道间质瘤的分子病理学

胃肠道间质瘤(gastrointestinal stromal tumor，GIST)是胃肠道最常见的间质性肿瘤之一，占胃肠道间质性肿瘤的80%(10)。不过，就胃肠道恶性肿瘤来说，它们还是比较罕见的，仅占1%~3%(10)。就原发症状来说，近半数的恶性GIST表现为转移性，不过仅不到1/3的GIST属于恶性(10)。

1998年之前，GIST在诊断上是有问题的，被错误地诊断为平滑肌肿瘤，如成平滑肌瘤、平滑肌瘤及平滑肌肉瘤(11)。20世纪70年代的电镜研究及20世纪80年代末期的免疫组化研究表明，这类肿瘤实际上并非起源于平滑肌(11)。

此外，这些研究指出，间质的cajal细胞是GIST的细胞起源。间质的cajal细胞是胃肠道的运动起搏细胞。它们调节胃肠道活动及蠕动，见于自主神经系统和胃肠道肌性管壁之间(11)。这些细胞具有类似于GIST的平滑肌和神经元细胞的免疫表型和超微结构特征(11)。与GIST类似，免疫组化CD34、CD117及DOG1染色阳性(图4)。

1998年，Hirota及其同事发表了一系列文章，声称大部分GIST具有c-kit基

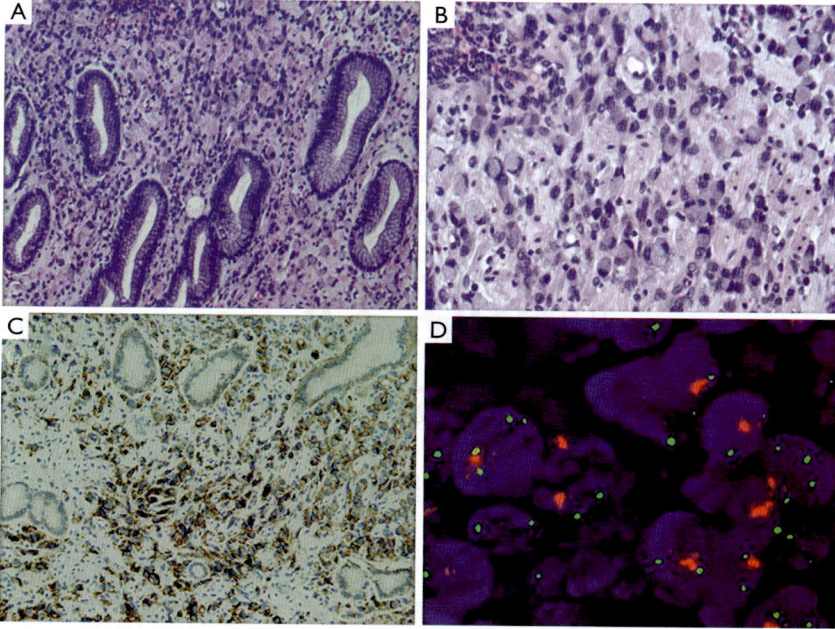

图3 胃低分化腺癌HE染色切片。(A)低倍镜下，肿瘤细胞呈浸润性生长模式；(B)高倍镜下，肿瘤细胞呈印戒细胞特征；(C)HER2免疫组化染色，肿瘤细胞3+；(D)HER2的FISH检测可见扩增(红色信号为HER2，绿色信号为CEP17)。

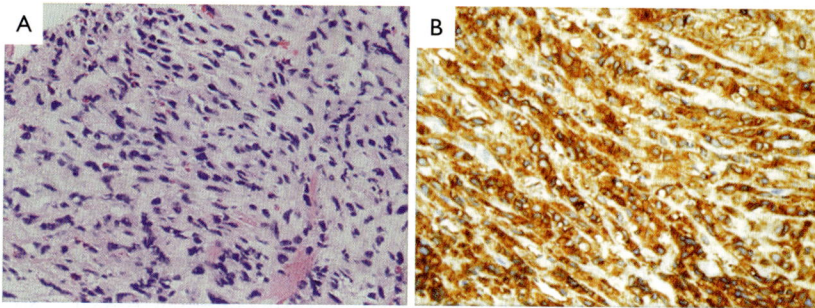

图4 (A)胃部梭形细胞型GIST的HE染色切片；(B)免疫组化，肿瘤细胞CD117弥漫阳性，胞质及核旁着色(原始放大倍数40×)。

因的突变，导致KIT蛋白的非配体依赖性活化(12)。他们用免疫组织化学法做c-kit或CD117染色，证明GSIT一般表达KIT蛋白，为病理学家提供了关键性的诊断方法(12)。这一前卫性发现改变了GSIT发病机制、诊断及治疗的根本面貌。进一步的研究表明，GSIT的一个亚型具有另一种被称为血小板源性生长对于无法切除、转移性、或复发性GIST选择的治疗性药物为伊马替尼(imatinib)，这是酪氨酸激酶(如KIT、PDGFRA-α及β、ABL、ABL基因相关产物)上ATP结合位点的一种竞争性抑制剂。它导致使细胞增殖的下游信号过程阻断。10%~20%的GIST表现为伊马替尼耐药(10)。耐药与部分病例中中断伊马替尼结合位点的选择性突变有关(19)。KIT的9号外显子突变患者常需要更高剂量的伊马替尼，而对于11号外显子突变者常建议初始剂量加倍(10)。这种耐药也被认为是由于KIT和/或PDGFRA激酶区的继发性突变所致。有几种针对伊马替尼耐药肿瘤的其他抑制剂正在开发之中。不过，对于GIST的治疗来说，手术仍是唯一治愈性的治疗。

4 胃部神经内分泌肿瘤的分子病理学

胃部神经内分泌肿瘤，相比此前的报道来说，诊断的比例越来越高(20)。有人将此归因于内镜的广泛使用及免疫组化标记物带来的更加精确的诊断(21)。胃部神经内分泌肿瘤占所有胃肠道-胰腺神经内分泌肿瘤的20%，占胃部肿瘤的1%(22)。根据鸡囊胚嵌合体(chick-quail chimeras)的研究，胃部神经内分泌肿瘤被认为起源于局部的内胚层来源细胞而不是神经嵴细胞(23,24)。胃部类癌瘤常被按三分法做如下分类：与慢性萎缩性胃炎相关的肿瘤；与1型MEN及卓-艾氏综合征(Zollinger-Ellison syndrome)相关的肿瘤；散发的肿瘤(25)。

神经内分泌肿瘤有很多分类方法。一种稍陈旧的分类法将这类肿瘤分为前肠(胃及十二指肠前半部分)、中肠(小肠：十二指肠后半部分、空肠、回肠、阑尾及升结肠)及后肠(横结肠、降结肠及直肠)(26)。分子研究明确表明，前肠、中肠及后肠的NET具有不同的独特遗传学异常(27)。

前肠(胃及十二指肠)的NET常见MEN1基因杂合性缺失(loss of heterozygosity，LOH)，目前认为这在家族性及散发性胃神经内分泌肿瘤的发生中发挥了起始性作用(26)。其蛋白产物menin，是一个610个氨基酸的蛋白，主要分布于胞核中，涉及转录调节、基因组稳定性及细胞分裂(图6)(28)。

神经内分泌肿瘤的WHO分类将NET分为高分化内分泌肿瘤(良性或不能确定生物学行为)、高分化内分泌癌(低度恶性生物学行为)、低分化内分泌癌(高度恶性生物学行为)(29)。研究已经表明，NET的恶性进展与复杂的等位基因型及染色体不稳定性有关(30)。

有趣的是，一项研究表明，11例具有印戒细胞的弥漫型胃癌中，有8例表达一项或多项神经内分泌标记，这一现象此前被认为是罕见的；这表明印戒细胞癌中有很大比例表达常见的特异性神经内分泌标志，提示其为神经内分泌起源(31)。对胃肠道NET肿瘤发生相关基因及其蛋白产物的细胞作用更广泛的研究，仍在进行中。

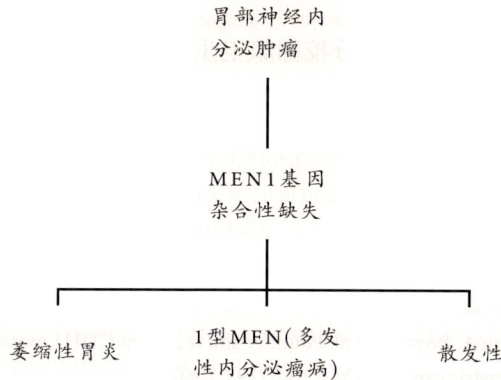

图6胃内分泌肿瘤的分子发病机制和分类。

手术仍是局限性疾病主要的治愈方法(28)。对于转移性病变则有多种治疗手段可选，包括手术、消融和化疗。不过，治愈可能性小，治疗策略应改为延长生存、缓解症状和改善生活质量。约80%的胃部NET表达生长抑素(somatostatin)受体，该受体可以和奥曲肽(octreotide)及其他生长抑素类似物靶向性结合(32)。尽管生长抑素类似物在缓解症状方面表现不错，但其抗肿瘤活性被认为很微弱(28)。最近一项针对胃神经内分泌癌患者的小型研究，报道了联用顺铂和伊立替康的有希望的结果(33)。

有些受体，如EGF、PDGF、IGF-1、VEGF，及其下游激酶，如mTOR，已知在胃及胰腺NET中可以上调，提供了个体化治疗的潜在靶标(28)。临床试验已经在进行中；不过，大部分都是在胰腺NET进行的，而这明确是(和胃的NET)具有不同的生物学行为。根据Ⅲ期实验的证据，mTOR抑制剂(everolimus，依维莫司)已经由FDA批准用于转移性胰腺神经内分泌肿瘤患者。需要更多的研究来确定在胃NET是否可以得到期待的相同结果。

5 结语

对肿瘤发生及进展为转移性病变过程中不同的分子通路了解越多，运用靶向性治疗时则越加精准、有效。在癌症新的靶向性治疗策略这一问题上，可以高质量、高性价比的同时进行多个基因检测的分子检测方法及新技术，是筛选出可以自这种治疗而获益的患者所必需的。只有在临床医生及患者需要自病理医生这里获取更新的诊断及预后信息，最终得以施行更加个性化及更有效的治疗时，分子病理学的地位才会随之提高。

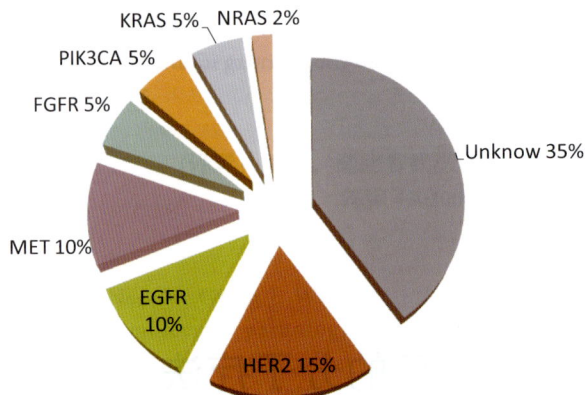

图1 胃癌可能的分子靶标比例估算值。

表达。而HER家族成员的基因突变在胃癌中罕见(图1)。此外，对于膜受体下的下游信号转导分子的基因突变通常不作观察。曾有报道，原发性胃癌中密码子12或13的KRAS突变频率为5%；外显子9中PIK3CA的突变频率是5%，密码子12或13的NRAS的突变频率是2%以内。

2 HER家族

2.1 HER2

10%~22%的胃癌病例HER2基因是扩增的或其产物是过表达的，并且HER2基因与获得增强的细胞增殖和生存有关(5)。IHC发现的HER2高度过表达的患者据报占胃癌10%(3)。HER2不是胃癌预后差的预测因子，这和乳腺癌不一样。最近的一项全局随机试验(ToGA)表明人源化抗HER2单克隆抗体曲妥珠单抗可有效治疗HER2阳性胃癌(5)。在这项ToGA试验中IHC3+及/或FISH-阳性(后者定义为HER2：EP17之比为2或以上)时则认为"HER2阳性"。在该研究中IHC3+发生率为11.0%，FISH-阳性率23.1%。曲妥珠单抗通过两种途径发挥自己的抗癌效应，一是诱导抗体依赖性细胞毒性，让它抑制HER2介导的信号传导；二是防止HER2的细胞外域分解。在ToGA试验中，HER2阳性胃癌患者被随机分配每3周接受化疗加曲妥珠单抗或单用化疗共6个疗程，化疗方案为5-氟尿嘧啶或卡培他滨联合顺铂。集中检验3,807位患者的肿瘤样本以确定HER2状况：结果22.1%为HER2阳性。曲妥珠单抗加化疗组相比单用化疗组中位生存时间(median survival time，MST)显著改善(分别为13.5和11.1个月)($p=0.0048$；HR$=0.74$；CI 0.60~0.91)。曲妥珠单抗加化疗组的应答率(RR)为47.3%，而单用化疗组为34.5%($p=0.0017$)。两组的安全性相似，联用曲妥珠单抗组无一起未预见的不良事件。有症状的充血性心衰方面两组之间无区别。联用曲妥珠单抗组4.6%的患者无症状左心室射血分数降低，而化疗组发生率为1.1%。

拉帕替尼是一种针对HER2和EGFR的酪氨酸激酶抑制药，该药活性中等。一项Ⅱ期研究(10,11)在47名患者中评价过一线疗法单用拉帕替尼，仅3名患者(7%)有确定的局部应答(partial response，PR)，2名患者(5%)有未确定的PR。9名患者(20%)病情稳定(stable disease，SD)。至治疗失败的时间(time to treatment failure，TTF)中位值是2个月，MST为5个月。另一项试验报道，既往已经过多种治疗的21名可评价患者均无局部应答(11)。此研究中选择的胃食管癌患者为IHC检出EGFR-阳性及/或FISH检出HER2阳性。两名患者1,000 mg拉帕替尼持续用药37周或16周病情持续稳定。IHC生物标志物多变量比例危害建模揭示，TGF-α水平较高与TTF较短存在关联($p<0.05$)。两项开发二线疗法或一线疗法的Ⅲ期研究目前正在进行中(12,13)。TYTAM是一项随机Ⅲ期研究，它旨在比较HER2与FISH扩增胃癌患者紫杉醇联用或不联用拉帕替尼作为二线疗法的效果。主要终点是总生存期，将招募260名患者(12)。LOGiC试验旨在比较FISH检出HER2扩增的晚期胃癌患者卡培他滨和奥沙利铂联用或不联用拉帕替尼作为一线疗法。主要终点是总生存期(13)。这两项研究的结果不久就将发表。

T-DM1是曲妥珠单抗、稳定的连接剂和强力美坦辛衍生物DM-1三位一体的免疫共轭体，T-DM1既具备曲妥珠单抗的抗肿瘤活性，又具备将阻断微管的细胞毒性试剂特异性地传递至抗原表达性肿瘤细胞的能力。在EMILLA Ⅲ期研究中，T-DM1显示出对HER2阳性乳腺癌的疗效(14)。帕妥珠单抗抑制HER2的二聚，并抑制多条HER信号通路，这使得HER2驱动的信号传导受到更全面的阻滞(15)。在CLEOPATRA Ⅲ期研究中帕妥珠单抗加曲妥珠单抗与多西他塞的联合疗法相比曲妥珠单抗和多西他塞，给HER2阳性乳腺癌患者带来更多生存获益(16)。这两个药物也有望用于HER2阳性胃癌的治疗。

2.2 EGFR

EGFR的过表达发生于58%~86%的腺性胃癌中(3,17-19)。据报IHC检出的高表达EGFR占胃癌的24%。EGFR的预测价值尚有争议。曾有人进行过一项吉非替尼治疗胃癌的Ⅱ期研究，吉非替尼为EGFR的(Tyrosine kinase inhibitors，TKI)，但是该研究并未实现预期的药物疗效(17,18)。应答率为0%，18%的患者病情稳定(17)。另一项伊洛替尼Ⅱ期试验中，胃食管结合部癌患者应答率仅9%(18)。

西妥昔单抗是一种嵌合的抗EGFR单克隆抗体，有报道称之为单药疗法，它在胃癌患者中未诱导应答(19)。在一些Ⅱ期研究中，西妥昔单抗加一线药氟嘧啶联合伊立替康或铂系药物显示出很好的活性(20,21)。卡培他滨和顺铂(两药合称XP)联合或不联合西妥昔单抗的一项随机对照Ⅲ期研究最近已报道胃与胃食管结合部癌中的结果(22)。904名患者随机分配接受3周为一个疗程的治疗：或是1~15 d日服两次剂量为1,000 mg/m^{2}的卡培他滨和每3周第一天静脉注射顺铂80 mg/m^{2}和每周一次西妥昔单抗400 mg/m^{2}接着是每周250 mg/m^2；或是只接受化疗。主要终点是无进展生存期(progression-free survival，PFS)。次要终点包括总生存期、最佳总应答率和安全性。西妥昔单抗组中位PFS为4.4个月(CI 4.2~5.5个月)，而XP组为5.6(5.1~5.7)(HR =1.091；CI 0.920~1.292；p=0.3158)。西妥昔单抗组MST为9.4个月(CI 8.3~10.6个月)，而XP组为10.7(9.4~11.3)(HR =1.004；CI 0.866-1.165；p=0.9547)。西妥昔单抗获得RR =30%，化疗获得RR =29%。XP加西妥昔单抗与单用XP相比，在晚期胃癌一线疗法中未显示获益。

REAL-3试验评价过全人源抗EGFR单克隆抗体帕尼单抗添加至EOC(表柔比星、奥沙利铂和卡培他滨)治疗晚期食管—胃癌(23)。553名患者随机分配接受EOC(表柔比星50 mg/m^2·d、奥沙利铂130 mg/m^2·d和卡培他滨1,250 mg/m^2·d)和mEOC(表柔比星50 mg/m^2·d、奥沙利铂100 mg/m^2·d、卡培他滨1,000 mg/m^2·d)加帕尼单抗 9 mg/kg。主要终点是总生存期。次要终点是PFS、RR和安全性。EOC组的MST为11.3个月，相比之下mEOC加帕尼单抗组为8.8个月(HR =1.37；CI 1.07~1.76；p=0.013)。中位PFS分别为7.4和6.0个月(HR =1.22；CI 0.98~1.52；p=0.068)，而RR则是42%和46%。多变量分析证实，KRAS突变(HR =2.1；CI 1.10~4.05；p=0.025)和PIK3CA突变(HR =3.2；CI 1.01~10.40；p=0.048)各有阴性预测价值。这些结果提示，单用靶向EGFR的药剂并不是在所有胃癌患者中都有效。

尼妥珠单抗是靶向人EGFR的人源化单克隆IgG抗体。在一项随机Ⅲ期试验中患者接受的二线疗法分别是尼妥珠单抗加伊利替康或单用伊利替康。主要终点是PFS。两组中位PFS分别为73和85 d(HR =0.860；CI 0.516~1.435；p=0.5668)。联用尼妥珠单抗组和单用伊利替康组的MST分别为250.5和232 d(HR =0.994；CI 0.618~1.599；p=0.9778)。RR分别为18.4%和10.3%。IHC检出EGFR 2+和3+ 患者亚组分析表明，联用尼妥珠单抗组和单用伊利替康组的中位PFS分别为118.5和59.0 d。另一方面，在EGFR 0 或1+ 患者中则观察到较短的中位PFS(分别为58.5和87.5 d)。尼妥珠单抗或许在EGFR 2+ 和3+ 患者中表现出一些活性。

2.3 HER3

HER3是HER家族二聚化的一个关键参与者，它激活多条致癌信号通路，造成细胞生存和增殖(25,26)。对于抗EGFR抑制药的获得性耐药可来自共享重叠信号通路的HER3及/或HER2的活化。U3-1287是全人源抗HER3单克隆抗体，已有报道指出它在临床前模型中表现了抗癌活性。一项日本的Ⅰ期试验表明U3-1287可耐受度高达20 mg/kg。未见剂量限制性毒性(dose limiting toxicity，

DLTs)。U3-1287相关不良事件包括3名患者ALT升高和2名患者均出现血小板减少症、腹泻、口炎、口角唇炎和皮疹的增多及AST升高(26)。

3 c–MET/HGF

MET促癌基因编码肝细胞生长因子(hepatocyte growth factor，HGF)的受体(MET)，MET促癌基因的扩增仅在晚期癌中观察到：即在分化良好的腺癌中发现19%，但在硬性胃癌中发现高达39%(27-29)。MET的活化抑制细胞凋亡并有利于肿瘤细胞的生存、基因转录、血管生成、细胞增殖、迁移、有丝分裂和分化。据报道，在胃癌中，MET的活化现已被归结于基因扩增(4-6)。Foretinib可抑制一些激酶，包括c-MET、VEGFR-2、PDGFR、RON、KIT和TIE2，一项关于Foretinib的Ⅱ期研究报道了它在分化不良的胃癌中治疗结果(30)。主要终点是RR。该研究把FISH法测得的存档组织样本MET扩增定义为7q31至少3个拷贝，既包括基因扩增的高水平又包括7号染色体非整倍性低水平。64名患者中3位(4.7%)显示高水平MET基因扩增。这3位高水平扩增MET的患者有一位显示SD，而其他两位疾病呈进行性。作者指出，MET基因扩增不单单在分化不良的癌症类型中被观察到。该研究在用药方案为5 d给药/9 d停药的情况下RR为0%。治疗阶段相比用药休止期，血浆中脱落的MET和VEGF水平往往是增加的，这可能反映了Foretinib用药后的生物学改变(31)。Tivantinib是一种选择性、非ATP竞争性、MET抑制剂(32)。在一项Tivantinib单药治疗有胃癌治疗史患者的Ⅱ期研究中，未观察到客观应答，SD率为36.7%。中位PFS仅43 d(CI 29~92)。治疗结果与肿瘤和血清中MET基因扩增、c-MET或HGF表达之间未见明显关系。4名MET基因扩增的患者显示SD与PD(n各为2)。这4位患者中有一位的组织学类型是不良至中度分化的腺癌，另3位是中度分化的腺癌。

Rilotumumab(AMG 102)是作用于HGF进而抑制其下游c-MET信号通路的全人源IgG2单克隆抗体。一项表柔比星、顺铂和卡培他滨(三者合称ECX)加或不加Rilotumumab治疗胃与胃食管结合癌的安慰剂对照随机研究显示出较好的结果(33)。既往无化疗史的患者随机1:1:1分配接受ECX(单药剂量分别为50 mg/m^2 iv 1 d，60 mg/m^2 iv 1 d，625 mg/m^2 bid口服1~21 d)加Rilotumumab 15 mg/kg(A组)，rilotumumab 7.5 mg/kg(B组)，或安慰剂(C组)iv 1 d，每3周一个疗程。MET蛋白由IHC在存档肿瘤样本中测得。评价了总生存期和PFS。A+B组的MST为10.6个月(CI 9.5~12.0)，相比之下C组为8.9个月(CI 5.7~10.6)(HR =0.70；CI 0.45~1.09)。中位PFS分别为5.7和4.2个月(HR =0.60；CI 0.39~0.91)。A+B组中免疫组化法MET-阳性患者MST为11.5个月(n=27；CI 0.39~0.91)，相比之下C组为5.7个月(n=11；CI 4.5~10.4)(HR =0.34；CI 0.15~0.78)。中位PFS分别为6.9和4.4个月(HR =0.44；CI 0.20~0.96)。一项计划好的Ⅲ期研究将检验Rilotumumab加ECX对MET-阳性胃癌的疗效。MetMab是MET一种单克隆单价抗体(34)。一48岁晚期胃癌

妇女以20 mg/kg的剂量用MetMab治疗作为Ⅰ期研究的一部分，患者开始服用MetMab 3个月后即出现完全缓解(complete remission，CR)，并持续约2年。随后患者腹膜出现新的病灶。组织学检查显示分化不良的腺癌并带有印戒细胞组分。对原发性胃肿瘤MET拷贝数的分析显示高度多染色体性和IHC检出的MET蛋白高表达。

在一项研究中，MET拷贝数增加≥5的患者占10%(21/216)，表现出明显恶化的预后，其总生存期的多变量风险比2.91(28)。在另一篇报道中489名患者中10人(2%)携带MET扩增。在胃食管结合部肿瘤中发现MET阳性率最高(3%，3/97)。4位经克唑替尼治疗的MET扩增性肿瘤患者有两位肿瘤缩小30%和16%，相应的PFS分别为3.7个月和3.5个月(29)。要知道，胃癌患者很少显示MET扩增，因此该研究中MET的TKI效果十分有限。在MET扩增性胃癌中已见报MET或HGF抗体的初步效应。

4 VEGFR/VEGF

经血管内皮细胞生长因子(VEGF)/血管内皮细胞生长因子受体(VEGFR)信号通路的肿瘤血管生成参与了胃癌的进程(35-37)。VEGF-R2是血管内皮细胞的强力调节剂，已被认为直接关联与肿瘤血管生成及血管依赖性转移。VEGFR另一成员VEGF-R1则可能直接通过刺激血管内皮细胞功能和间接通过介导骨髓祖细胞的动员来促进病理性血运。一些研究已发现，VEGF配体和亚型的表达与胃癌的预后有关联(36,37)，而且可溶性VEGF-R1的表达可预测患者预后(38)。Hirashima等分析了86名晚期胃癌患者原发性肿瘤VEGF-R表达水平，并称原发性胃肿瘤基质细胞血管中VEGF-R1、2和3的表达水平越高，在统计学意义上预示生存期短(35)。

胃癌Ⅱ期研究中像舒尼替尼那样的多靶点TKIs通常对胃癌无效。在一项舒尼替尼为单药二线治疗的Ⅱ期研究中RR为2.6%(2/78)(39)。78名患者有25人(32.1%)表现为SD，4名患者SD持续24周以上。中位PFS为2.3个月。在另一项舒尼替尼单药治疗化疗难治患者的德国Ⅱ期试验中，患者总应答率3.9%，中位PFS 1.28个月(40)。肿瘤VEGF-C表达(结合了VEGFR-2和3)与无表达相比，前者中位PFS显著较短(1.23 *vs.* 2.86个月；p=0.019)，然而，两组间肿瘤控制率方面无差异(p=0.142)(40)。舒尼替尼在具有高PDGFRA表达的胃癌细胞系中显示抗增殖效应(41)。

Cediranib和索拉非尼也是多靶点TKIs。这两种药都曾与胃癌标准一线疗法顺铂加S-1或卡培他滨联合使用(42,43)。最常见不良事件是中性粒细胞减少、厌食、恶心、疲乏、腹泻和手足综合征。因为具有接连发生的非血液学毒性，在一线治疗条件下这些药物联用研究的结果与单用化疗相比并不那么令人鼓舞。

AVAGAST和AVATAR都是随机安慰剂对照试验，设计目的是评价贝伐单抗加卡培他滨或氟尿嘧啶联合顺铂作为一线疗法治疗晚期胃癌的疗效(44,45)。主要终点是总生存期，试验招募了774名患者。贝伐单抗加氟尿嘧啶和顺铂(后两者合称FP)获得的MST为12.1个月，安慰剂加FP获得10.1个月的MST(HR =0.87；CI 0.73~1.03；p=0.1002)。贝伐单抗相比安慰剂，中位PFS(6.7 $vs.$ 5.3个月；HR =0.80；CI 0.68~0.93；p=0.0037)和RR(46.0% $vs.$ 37.4%；p=0.0315)都显著改善。尽管AVAGAST没有到达它的主要终点，但是贝伐单抗加至化疗显示出一些抗血管生成活性，在晚期胃癌的这种一线疗法中带来了PFS和RR的显著提高。低肿瘤神经菌毛素-1表达与安慰剂治疗患者中总生存期较短存在关联(46)。具有低肿瘤神经菌毛素-1表达的患者表现的OS治疗风险比之值好于具有高神经菌毛素-1表达的患者，贝伐单抗的添加似乎产生某种生存获益。

Ramucirumab是作用于VEGFR2的一种全人源IgG1抗体。一项Ramucirumab加紫杉醇对比紫杉醇单药作为二线疗法的随机Ⅲ期研究正在进行中(47)。

5 FGFR

胃癌细胞系中成纤维细胞因子受体(fibroblast growth factor receptor，FGFR)2基因扩增带来对FGFR抑制药的高灵敏度。一项拷贝数测试和FISH分析显示，5%(7/152)的胃癌携带FGFR2扩增；组织学上有5名患者为弥漫型，两名患者为肠型(48)。FGFR1、3和4则未检出。一项FISH分析表明，7个胃癌组织中6个FGFR为高度扩增，而剩下的1个扩增度较低。同时，FGFR2扩增的患者倾向于表现出较短的总生存期。众所周知，FGFR2基因扩增几乎与HER2和MET基因扩增完全互不兼容。Cediranib对过表达FGFR2的胃癌异种移植曾发挥了强力抗肿瘤活性(49)。

6 IGFR

胰岛素样生长因子1型受体(insulin-like growth factor type 1 receptor，IGF-1R)是一种细胞膜受体，它由其配体IGF-1和IGF-2激活(50)。IGF-1R参与细胞的增殖、分化，也参与抑制凋亡。由于IGF-1R也参与了恶性转变，面向IGF-1R的抗癌疗法的研发已经启动。IGF-1R在人癌中常常过表达，乳腺癌和其他实体癌中IGF-1R表达和转归之间的关联已有人作了评估。文献报道，IHC检出高度过表达IGF-1R的患者占晚期胃癌29%(25/87)：肠型40%(16/40)，弥漫型19%(9/47)(3)。目前已有约30种靶指IGF-IR的药物获得试验成果，包括抗-IGF-IR抗体IMC-A12、AMG-479、AVE1642、BⅡB022、CP-751871、MK0646 和Sch717454，还有小分子型抑制剂OSI-906和XL228(50)。

7 mTOR

依维莫司是丝氨酸-苏氨酸激酶型哺乳动物雷帕霉素靶向基因的一种口服抑制药。胃癌细胞中这种PI3K-AKT信号通路的下游一个成分被去调节，而且依维莫司已在胃癌的体外和体内模型中显示出抗癌效应(51)。对于有治疗史的胃癌患者，依维莫司的一项Ⅱ期单药试验未见客观应答。PD率为45%(24/53)，中位PFS为83 d(CI 50~91 d)(52)。在一项Ⅲ期亚后续试验中依维莫司相比最优支撑治疗(best supportive care，BSC)，对有治疗史的晚期胃癌患者未显示明显的生存获益。接受依维莫司的患者MST为5.39个月而接受BSC的患者为4.34个月(HR =0.90；CI 0.75~1.08；p=0.1244)(53)。

8 结论

胃癌进一步临床试验的结果应改善诊断技术的进步，以帮助我们为特异性靶标确定合适的药物。

致谢

声明：作者声称无任何利益冲突。

参考文献

1. Lauren P. The Two Histological Main Types of Gastric Carcinoma: Diffuse and So-Called Intestinal-Type Carcinoma. An Attempt at a Histo-Clinical Classification. Acta Pathol Microbiol Scand 1965;64:31-49.

2. Japanese Gastric Cancer Association. Japanese classification of gastric carcinoma: 3rd English edition. Gastric Cancer 2011;14:101-12.

3. Matsubara J, Yamada Y, Hirashima Y, et al. Impact of insulin-like growth factor type 1 receptor, epidermal growth factor receptor, and HER2 expressions on outcomes of patients with gastric cancer. Clin Cancer Res 2008;14:3022-9.

4. Dragovich T, Campen C. Anti-EGFR-Targeted Therapy for Esophageal and Gastric Cancers: An Evolving Concept. J Oncol 2009;2009:804108.

5. Bang YJ, Van Cutsem E, Feyereislova A, et al. Trastuzumab in combination with chemotherapy versus chemotherapy alone for treatment of HER2positive advanced gastric or gastro-oesophageal junction cancer (ToGA): a phase 3, open-label, randomised controlled trial. Lancet 2010;376:687-97.

6. Hayashi M, Inokuchi M, Takagi Y, et al. High expression of HER3 is associated with a decreased survival in gastric cancer. Clin Cancer Res 2008;14:7843-9.

7. Zhang XL, Yang YS, Xu DP, et al. Comparative study on overexpression of HER2/neu and HER3

in gastric cancer. World J Surg 2009;33:2112-8.

8. Begnami MD, Fukuda E, Fregnani JH, et al. Prognostic implications of altered human epidermal growth factor receptors (HERs) in gastric carcinomas: HER2 and HER3 are predictors of poor outcome. J Clin Oncol 2011;29:3030-6.

9. Bang YJ, Kang YK, Kang WK, et al. Phase II study of sunitinib as second-line treatment for advanced gastric cancer. Invest New Drugs 2011;29:1449-58.

10. Iqbal S, Goldman B, Lenz HJ, et al. A phase II SWOG study of GW572016 (lapatinib) as first line therapy in patients (pts) with advanced or metastatic gastric cancer. J Clin Oncol 2007;25:abstr 4621.

11. Hecht JR, Urba SG, Koehler M, et al. Lapatinib monotherapy in recurrent upper gastrointestinal malignancy: Phase II efficacy and biomarker analyses. Gastrointestinal Cancers Symposium 2008;43:abstr 48.

12. Satoh T, Bang Y, Wang J, et al. Interim safety analysis from TYTAN: A phase III Asian study of lapatinib in combination with paclitaxel as second-line therapy in gastric cancer. J Clin Oncol 2012;28:abstr 4057.

13. LOGiC - Lapatinib Optimization Study in ErbB2 (HER2) Positive Gastric Cancer: A Phase III Global, Blinded Study Designed to Evaluate Clinical Endpoints and Safety of Chemotherapy Plus Lapatinib. ClinicalTrials.gov 2012.

14. Blackwell KL, Miles D, Gianni L, et al. Primary results from EMILIA, a phase III study of trastuzumab emtansine (T-DM1) versus capecitabine (X) and lapatinib (L) in HER2positive locally advanced or metastatic breast cancer (MBC) previously treated with trastuzumab (T) and a taxane. J Clin Oncol 2012;30:abstr LBA1.

15. Yamamoto N, Yamada Y, Fujiwara Y, et al. Phase I and pharmacokinetic study of HER2targeted rhuMAb 2C4 (Pertuzumab, RO4368451) in Japanese patients with solid tumors. Jpn J Clin Oncol 2009;39:260-6.

16. Baselga J, Cortés J, Kim SB, et al. Pertuzumab plus trastuzumab plus docetaxel for metastatic breast cancer. N Engl J Med 2012;366:109-19.

17. Rojo F, Tabernero J, Albanell J, et al. Pharmacodynamic studies of gefitinib in tumor biopsy specimens from patients with advanced gastric carcinoma. J Clin Oncol 2006;24:4309-16.

18. Dragovich T, McCoy S, Fenoglio-Preiser CM, et al. Phase II trial of erlotinib in gastroesophageal junction and gastric adenocarcinomas: SWOG 0127. J Clin Oncol 2006;24:4922-7.

19. Gold PJ, Goldman B, Iqbal S, et al. Cetuximab as second-line therapy in patients with metastatic esophageal cancer: A phase II Southwest Oncology Group study. Gastrointestinal Cancers Symposium 2008:abstr 96.

20. Lordick F, Luber B, Lorenzen S, et al. Cetuximab plus oxaliplatin/leucovorin/5-fluorouracil in first-line metastatic gastric cancer: a phase II study of the Arbeitsgemeinschaft Internistische Onkologie (AIO). Br J Cancer 2010;102:500-5.

21. Moehler M, Mueller A, Trarbach T, et al. Cetuximab with irinotecan, folinic acid and 5-fluorouracil as first-line treatment in advanced gastroesophageal cancer: a prospective multi-center biomarker-oriented phase II study. Ann Oncol 2011;22:1358-66.

22. Lordick F, Bodoky G, Chung HC, et al. Cetuximab in combination with capecitabine and

53. Van Cutsem E, Yeh KH, Bang YJ, et al. Phase III trial of everolimus (EVE) in previously treated patients with advanced gastric cancer (AGC): GRANITE-1. J Clin Oncol 2012;30:abstr LBA3.

(译者：符文斌，上海连胜医药科技有限公司，

上海 200040。Email: 1744142862@qq.com)

Cite this article as: Yamada Y. Molecular therapy for gastric cancer. Chin Clin Oncol 2013;2(1):5. doi: 10.3978/j.issn.2304-3865.2012.11.03

第七十九章：原发性胃黑色素瘤的姑息放射治疗

Jason M. Slater, Ted C. Ling, Jerry D. Slater, Gary Y. Yang

Department of Radiation Medicine, Loma Linda University Medical Center, Loma Linda, California, USA

Correspondence to: Gary Y. Yang, MD. Department of Radiation Medicine, Loma Linda University Medical Center, 11234 Anderson Street, Loma Linda, California 92354, USA. Email: gyang@llu.edu.

简介：原发胃黑色素瘤引起上消化道出血极其罕见。以往报道该病的治疗方法主要为外科手术，而采用放射治疗未见报道。放射治疗作为止血的方法已经在肺癌、膀胱癌和宫颈癌等肿瘤中得以应用，目前也常用于胃癌并发出血的治疗。

个案报道：患者，男性，87岁，主要临床表现为乏力、黑便、严重贫血。胃镜活检证实为孤立黑色素瘤病灶。患者就诊后2 d，消化道出血症状持续存在。因无手术指征，患者选择姑息放疗进行止血。

讨论：对于诊断为原发性还是继发性黑色素瘤是有争议的。有报道显示外科治疗无胃外病灶的胃黑色素瘤后，患者的预后不尽相同。转移性胃黑素瘤，除手术治疗以外应联合放射治疗及化学治疗。其中，放射治疗主要是姑息性治疗。已有学者展开研究对于包括胃腺癌在内的其他恶性肿瘤引起的出血采用放疗。本例采用放射治疗控制胃原发黑色素瘤引起的消化道出血。

结论：放射治疗能够有效控制胃原发性黑色素瘤引起的出血。

关键词：姑息治疗；放射治疗；胃黑色素瘤

View the English edition of this article at: http://www.thejgo.org/article/view/1920/2672

1 引言

众所周知，恶性黑色素瘤向胃肠道及其他内脏转移较常见(1)。然而，原发胃黑色素瘤很少见。胃黑色素瘤的临床表现无特异性，但上消化道出血是更容易引起警觉的症状(2,3)。有报道显示，以上消化道出血或者其他不适为首发症状的胃原发性黑色素瘤，手术为其主要治疗手段(2-9)，而放疗尚未见报道。放疗在肺癌、膀胱癌、宫颈癌中的止血效果已得到大家的肯定(10-13)。近来，研究放疗在胃腺癌中的姑息止血作用也越来越多(14-17)。但是，放疗在原发胃黑色素瘤合并出血中的作用尚未得到大家认可。本文为大家分享一例无皮肤原发病灶的胃黑色素瘤患者，经放射治疗后消化道出血得到有效控制。

2 个案报道

患者是一名87岁西班牙籍男性，就诊前出现乏力1个月，发病来体重下降10英镑，伴黑便及严重贫血(Hgb 6.7)，需输血治疗。腹腔及盆腔CT平扫示胃部可疑占位。进一步查胃镜发现胃大弯处有一直径约8 cm带蒂肿块，镜下呈部分黑、绿、白的混杂色。超声内镜为带蒂等低不均匀回声。活检组织镜下见肿瘤细胞弥漫分布、有溃疡形成，肿瘤细胞呈低分化、梭形和上皮样，免疫组化提示S100和Melan-A阳性，CD117、AE1/AE3、CDX2均阴性，BRAF基因无突变。患者诊断为胃恶性黑色素瘤，并预约了外科肿瘤医师会诊。

患者门诊就诊后2 d，再次因乏力及黑便加重(Hgb 7.8)来我院就诊。暂时控制出血症状后，为了明确是原发性还是继发性黑色素瘤，患者进行了PET/CT扫描以及皮肤和眼科的专科检查。后者并未发现原发病灶。只有PET/CT提示胃部存在一个SUV值为17的病灶。最终诊断为原发胃黑素瘤，T4N0M0，属于ⅡB期。

考虑患者年龄、体力状况，患者无手术指征，遂给予姑息放疗以控制出血、改善贫血。患者接受放疗，剂量为16Gy/4F，治疗后无活动性出血持续4个月。后因进行性乏力来我院急诊，血常规提示Hgb 7.0，并再次输血治疗。为控制疾病，患者接受了再次放疗，总剂量为9Gy/3F(图1-图2)。截止撰稿时，患者耐受性良好，无明显并发症。

3 讨论

本病例中上消化道出血为原发胃黑色素瘤的主要临床表现，而该症状在先前的个案中亦有报道(2,3)。胃黑色素瘤其他特殊的临床表现还包括：病检为良性的长期不愈的黏膜溃疡(4)，进行性的腋窝淋巴结肿大(18)。参考既往文献，原发性及继发性胃黑色素瘤非特异性临床表现还包括：厌食、进行性吞咽

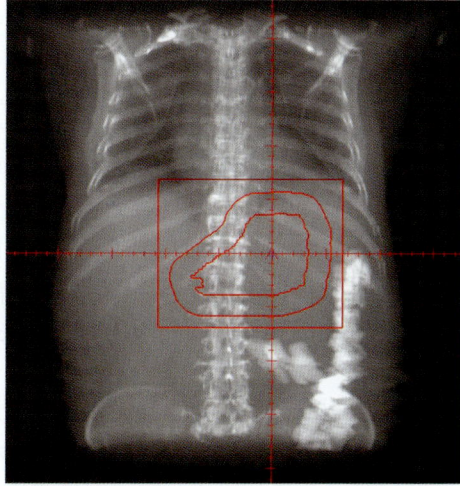

图1 胃黑色素瘤的靶区X线正位BEV视图。

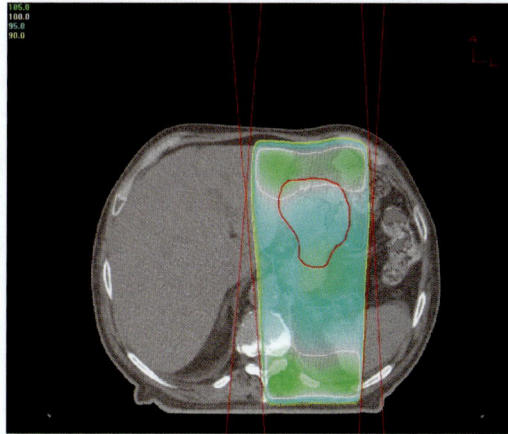

图2 X线前后对穿治疗胃黑色素瘤的轴位图。

困难、恶心、呕吐、上腹部疼痛、乏力及体重下降(5-7,9,19,20)。这些非特异的症状和体征，往往延误了胃黑色素瘤的诊断。

　　原发胃肠道黑色素瘤的诊断仍存在较多争议。有学者认为，即使没有发现其它原发病灶，根据黑素瘤的自然病程，胃肠道黑色素瘤也是转移性的(4,8)。此说法的理论基础是胃肠道为皮肤恶性黑素瘤常见的转移部位(21)，且胃黏膜上皮没有黑色素细胞。此外，还有研究发现原发皮肤黑素瘤自然退缩

445

后，却出现了肿瘤的内脏和淋巴结转移(22,23)。有文献报道了一例小肠黑色素瘤进行尸检的结果，最后认为即便找不到其它原发灶，小肠黑色素瘤是继发性的可能性最大(24)。另一种支持存在原发性消化道黑色素瘤的理论认为，神经脊细胞经肠系膜管到达消化道黏膜(只适用于回肠恶性黑素瘤)(25)，且APUD细胞(摄取胺前体、进行脱羧反应的细胞)可在非皮肤部位发生恶性转化(26,27)。

由于胃肠道黑色素瘤的发病机制尚不明确，原发性胃肠道恶性黑色素瘤的诊断应包括以下几点：先前或同期没有皮肤恶性黑色素瘤或不典型黑色素病变存在；无其它器官转移；肿瘤周围或表面的消化道上皮未见异常；确诊后无病生存期有12个月(28)。

原发胃黑色素瘤应首选手术治疗。回顾9例无胃外原发灶的胃黑色素瘤，8例接受了手术治疗，其中3例接受了局部胃、脾联合切除术(2,4,6)。2例接受了局部胃切除(5,8)。1例接受了全胃切除术(7)。1例接受了胃、胰、脾、横结肠联合切除术(9)。1例接受了姑息性切除术(3)。其中只有1例接受了12个月的干扰素辅助治疗(4)。另1例由于已发生胰周及腋下淋巴结转移未接受手术治疗，患者只接受了达卡巴嗪联合顺铂的全身化疗。

没有胃外病灶的患者预后不同。接受局部胃、脾联合切除术且接受了12个月的干扰素辅助治疗的患者，术后两年内经胃镜检查未见肿瘤复发(4)。另一例接受了局部胃、脾联合切除术者预后与前者类似，其获得了术后16个月的无病生存期(6)。接受了全胃切除术的一例患者，术后5年未见肿瘤复发(7)。在手术治疗疗效较差的患者中，1例合并皮肌炎的患者因术后并发症死亡(5)。另1例行远端胃切除术的患者因术后第12个月发生转移而死亡(8)。1例因肿瘤局部侵犯而接受胃、胰、脾、横结肠联合切除术的患者，在术后第11个月死亡(9)。有2例患者失访(2,3)。

相对于无原发病灶的胃黑色素瘤而言，有胃外原发灶的患者更能从放化疗中受益。1例转移性胃黑色素瘤患者接受了贲门楔形切除术，但却因脑转移接受了全脑姑息性放疗(29)。另一例患者在行楔形切除术前接受了替莫唑胺新辅助化疗(29)。另3例转移性胃黑色素瘤仅接受了化疗，其中1例接受了1疗程的达卡巴嗪+尼莫司汀+顺铂的联合化疗，病情稳定(30)。另2例具体用药不详(19,31)。

放射治疗已经广泛应用于各种肿瘤导致的出血。研究显示，放疗在控制肺癌咯血、膀胱癌尿血以及宫颈癌阴道出血均有较好的疗效(10-13)。最近一些研究发现，放疗在控制胃癌出血方面亦有疗效。一项回顾性研究指出，局部晚期或复发胃癌患者只接受放疗，出血的控制率为54%(17)。另一项回顾性研究也发现，在放疗基础上联合或不联合化疗，出血控制率为70%(16)。

有学者对姑息放疗剂量进行了重点研究。2009年的一项回顾性研究显示：原发性胃癌患者接受≥40 Gy/16 F照射剂量，其止血效果明显优于接受<40 Gy/16 F的患者(15)。最近一项研究显示：73%患者在接受30 Gy/10 F照射后可达到止血目的。该研究还表明同步放化疗的止血时间较单纯放疗明显延长(14)。

本案例首次将单纯放疗用于原发胃黑色素瘤并发上消化道出血的姑息性治疗中。患者接受了16 Gy/4 F的照射剂量后，4个月未再出血。患者再次出血后又接受了9 Gy/3 F的局部照射，至今未再出血。

总之，无胃外原发病灶的胃恶性黑色素瘤十分罕见，手术治疗仍为其首选治疗手段，对于已有临床症状且无法手术的患者，姑息性放疗能够有效缓解症状，且提高患者生活质量。

致谢

声明：作者声称无任何利益冲突。

参考文献

1. Patel JK, Didolkar MS, Pickren JW, et al. Metastatic pattern of malignant melanoma. A study of 216 autopsy cases. Am J Surg 1978;135:807-10.

2. Noraidah M, Jasmi AY. Malignant melanoma of the gastrointestinal tract presenting as a bleeding gastric ulcer. Malays J Pathol 2003;25:57-61.

3. Ravi A. Primary gastric melanoma: a rare cause of upper gastrointestinal bleeding. Gastroenterol Hepatol (N Y) 2008;4:795-7.

4. Alazmi WM, Nehme OS, Regalado JJ, et al. Primary gastric melanoma presenting as a nonhealing ulcer. Gastrointest Endosc 2003;57:431-3.

5. Castro C, Khan Y, Awasum M, et al. Case report: primary gastric melanoma in a patient with dermatomyositis. Am J Med Sci 2008;336:282-4.

6. Lagoudianakis EE, Genetzakis MA, Papadima A, et al. Primary gastric melanoma: a case report. World J Gastroenterol 2006;12:4425-7.

7. McKay JD, Deacon A. Isolated melanoma metastasis to stomach with possible regressed primary lesion: the importance of pursuing solitary melanoma metastases. N Z Med J 2010;123:78-9.

8. Yamamura K, Kondo K, Moritani S. Primary malignant melanoma of the stomach: report of a case. Surg Today 2012;42:195-9.

9. Yuan-Mou Yang J, Krishna GS, Macleod C, et al. Primary gastric mucosal melanoma. N Z Med J 2008;121:96-9.

10. Biswal BM, Lal P, Rath GK, et al. Hemostatic radiotherapy in carcinoma of the uterine cervix. Int J Gynaecol Obstet 1995;50:281-5.

11. Brundage MD, Bezjak A, Dixon P, et al. The role of palliative thoracic radiotherapy in non-small cell lung cancer. Can J Oncol 1996;6:25-32.

第八十章：micro RNAs研究引领胃癌治疗的临床与转化新前沿

Valeria Canu[1], Giovanni Blandino[1], Laura Lorenzon[2]

[1]Translational Oncogenomic Unit, Italian National Cancer Institute "Regina Elena", Rome, Italy;
[2]Faculty of Medicine and Psychology, Surgical and Medical Department of Translational Medicine,
University of Rome "La Sapienza", Sant'Andrea Hospital, Rome, Italy
Correspondence to: Giovanni Blandino, MD. Translational Oncogenomic Unit, Italian National
Cancer Institute "Regina Elena", Rome, Italy. Email: blandino@ifo.it.

摘要：过去几年的研究表明微小非编码RNAs(micro RNAs)的异常
表达谱与一些人类恶性肿瘤相关，比如胃癌。大量证据显示micro
RNAs与其靶mRNA的3'UTR结合从而在基因表达调控中起重要
作用。并且，micro RNAs参与执行重要的生物学过程，从细胞
生长、周期到细胞凋亡、迁移、衰老及化疗耐药。同样程度上，
肿瘤组织的micro RNAs表达谱也成为发现肿瘤分子标志物的新
的研究前沿，这些分子标志物有助于肿瘤的早期诊断、临床病程
监测以及预后评估。本文主要介绍并评价Tang及其同事最近的发
现——miRNA 200b和miRNA 200c在胃癌发生中的作用。这两个
抑癌micro RNAs的表达影响了DNA甲基化进程，恢复了重要抑
癌基因的重新表达。这些发现揭示了micro RNAs参与胃癌发生的
新特征，并为它们作为诊断与预后标志物提供依据。去甲基化药
物在胃癌的临床治疗中具有潜在应用价值。

关键词：miRNA；胃癌；甲基化；化疗耐药

View the English edition of this article at: http://www.amepc.org/tgc/article/view/3707/4599

微小非编码RNAs(miRNAs)是肿瘤研究的新领域，世界各国的科学家们对此都很热衷。我们认为Tang及其同事最近发表在《临床癌症研究》杂志上的文章就是一个很好的例子(1)。miRNAs是调控基因表达的微小非编码RNAs，最初于1993年在新秀丽线虫中发现(2)。

自发现开始，关于miRNAs的研究越来越多，最早证明它们与人类癌症相关的依据是2002年Croce及其同事在慢性淋系白血病中进行的研究(3)。此后，一些作者利用芯片及PCR技术分析了不同肿瘤组织和细胞株中miRNAs的表达情况。事实上，在过去几年中miRNAs的评估主要定义为在血清及各种正常和肿瘤组织中，miRNAs及其靶标的表达谱。

在这一领域中，Volinia及其同事针对一些消化道肿瘤(包括胃癌、胰腺癌和结肠癌)开展了大规模基因组分析，结果表明miRNAs的表达谱具有肿瘤特异性。并且，与其他肿瘤(如肺癌或乳腺癌)相比较，消化道肿瘤具有独特的miRNAs表达特征(4)。

此外，miRNAs表达特征还具有组织特异性，能够识别肿瘤组织的来源，可以据此将消化道肿瘤分为胃、肝脏、食管、结肠或胰腺来源(5)。并且，异常miRNAs的表达谱与消化道肿瘤的发生、发展和预后具有相关性(4)。

miRNAs研究往往包含其调控的靶分子，这些靶分子参与执行重要的生物学过程，从细胞生长到细胞周期、凋亡、迁移、衰老及化疗耐药(图1)。miRNAs具有多种靶分子，它们在肿瘤发生中的作用可能是通过调节一些特异靶标，并由此调节与肿瘤发展相关的特异信号通路(6)。

靶分子预测算法可以用来识别靶miRNA，基于以下原理：(Ⅰ)成熟miRNA的序列与其靶分子之间的互补性；(Ⅱ)miRNA-靶复合物的结合能量；(Ⅲ)靶位点序列的进化保守性及其在同源基因非翻译区的位置(7)。

然而，这样的预测还需要实验验证以排除假阳性，因为预测的位点数目往往很大(6)。

有意思的是，识别肿瘤相关的miRNA靶分子及其在肿瘤恶性转化中的作用也体现了不同信号通路调控miRNA的异常表达。

尽管如此，若miRNA的靶分子对于维持肿瘤恶性表型非常重要，而肿瘤细胞通过这些靶分子进行增殖和生长，应用miRNAs或抗miRNAs小分子化合物将能够使肿瘤消退。

事实上，在过去的几年里，我们看到了肿瘤治疗从传统化疗向靶向治疗的转变，我们也能够预测在不久的将来，miRNAs或抗miRNAs小分子化合物将为个体化治疗的发展作出贡献。

基于这一背景，揭示肿瘤组织以及肿瘤病人血清中miRNAs的表达特点将引领新前沿并具有高转化影响力。这一影响力体现在肿瘤的早期发现、临床病程检测、预后评估，并可能涉及新基因疗法的发展和抗化疗耐药制剂的开发。

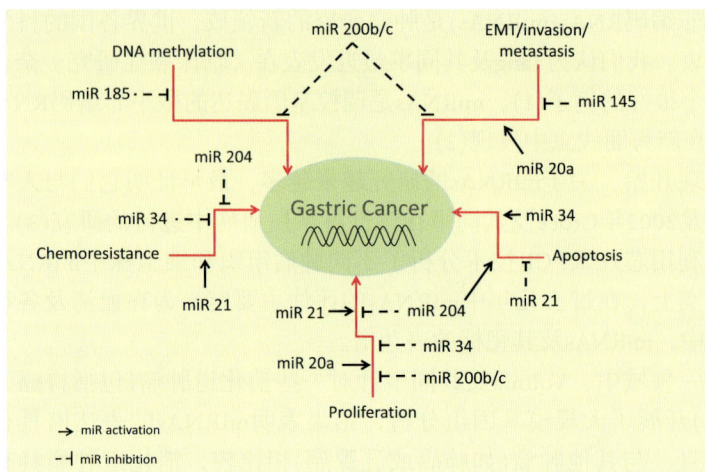

图1 胃癌恶性转化主要通路及代表miRNAs。图中展示了胃癌进展的相关通路及能够促进或抑制这些通路关键靶蛋白表达的代表microRNAs，通路包括DNA甲基化、EMT/侵袭/转移、凋亡、增殖和化疗耐药。**miR，microRNA；EMT，上皮细胞向间充质细胞转变。**

如今，胃癌中miRNAs表达谱的识别是一个研究的热门领域。

胃癌是世界上第四大常见的肿瘤(8)，70%的病例发生于发展中国家。胃癌的发生是一个多步骤的过程，与许多环境和遗传因素有关，包括幽门螺旋杆菌感染、遗传、饮食以及导致慢性胃炎的诱因。

最近的研究表明，miRNAs的异常表达与胃癌发生相关(9)；事实上，一些作者报道了不同类型不同分期的胃癌miRNAs异常表达谱(图1)。

我们最近研究了胃癌肿瘤及癌旁组织中851个人类miRNAs的表达谱，发现在肿瘤组织中miRNA 204明显下调。我们的研究结果表明，miRNA 204的表达下调与疾病分期相关，与进展期相比，T1期病人miRNA 204的下调程度较低。基于此，miRNA 204有望成为胃癌分期的分子标志。组织病理(TNM)与分子特征(包括miRNA 204、Bcl-2、p53状态、ErbB2、c-myc)相结合将为胃癌的精确分子分型作出重要贡献(10)。

如前所述，一些机制参与了肿瘤发生过程中miRNAs的异常表达，这些机制包括基因突变、表观遗传沉默及异常转录活性。

一些miRNAs受到相同调节序列的调控并且表达情况也非常类似，能够组成由2~7个成员构成的基因簇(11)；这些不同的miRNAs可以视为相关非编码RNAs家族。

研究最多的miRNA家族之一是miRNA 200，由五个成员组成(miRNA 200a、miRNA 200b、miRNA 200c、miRNA 141和miRNA 429)。这5个成员构

成了两个单独具有多顺反子的前miRNA转录本，具体就是位于1p36的miRNA 200b-200a-429簇和染色体上位于12p13的miRNA 200c-141簇。

以往证据表明miRNA200家族是上皮细胞向间质化(EMT)系统的重要调节机制之一。EMT是胚胎发育过程的一部分，也构成了肿瘤的发生过程，即肿瘤细胞由高分化转变为更具侵袭性的未分化状态。

EMT诱导之后，细胞丢失上皮特点，获得扁平/间充质细胞特征(包括丝状波形蛋白)及侵袭表型(蛋白酶表达获得迁移能力)，因而表现出肿瘤转移过程的各步骤特点。

因其对EMT过程的影响，miR NA200家族在许多癌症中被认为具有肿瘤抑制作用，包括乳腺癌(13)、大肠癌(14)、胰腺癌(14)以及子宫内膜癌(15)。迄今为止，在胃癌中的作用尚不明了。

Tang及其同事发表在 Clinical Cancer Research 杂志上的研究分析了126例胃癌肿瘤组织及其邻近正常胃黏膜组中miRNA 200b和miRNA 200c的表达水平，以及8个胃上皮细胞株和非恶性胃细胞株GES-1中miRNA 200b和miRNA 200c的表达水平。作者发现，在胃癌患者中，这些miRNAs的表达与浸润深度、疾病分期和淋巴结转移情况呈负相关；在胃癌细胞株MGC-803和AGS中，过表达miRNA 200b或miRNA 200c明显减弱了细胞的增殖、迁移能力和侵袭性(1)(图1)。并且，在胃癌患者中，miRNA 200b和miRNA 200c的下调可以作为较差总生存率和无病生存率的独立预后判断指标(1)。

值得注意的是，血清miRNA 200c浓度可以作为有助于胃癌诊断的上皮特异临床标志物，也可以作为胃癌患者生存期和疾病进展的独立预后指标(16)。

为了理解miRNA 200b和miRNA 200c在胃癌生长和侵袭中的抑制作用，Tang及其同事应用TargetScan和Miranda算法预测了可能的靶mRNA。这两种算法都预测miRNA 200b和miRNA 200c调控的靶分子是DNA甲基化转移酶(DNMTs) DNMT3A和DNMT3B。DNA甲基化转移酶是与DNA甲基化相关的一组酶，共同建立和维持CpG岛的甲基化模式；因而在调节基因表达中起重要作用。

DNA甲基化一种研究较透彻的表观遗传现象，它在X染色体失活、外源DNA的转录沉默和基因印迹中起关键作用；并且，它对于正常生长过程、染色体构象和功能的维持，以及胚胎发生和胎儿发育都非常重要。

人类细胞中，当一个甲基基团与CpG二核苷酸5'碳端共价结合，形成5'甲基胞嘧啶(5-MC)，就发生了CpG二核苷酸甲基化。异常甲基化模式与衰老、慢性炎症、病毒感染与肿瘤进展均密切相关(17)。

至少3种活化DNMTs调节了甲基化过程：DNMT1主要作用于半甲基化的CpG二核苷酸，为DNA修复过程中特异甲基化模式的维持所必需。而DNMT3A和DNMT3B主要作用于非修饰DNA的甲基化(18)。

Tang及其同事在MGC-803和AGS细胞中转染miRNA 200b或miRNA 200c后，

DNMT3A和DNMT3B蛋白的表达水平明显降低。

并且，尽管预测没有显示DNMT1是miRNA 200家族的靶分子，然而在MGC-803和AGS细胞中转染miRNA 200b或miRNA 200c后，DNMT1蛋白的表达水平也降低了，而后者在胃癌中往往呈现高表达(19)。

进一步的实验表明，DNMT1下调是由SP1活性下降引起。SP1是一种锌指转录因子，它与DNMT1启动子直接结合从而上调DNMT1转录(1)。

Sp1与一些基因启动子区域富含GC的常见调节序列结合。其表达水平在胃癌、乳腺癌、胰腺癌等肿瘤细胞中都升高，并与胃癌患者生存期呈负相关(20)。

根据TargetScan6.2算法预测，Sp1基因的3'UTR含有miRNA 200b和miRNA 200c结合位点，miRNAs可以通过与这一位点结合下调Sp1蛋白表达从而抑制DNMT1的转录激活。

在MGC-803和AGS细胞株中恢复miRNA 200b和miRNA 200c的表达水平确实导致了细胞整体DNA低甲基化状态，这主要是通过与DNMT3A和DNMT3B的3'UTR直接结合实现，而与DNMT1启动子只是间接作用(1) (图1)。

异常高甲基化状态导致肿瘤抑制基因失活是与细胞转化相关的最早期分子生物学事件之一，可以作为肿瘤进展的提示指标。

许多研究正在评估将基因甲基化状态作为特异标志物，通过检测组织样本和体液(如血清或胃液)实现肿瘤诊断。

胃癌患者血清中常见基因甲基化，如DAPK、CDH1、GSTP1、p15和p16，可能是由于肿瘤细胞释放核酸入血液循环导致，其与胃癌组织中的基因甲基化密切相关。

胃癌患者血清RASSF1A甲基化水平显著高于其他良性胃病患者。在肿瘤组织中频繁检测到p16启动子甲基化，而在配对正常组织中没有检测到，并且p16甲基化是胃癌发生的早期分子生物学事件之一。因此，血清甲基化基因的检测有望成为有助于胃癌早期诊断的生物标志物之一(21)。

基于此，DNA甲基化可能是肿瘤靶向治疗很好的靶点之一。随着DNA去甲基化，失活基因重新开放，肿瘤细胞增殖受抑、凋亡增多、对其它化疗药物的敏感性增加。

一些天然或合成的小分子化合物能够作为DNA甲基转移酶抑制药(DNMTi)从而逆转DNA高甲基化状态。事实上，去甲基化制药作为药物抑制甲基化过程，逆转DNA高甲基化状态并使失活基因重新开放。

应用DNMTi作为肿瘤治疗的策略引起越来越多研究者的兴趣。他们在体外研究和临床试验中广泛应用一些天然或合成的小分子化合物来评价它们的抗肿瘤活性(22,23)。

胞嘧啶类似物，如5-氮杂胞嘧啶(阿扎胞苷)和5-氮去氧胞嘧啶(地西他滨)是最常用的去甲基化药物。这两种药物均被美国食品和药品管理局(FDA)批准

表1 胃癌相关的miRNAs及其临床意义报道代表文献

作者	杂志	年份	miRNA	样本	病例数	临床意义
Kim CH	*BMC Medical Genomics*	2011	let-7g， miRNA 342， miRNA 16， miRNA 181， miRNA 1和 miRNA 34	肿瘤组织	8	化疗敏感性
Sacconi A	*Cell Death Dis*	2012	miRNA 204	肿瘤组织 与细胞株	123	与生存期的相关性；化疗敏感性（体外实验）
Wu H	*Cancer Chemother Pharmacol*	2013	miRNA 34c-5p	肿瘤组织 与细胞株	43	化疗敏感性(体外实验)
Ziang Y	*FEBS Letters*	2013	miRNA 106a	细胞株	—	多药耐药性
Yang SM	*Toxicology*	2013	miRNA 21	细胞株	—	化疗耐药性
Tang H	*Clin Cancer Res*	2013	miRNA 200b， miRNA 200c	肿瘤组织 与细胞株	126	与分期和生存期的相关性；识别可能的治疗靶点

miRNA，microRNA.

用于治疗骨髓增生异常综合征(myelodysplastic syndrome，MDS)。

然而，值得关注的是，DNMTi用于化疗仍处于发展的早期阶段，这一领域有许多研究正在进行。表观遗传学的进展将使我们更好地理解DNMTi的作用机制，带动"从实验室向临床"的转化。理想的表观遗传治疗应该能够区分异常甲基化基因与正常甲基化基因。

Tang及其同事最重要的发现之一就是过表达miRNA 200b和miRNA 200c不仅抑制了胃癌细胞增殖与侵袭，并且整体DNA甲基化状态的改变恢复了p16、E-cadherin和RASSF1A的表达(1)。

事实上，我们认为胃癌组织中miRNAs的研究正在从识别阶段走向临床应用的新前沿(表1)：全面理解肿瘤发生机制及其发展的遗传学改变网络将有助于肿瘤的个体化治疗。

正如Iorio(24)近期的综述中指出，miRNAs表达水平与各种治疗反应性是否相关仍需要体内实验的进一步研究与验证，旨在定义化疗敏感性或耐药。然而，由于大量文献报道临床前期试验结果，这仍是将来研究的开放领域。基础、转化与临床科学家们的跨学科合作将加速这一进程。

第八十一章：从临床和分子角度解析胃癌中 miRNA 200家族

Moisés Blanco-Calvo[1,2], Manuel Valladares-Ayerbes[1,2]

[1]Biomedical Research Institute of La Coruña, INIBIC; [2]Clinical Oncology Department, La Coruña University Hospital, CHUAC, La Coruña, Spain

Correspondence to: Manuel Valladares-Ayerbes. Clinical Oncology Department, La Coruña University Hospital, As Xubias 84, 15006 La Coruña, Spain. Email: Manuel.Valladares.Ayerbes@sergas.es.

View the English edition of this article at: http://dx.doi.org/10.3978/j.issn.2224-4778.2014.04.04

　　胃癌，正如所有的肿瘤一样，是一个复杂的疾病，由于众多的易感因素和触发因素，包括环境因素和遗传因素，聚集在一起导致了恶性肿瘤的发生。在胃癌临床进程中的遗传因素和辅助因素里面，miRNAs作为广谱转录后调节因子起到了至关重要的作用。其组织特异性甚至细胞类型特异性、在不同的体液中的稳定性，以及在肿瘤发生中的紊乱，致使miRNA在大量的探寻肿瘤潜在生物标记物和治疗靶点的研究中成为了焦点。

　　去年，Tang和其团队(1)发表了一篇有趣的文章，他们假定miRNA 200家族中的miRNA 200b及miRNA 200c为胃癌标志物并分析了其表达情况。并且，他们在这些miRNAs的功能及其在胃癌发生、发展中的作用两方面提出了新的数据资料和见解。这些资料包括确定了DNMT3A和DNMT3B是miRNA 200b和miRNA 200c的直接靶分子。而且，作者证实miRNA 200b及miRNA 200c通过控制转录因子SP1的表达间接调控DNMT1。DNMT3A、DNMT3B、DNMT1都是DNA甲基转移酶，其催化CpG岛的甲基化达到基因表达的表观遗传沉默。这些发现的重要性在于癌症尤其胃癌中表观遗传调控失灵的重要作用，因为胃癌中整个基因组伴随着广泛的高度甲基化。因此，我们猜测miRNA 200b和miRNA

200c的下调可能是在大部分胃癌中发现的异常高甲基化所涉及的分子机制的一部分。正如作者所主张的一样，当miRNA 200b和miRNA 200c在胃癌细胞中过表达时，总体的DNA甲基化水平会下降：miRNA 200b和miRNA 200c直接抑制DNMT3A和DNMT3B的表达，通过抑制SP1间接抑制DNMT1的表达。DNA甲基化的全面降低，会触发许多基因的再表达，包括控制肿瘤进展(肿瘤抑制)所涉及的基因，例如E-cadherin、p16、RASSF1A。这对肿瘤的临床学行为和生物学行为都有重要的意义。第一，在体外实验中miRNA 200b和miRNA 200c的过表达降低胃癌细胞的增殖和侵袭能力。第二，作者们分析得出与癌旁正常组织相比，大部分胃癌组织miRNA 200b和miRNA 200c低表达。这些有趣的发现为以前描述miRNA 200家族在肿瘤中作用的文著中增加了新的一笔，众所周知，miRNA 200家族是通过调节E-cadherin转录抑制因子ZEB1和ZEB2对肿瘤细胞上皮表型起着重要的决定作用(2-4)。此外ZEB1也可以反过来抑制miRNA 200家族中的miRNA 200c及miR-141(5)以此形成双重负反馈循环。这种高度不稳定的系统依靠miRNA 200家族成员及ZEB转录因子的微小变动来诱导细胞在上皮及间质之间的转换。这种上皮-间质细胞之间的可塑性(epithelial-mesenchymal plasticity)(EMP；EMP包含上皮-间质转化及间质-上皮转化)是理解肿瘤的侵袭和增殖特性的关键点。这个系统对微环境因素是如此敏感以至于任何分子干扰都会影响它成员间的微妙平衡，从而驱使细胞表型的变化。从这个意义上说，转化生长因子-β(TGF-β)信号的典型作用就是建立和维持间叶细胞表型(6)。TGF-β不仅刺激持久的ZEB表达，随之引起miRNA 200的抑制，而且延长暴露于TGF-β信号的时间导致的miRNA 200基因高度甲基化可以加强和稳定这种抑制。这篇文章最后的资料基于这样一个事实，正如Tang与同事(1)表明的一样，miRNA 200b和miRNA 200c都是DNMTs的调控者，在过表达miRNA 200c和miR-141(7)的大肠癌伴肝转移患者中呈现低甲基化。而且，由于TGF-β被证实是miRNA 200家族成员的靶点，故抑制miRNA 200的表达可促进TGF-β的产生及有助于维持TGF-β的自分泌和旁分泌及其作用，例如稳定间叶细胞表型。然而，如果miRNA 200/ZEB/TGF-β轴的结构是正确的，对诱导信号(此处即TGF-β)的干扰，引起miRNA 200家族中的miRNAs的重新表达以及恢复至上皮表型。因此，不同的肿瘤细胞在不同的时刻或许表现为不同的表型，这取决于此时此刻影响细胞的信号因子。事实上，在原发肿瘤和转移灶中，来自微环境(基质细胞、免疫细胞、内皮细胞等)的许多分子信号与肿瘤细胞相互作用来调节它们的表型和行为。结合肿瘤和转移灶中的高度遗传异质性，这使那些细胞可以通过表达不同的基因及miRNA显示高度可变的表型。更重要的是，具有不同表型的细胞在肿瘤组织中并不是随意分布的，而是据其能力占据特异的位置，就像一个活的生物需要进化并谋得生存一样。通过这种方式，大肠癌侵袭性肿瘤组织边缘的细胞经历了彻底的EMT，发生miRNA 200家族成员及E-cadherin表达的缺失及ZEB1的升高(8)。与之相反的是，肿瘤组织的核心区域高表达miRNA 200，并表现为强烈增殖所需的上皮特征(7)。处于肿块边缘的细胞呈现间叶细胞表型可促使它们破坏并穿过基底膜到达之外的局部或远处组织。然而，一旦肿瘤细胞到达第二个地方，它们可利用MET机制重新转化为上皮细胞表型，以便扩增和定殖。在肠癌中可以观察到这种细胞表型的转换，肝转移灶、区域转移淋巴结及邻近血管中的肿瘤团块显示miRNA 200家族不同成员的水平增高(7,8)。与此一致的是，体外实验表明miRNA 200过表达是高转移乳腺癌细胞的一个明显特征(9,10)。这种表型的双重性或许可以解释在不同研究中发现的原发病灶与转移病灶间miRNA 200或其他miRNA表达不一致的现象，可能是由于分析中不同程度地采用了原发病灶的优势病理和表型特征(9,11)。同时，虽然与正常组织相比，原发性胃癌组织低表达miRNA 200b及miRNA 200c(1)，但在血液中，肿瘤患者发现有较高的miRNA 200c(12)，并且预示着不良预后。除其调节TGF-β/ZEB/E-cadherin轴外，miRNA 200家族中的miRNAs也有其他的作用，miRNAs作为多靶点调控工具，其中一些功能仍未被发现。这些功能的失调对肿瘤的增殖和播散均有重要意义。例如，体外实验表明分泌途径所涉及的蛋白质Sec23a的表达受miRNA 200的调控(9)，miRNA 200的上调可引起对肿瘤转移过程有潜在影响的肿瘤细胞分泌蛋白组的强烈变化(9,13)。而且，最近研究表明miRNA 200抑制血管生成(14)，这就可以解释低表达miRNA 200的肿瘤其侵袭边缘吸引血管诱导其生成。

在临床研究中，Tang和其团队(1)表明在原发性胃癌组织中miRNA 200b和miRNA 200c的下调预示更短的生存时间。最近的一篇论文佐证了miRNA 200a和miRNA 200b的下调在原发性胃癌中预测预后的意义，得出这些miRNA是不良预后相关的间质miRNA特征的一部分(15)。除在预后评估中的作用外，miRNA 200家族中的miRNA可能也和胃癌全身治疗耐药相关。因此，目前的一篇报告显示miRNA 200家族中的3个miRNAs(miR-141、miRNA 200a、miRNA 200b)仅在10-羟基喜树碱敏感的胃癌细胞中表达(16)。表达miRNA 200的胃癌细胞对化疗更敏感，也对预测结局有直接的影响：因为只有过表达miRNA 200的患者对治疗更敏感，只有这样的患者显示有更好的生存。更重要的是，这打开了应用miRNA 200家族中的miRNAs作为肿瘤预测标志物的大门。Tang和其团队(1)的发现也可能指出了一个针对低表达miRNA 200及化疗低反应的胃癌患者潜在的治疗策略。考虑到这些患者呈现整体高水平的DNA甲基化，我们就可以探索去甲基化联合标准治疗的联合治疗方案。这种治疗方法或许可使主要的抑癌基因重新表达(17)，包括miRNA 200家族，以此减弱胃癌细胞的侵袭能力和提高对常规化疗的敏感性。

致谢

本研究部分受项目PI06-1541 (Instituto de Salud Carlos III, Spain)资助。
声明：作者声称无任何利益冲突。

参考文献

1. Tang H, Deng M, Tang Y, et al. miRNA 200b and miRNA 200c as prognostic factors and mediators of gastric cancer cell progression. Clin Cancer Res 2013;19:5602-12.

2. Park SM, Gaur AB, Lengyel E, et al. The miRNA 200 family determines the epithelial phenotype of cancer cells by targeting the E-cadherin repressors ZEB1 and ZEB2. Genes Dev 2008;22:894-907.

3. Korpal M, Lee ES, Hu G, et al. The miRNA 200 family inhibits epithelial-mesenchymal transition and cancer cell migration by direct targeting of E-cadherin transcriptional repressors ZEB1 and ZEB2. J Biol Chem 2008;283:14910-4.

4. Kurashige J, Kamohara H, Watanabe M, et al. MicroRNA-200b regulates cell proliferation, invasion, and migration by directly targeting ZEB2 in gastric carcinoma. Ann Surg Oncol 2012;19 Suppl 3:S656-64.

5. Burk U, Schubert J, Wellner U, et al. A reciprocal repression between ZEB1 and members of the miRNA 200 family promotes EMT and invasion in cancer cells. EMBORep 2008;9:582-9.

6. Gregory PA, Bracken CP, Smith E, et al. An autocrine TGF-beta/ZEB/miRNA 200 signaling network regulates establishment and maintenance of epithelial-mesenchymal transition. Mol Biol Cell 2011;22:1686-98.

7. Hur K, Toiyama Y, Takahashi M, et al. MicroRNA-200c modulates epithelial-to-mesenchymal transition (EMT) in human colorectal cancer metastasis. Gut 2013;62:1315-26.

8. Paterson EL, Kazenwadel J, Bert AG, et al. Down-regulation of the miRNA-200 family at the invasive front of colorectal cancers with degraded basement membrane indicates EMT is involved in cancer progression. Neoplasia 2013;15:180-91.

9. Korpal M, Ell BJ, Buffa FM, et al. Direct targeting of Sec23a by miRNA 200s influences cancer cell secretome and promotes metastatic colonization. Nat Med 2011;17:1101-8.

10. Dykxhoorn DM, Wu Y, Xie H, et al. miRNA 200 enhances mouse breast cancer cell colonization to form distant metastases. PLoS One 2009;4:e7181.

11. Baffa R, Fassan M, Volinia S, et al. MicroRNA expression profiling of human metastatic cancers identifies cancer gene targets. J Pathol 2009;219:214-21.

12. Valladares-Ayerbes M, Reboredo M, Medina-Villaamil V, et al. Circulating miRNA 200c as a diagnostic and prognostic biomarker for gastric cancer. J Transl Med 2012;10:186.

13. Schliekelman MJ, Gibbons DL, Faca VM, et al. Targets of the tumor suppressor miRNA 200 in regulation of the epithelial-mesenchymal transition in cancer. Cancer Res 2011;71:7670-82.

14. Pecot CV, Rupaimoole R, Yang D, et al. Tumour angiogenesis regulation by the miRNA 200 family. Nat Commun 2013;4:2427.

15. Song F, Yang D, Liu B, et al. Integrated microRNA network analyses identify a poor-prognosis

subtype of gastric cancer characterized by the miRNA 200 family. Clin Cancer Res 2014;20:878-89.

16. Wu XM, Shao XQ, Meng XX, et al. Genome-wide analysis of microRNA and mRNA expression signatures in hydroxycamptothecin-resistant gastric cancer cells. Acta Pharmacol Sin 2011;32:259-69.

17. Mikata R, Yokosuka O, Fukai K, et al. Analysis of genes upregulated by the demethylating agent 5-aza-2'-deoxycytidine in gastric cancer cell lines. Int J Cancer 2006;119:1616-22.

(译者：孟庆威，哈尔滨医科大学肿瘤医院肿瘤内科，
哈尔滨 150001。Email: mqwei@126.com)

Cite this article as: Blanco-Calvo M, Valladares-Ayerbes M. Clinical and molecular aspects of miRNA 200 family in gastric cancer. Transl Gastrointest Cancer 2014;3(3):82-132. doi:10.3978/j.issn.2224-4778.2014.04.04

第八十二章：ADAM 和EMMPRI：有望成为预测胃癌预后准确性更高的一对指标

Heike Allgayer

Department of Experimental Surgery, Universitätsmedizin Mannheim, Medical Faculty Mannheim, Ruprechts-Karls-University of Heidelberg, Germany; Molecular Oncology of Solid Tumors, DKFZ (German Cancer Research Center), Heidelberg, Germany
Correspondence to: Prof. Dr. med. Heike Allgayer, MD, PhD, Head. Department of Experimental Surgery, Medical Faculty Mannheim, University of Heidelberg, Germany; Molecular Oncology of Solid Tumors, DKFZ, Heidelberg, Theodor-Kutzer-Ufer 1-3, 68167 Mannheim, Germany.
Email: heike.allgayer@umm.de.

View the English edition of this article at: http://www.amepc.org/tgc/article/view/1939/2865

胃癌仍然是一个疑问很多的实体肿瘤，即使在疾病早期，个别患者的临床预后仍然很差；对新辅助治疗和辅助治疗的反应较差仍然是一个需要考虑的问题。因此，我们急需找到能更准确预测胃癌复发、转移以及可以预测某些化疗药物敏感性的强有力的分子标记物。

在20个世纪之前，不同的研究组(包括我们自己的研究组)已经暗示肿瘤相关蛋白酶和尿激酶纤溶酶原激活物(u-PA)系统有希望成为胃癌预后的独立预测因素(1-4)。因此，从那时开始，人们研究的蛋白酶种类越来越多，研究内容从不同蛋白酶的分子行为和相互作用到作为胃癌诊断和治疗的预测因子。研究已表明细胞外基质金属蛋白酶诱导剂(EMMPRIN)在肿瘤细胞和一些实体肿瘤基质中呈高表达状态(5)，并可促进肿瘤的发生发展和转移，比如：促进细胞外基质成分的降解，至少部分通过诱导基质金属蛋白酶和尿激酶纤溶酶原激活物(u-PA)系统(6-10)。最近研究表明，EMMPRIN在肿瘤细胞中过表达的部分原因是与表皮生长因子受体相关的信号通路(11)和ADAM17相关，ADAM17是A解聚素和金属蛋白酶(ADAM)家族中的一员，通过调控细胞膜上锚着的受体连接酶的分裂和活性，从而调控表皮生长因子受体的活性。

基于上述背景资料，*Annals of Surgery* 最新一期杂志中，SHOU和他的同事们(11)进行了一项大型的回顾性临床研究，患者总数1,200人，其中选取了436个胃癌患者，均在1998~2004年间行胃切除术。手术后的标本选取癌组织和癌旁组织构建成组织芯片，利用免疫组化的方法检测ADAM17和EMMPRIN的表达情况及分析二者与胃癌临床预后参数的关系。结果显示：与癌旁组织相比，ADAM17在约36%癌组织中高表达，同样EMMPRIN在约37%的癌组织中高表达。ADAM17和EMMPRIN在胃癌中高度相关，有统计学差异($p<0.01$)。ADAM17和EMMPRIN高表达与进展期胃癌、淋巴结浸润和远处转移相关，二者高表达的胃癌患者预后较差。多因素变量分析提示二者都是胃癌预后的独立预测因素。

还有一个非常重要的结果是：低表达ADAM17的Ⅱ期胃癌患者生存时间明显长于高表达ADAM17的Ⅰ期胃癌患者。从生物学角度来讲，这个结果表明ADAM17可能会成为预测早期胃癌将来是否有高复发和进展风险的分子标记物。另一方面，Ⅱ期胃癌患者中的ADAM17低表达者的恶性程度低于ADAM17高表达者。如果将来的研究能证实上述结果的话，那么将会有很多临床结果随之改变，例如：改变一些在根治术后考虑行个体化治疗患者(辅助治疗)的临床随访指南；作者在文中提到的另一方面是ADAM17可以预测患者的某些治疗效果，例如：像作者提到的，ADAM17很可能可以预测患者对抗EGFR或者c-erbB2药物的抵抗性，其他实体瘤如乳腺癌中也表明了这一点。然而，众所周知，胃癌中有相当一部分患者免疫组化可以检测到c-erbB2的表达(12-17)，因此ADAM17可以成为预测以HER-2为靶点的胃癌靶向治疗疗效的重要标记物。上述推断基于最近的研究，例如：ADAM的抑制剂可以抑制erbB配体的激活过程，从而抑制吉非替尼抵抗的HER3信号通路，增强复合物的能力，如：吉非替尼，抑制EGFR启动的信号通路(18)。另外，在他们目前的研究中，SHOU等人发现ADAM17和EMMPRIN的重要相关性，两个EGFR配体可以诱导EMMPRIN的表达(19)，作者研究了436个胃癌患者，结果支持了提出的假说：ADAM17通过激活表皮生长因子的表达从而增强EMMPRIN的表达。

当然，作者也承认，他们目前的研究为回顾性研究，仍需要大型的前瞻性的临床试验来进一步证实，不只证实ADAM17和EMMPRIN是胃癌预后的独立预测因子，而且要深入挖掘二者在预测治疗疗效方面的能力，更进一步制定出更高水平的评估ADAM17和EMMPRIN表达以及二者阳性表达的临床相关定义的国际化标准。然而，除了以前定义的肿瘤相关蛋白酶体系统如u-PAR/PAI1

系统，ADAM17甚至EMMPRIN有望成为预后相关的分子标记物，为后续研究奠定基础。这项研究也试图去发现以ADAM17和/或EMMPRIN为靶点的治疗，为胃癌的治疗提供新的工具。

致谢

Heike Allgayer的赞助来源于Alfried Krupp von Bohlen和Halbach基金会(青年教授奖)，Essen，Hella-Bühler基金会，Heidelberg，Ingrid zu Solms博士基金会，Frankfurt/Main, the Hector基金会：德国Weinheim海德堡大学边境卓越计划：BMBF，伯恩，德国沃尔特·舒尔茨基金会，慕尼黑，德国，德意志-Krebshilfe，波恩，德国的DKFZ-MOST German-Israeli计划，德国海德堡癌症基因组生物科学。

声明：作者声称无任何利益冲突。

参考文献

1. Heiss MM, Babic R, Allgayer H, et al. Tumor-associated proteolysis and prognosis: new functional risk factors in gastric cancer defined by the urokinase-type plasminogen activator system. J Clin Oncol 1995;13:2084-93.

2. Allgayer H, Heiss MM, Riesenberg R, et al. Urokinase plasminogen activator receptor (uPA-R): one potential characteristic of metastatic phenotypes in minimal residual tumor disease. Cancer Res 1997;57:1394-9.

3. Heiss MM, Allgayer H, Gruetzner KU, et al. Individual development and uPA-receptor expression of disseminated tumour cells in bone marrow: a reference to early systemic disease in solid cancer. Nat Med 1995;1:1035-9.

4. Nekarda H, Siewert JR, Schmitt M, et al. Tumourassociated proteolytic factors uPA and PAI-1 and survival in totally resected gastric cancer. Lancet 1994;343:117.

5. Buergy D, Fuchs T, Kambakamba P, et al. Prognosticimpact of extracellular matrix metalloprotease inducer: immunohistochemical analyses of colorectal tumors and immunocytochemical screening of disseminated tumor cells in bone marrow from patients with gastrointestinal cancer. Cancer 2009;115:4667-78.

6. Kanekura T, Chen X, Kanzaki T. Basigin (CD147) is expressed on melanoma cells and induces tumor cell invasion by stimulating production of matrix metalloproteinases by fibroblasts. Int J Cancer 2002;99:520-8.

7. Caudroy S, Polette M, Nawrocki-Raby B, et al. EMMPRIN-mediated MMP regulation in tumor and endothelial cells. Clin Exp Metastasis 2002;19:697-702.

8. Quemener C, Gabison EE, Naïmi B, et al. Extracellular matrix metalloproteinase inducer up-regulates the urokinase-type plasminogen activator system promoting tumor cell invasion. Cancer Res 2007;67:9-15.

9. Zhang L, Zhao ZS, Ru GQ, et al. Correlative studies on uPA mRNA and uPAR mRNA

expression with vascular endothelial growth factor, microvessel density, progression and survival time of patients with gastric cancer. World J Gastroenterol 2006;12:3970-6.

10. Gabison EE, Mourah S, Steinfels E, et al. Differential expression of extracellular matrix metalloproteinase inducer (CD147) in normal and ulcerated corneas: role in epithelio-stromal interactions and matrix metalloproteinase induction. Am J Pathol 2005;166:209-19.

11. Shou ZX, Jin X, Zhao ZS. Upregulated expression of ADAM17 is a prognostic marker for patients with gastric cancer. Ann Surg 2012;256:1014-22.

12. Allgayer H, Babic R, Gruetzner KU, et al. c-erbB-2 is of independent prognostic relevance in gastric cancer and is associated with the expression of tumor-associated protease systems. J Clin Oncol 2000;18:2201-9.

13. Yonemura Y, Ninomiya I, Ohoyama S, et al. Expression of c-erbB-2 oncoprotein in gastric carcinoma. Immunoreactivity for c-erbB-2 protein is an independent indicator of poor short-term prognosis in patients with gastric carcinoma. Cancer 1991;67:2914-8.

14. Yonemura Y, Ninomiya I, Ohoyama S, et al. Correlation of c-erbB-2 protein expression and lymph node status in early gastric cancer. Oncology 1992;49:363-7.

15. Mizutani T, Onda M, Tokunaga A, et al. Relationship of C-erbB-2 protein expression and gene amplification to invasion and metastasis in human gastric cancer. Cancer 1993;72:2083-8.

16. Carneiro F, Sobrinho-Simoes M. The prognostic significance of amplification and overexpression of c-met and c-erb B-2 in human gastric carcinomas. Cancer 2000;88:238-40.

17. Hilton DA, West KP. c-erbB-2 oncogene product expression and prognosis in gastric carcinoma. J Clin Pathol 1992;45:454-6.

18. Zhou BB, Peyton M, He B, et al. Targeting ADAMmediated ligand cleavage to inhibit HER3 and EGFR pathways in non-small cell lung cancer. Cancer Cell 2006;10:39-50.

19. Menashi S, Serova M, Ma L, et al. Regulation of extracellular matrix metalloproteinase inducer (CD147) expression in human oral intraepithelial neoplasis (OIN) cells. Fifth AACR International Conference on Frontiers in Cancer Prevention Research 2006; November 12-15, A97.

（译者：张霞，解放军总医院肿瘤内二科，北京 100853。Email: zx6055215@163.com）

Cite this article as: Allgayer H. ADAM and EMMPRIN: a promising couple for more prognostic precision in patients with gastric cancer. Transl Gastrointest Cancer 2013;2(S1):83-85. doi: 10.3978/j.issn.2224-4778.2013.05.11

第八十三章：JWA和XRCC1在胃癌中的表达评估

Ayse Basak Engin

Gazi University, Faculty of Pharmacy, Department of Toxicology, 06330, Hipodrom, Ankara, Turkey
Correspondence to: Ayse Basak Engin, PhD, Assoc., Prof. of Toxicology. Gazi University, Faculty of Pharmacy, Department of Toxicology, 06330, Hipodrom, Ankara, Turkey. Email: abengin@gmail.com.

摘要： 近年来，手术联合化疗和放疗的综合治疗手段在很大程度上改善了胃癌的临床转归。然而，就不同分期的胃癌患者而言，总生存率依然较低。为获得更加令人满意的治疗效果，应参照新的指导工具来制定适当的个体化治疗方案。在这方面，以往提出的生物标志物并不能带来预期的获益。有证据显示JWA基因和DNA修复酶中的X射线修复交叉互补基因1(XRCC1)似乎有潜在预测价值。由于内源性和外源性因素均可导致DNA损伤，进而导致胃癌发生，因此评估JWA和XRCC1的表达状态可能有一定的帮助。为了验证JWA和XRCC1表达在各种情况下的指导价值，需要在大样本胃癌患者中开展进一步研究。基于伦理方面的考虑，评估JWA和XRCC1在胃癌中的表达还应采用标准检测方法。因此，在高风险和中等风险人群的国家进行胃癌筛查仍然是具有成本效益的。

关键词： 胃癌；化疗；JWA；X射线修复交叉互补基因1(XRCC1)

View the English edition of this article at: http://www.amepc.org/tgc/article/view/2080/2869

　　胃癌是全球第四大常见恶性肿瘤(1)，在亚洲居于第二位，全球一半以上的胃癌病例出现在东亚(2)。在西方，用于胃癌诊断的金标准是检测肿瘤在胃壁的浸润深度，而在远东，无论浸润深度如何，检测细胞异型性或结构异型性更为重要(3)。众所周知，影响胃癌患者5年生存率的经典独立预后因素包括浆膜浸润、胃外淋巴结转移、肝转移、疾病分期、切缘和可否手术治愈(4)。最近10年，胃癌的治疗模式发生了很大变化。治愈性经内镜黏膜下切除术治疗早期胃癌的5年总生存率可达97.1%(5)。这些患者中约22.4%发生淋巴结转移，导致5年生存率较低，仅为72.7%(6)。不幸的是，早期胃癌的检出率因国家而异，最近报告的最佳早期胃癌与晚期胃癌的比例是2.9(7)。此外，早期胃癌经内镜切除后，总体肿瘤残留/复发率为33.3%(8)。尽管如此，早期胃癌患者的5和10年生存率分别为94%和90%(9)。由此可见，在胃癌高发国家进行胃癌筛查是具有成本效益的。即使在中等风险人群中进行胃癌筛查也会提高成本效益(2)。由于多数胃癌确诊时已是进展期，总生存率仅为20%~40%(10)。实际上，在Ⅰ-Ⅲ期胃癌患者中，目前并未见到长期生存的改善(11)。局限期胃癌的治疗策略因国家而异。在西方国家，术前化疗或辅助放化疗更受青睐，而D2根治手术后行辅助化疗则是亚洲的常规治疗手段(12)。胃癌工作组报告联合D2淋巴结清扫的R0切除术具有最好的生存数据，并推荐术后应用S-1(替加氟、5-氯-2,4-二氢嘧啶和奥替拉西钾)辅助化疗。在胃癌的辅助化疗中，氟尿嘧啶联合铂类是最被广泛接受的首选方案，而紫衫烷类或伊立替康主要用于二线或三线治疗(2)。事实上胃癌的预后极为复杂，不仅随疾病的分期而变化，在病理特征相似的患者中也会不同。即使在早期，虽然采用了适当的手术和辅助化疗，预后可能仍然很差。显而易见，为了制定适当的个体化治疗方案，我们需要新的指导工具。

　　在这方面，文献调查结果提示，联合癌胚抗原(CEA)、癌抗原19-9(CA19-9)和CA72-4是手术或化疗前分期的最有效办法。然而，CEA、CA19-9和CA72-4阳性率分别21.1%、27.8%和30.0%(13)。有报告显示，Ⅱ～Ⅲ期胃癌患者如有乳腺癌和卵巢癌易感基因1(BRCA1)阳性表达，其总生存期显著延长。虽然对以铂类为基础辅助化疗的反应是预后好的指标，但BRCA1阴性的患者更能从铂类为基础的辅助化疗中获益(14)。胃癌患者中有BRCA1表达则预后较好，反之，无BRCA1表达则能从铂类为基础的辅助化疗中获益。由于这种矛盾的现象，BRCA1基因在胃癌中的表达备受争议。

　　相反地，JWA和X射线交叉互补基因1(XRCC1)在胃癌中的潜在预后价值似乎可以达成一致，因二者在可手术切除的胃癌患者中表达率低。JWA和XRCC1低表达也与胃癌较差的TNM分期显著相关。这一结果与JWA和XRCC1低表达对接受铂类为基础的辅助化疗患者的生存具有阳性预测价值相一致。然而，在Wang等的报告中并未提及是否行R0切除和D2淋巴结清扫(15)。目前存在争议的是，JWA和XRCC1的低表达既可预测TNM分期较差胃癌的进展，同时对预后较好的患者对铂类为基础的化疗的反应也有预测价值。

长期和过量产生活性氧和氮自由基可能与肿瘤发生有关，因为当DNA修复能力降低时可能会诱导氧化应激DNA损伤(16)。XRCC1是一种十分重要的碱基剪切修复(BER)酶，在去除内源性和外源性DNA损伤中发挥至关重要的作用(16-18)。Capella等和Ratnasinghe等发现XRCC1第399位密码子的精氨酸等位基因与胃癌具有相关性(19,20)，而黄等在波兰人群中的研究和Duarte等在巴西人群中的研究均未证实类似的结果(21,22)。然而，在我们之前的研究中，我们发现携带纯合型谷氨酰胺等位基因的个体患胃癌的风险增加2.54倍(23)。相反，在远东的人群中并未发现XRCC1 Arg399Gln多态性与胃癌的相关性(24,25)。Wang等没有研究胃癌患者是否具有XRCC1基因的多态性。另一方面，机理研究已经表明，JWA可在转录和转录后水平调节XRCC1基因的表达(26)，JWA通过增加XRCC1的表达水平而保护细胞不受氧化应激诱导的DNA损伤(27)。在对胃癌患者进行评估时，除经典的方法外，应对JWA和XRCC1的表达状态加以注意。然而，JWA和XRCC1对预期寿命的贡献并不稳定，应在TNM分期配对并接受手术联合化疗的胃癌患者人群中加以验证。

综合这些数据，个体的遗传易感性和血清标志物的变化还不能精确地预测胃癌患者的预后。由于个体肿瘤发展的复杂性，为了选择最佳获益的外科干预和化疗方案，有必要进行进一步的研究。

致谢

声明：作者声称无任何利益冲突。

参考文献

1. World Health Organization, Cancer Surveillance Database. Available online: http://globocan.iarc.fr/

2. Sasako M, Inoue M, Lin JT, et al. Gastric Cancer Working Group report. Jpn J Clin Oncol 2010;40 Suppl 1:i28-37.

3. Schlemper RJ, Kato Y, Stolte M. Review of histological classifications of gastrointestinal epithelial neoplasia: differences in diagnosis of early carcinomas between Japanese and Western pathologists. J Gastroenterol 2001;36:445-56.

4. Shiraishi N, Sato K, Yasuda K, et al. Multivariate prognostic study on large gastric cancer. J Surg Oncol 2007;96:14-8.

5. Isomoto H, Shikuwa S, Yamaguchi N, et al. Endoscopic submucosal dissection for early gastric cancer: a large-scale feasibility study. Gut 2009;58:331-6.

6. Wang YX, Shao QS, Yang Q, et al. Clinicopathological characteristics and prognosis of early gastric cancer after gastrectomy. Chin Med J (Engl) 2012;125:770-4.

7. Kim BJ, Heo C, Kim BK, et al. Effectiveness of gastric cancer screening programs in South Korea: organized vs opportunistic models. World J Gastroenterol 2013;19:736-41.

8. Yoon H, Kim SG, Choi J, et al. Risk factors of residual or recurrent tumor in patients with a tumor-positive resection margin after endoscopic resection of early gastric cancer. Surg Endosc 2013;27:1561-8.

9. Saragoni L, Morgagni P, Gardini A, et al. Early gastric cancer: diagnosis, staging, and clinical impact. Evaluation of 530 patients. New elements for an updated definition and classification. Gastric Cancer 2013;16:549-54.

10. Hiripi E, Jansen L, Gondos A, et al. Survival of stomach and esophagus cancer patients in Germany in the early 21st century. Acta Oncol 2012;51:906-14.

11. Dassen AE, Dikken JL, van de Velde CJ, et al. Changes in treatment patterns and their influence on long-term survival in patients with stage I-III gastric cancer in the Netherlands. Int J Cancer 2013;133:1859-66.

12. Blum MA, Takashi T, Suzuki A, et al. Management of localized gastric cancer. J Surg Oncol 2013;107:265-70.

13. Shimada H, Noie T, Ohashi M, et al. Clinical significance of serum tumor markers for gastric cancer: a systematic review of literature by the Task Force of the Japanese Gastric Cancer Association. Gastric Cancer 2014;17:26-33.

14. Chen W, Wang J, Li X, et al. Prognostic significance of BRCA1 expression in gastric cancer. Med Oncol 2013;30:423.

15. Wang S, Wu X, Chen Y, et al. Prognostic and predictive role of JWA and XRCC1 expressions in gastric cancer. Clin Cancer Res 2012;18:2987-96.

16. Jin MJ, Chen K, Zhang Y, et al. Correlations of single nucleotide polymorphisms of DNA repair gene XRCC1 to risk of colorectal cancer. Ai Zheng 2007;26:274-9.

17. Lunn RM, Langlois RG, Hsieh LL, et al. XRCC1 polymorphisms: effects on aflatoxin B1-DNA adducts and glycophorin A variant frequency. Cancer Res 1999;59:2557-61.

18. Matullo G, Guarrera S, Carturan S, et al. DNA repair gene polymorphisms, bulky DNA adducts in white blood cells and bladder cancer in a case-control study. Int J Cancer 2001;92:562-7.

19. Ratnasinghe LD, Abnet C, Qiao YL, et al. Polymorphisms of XRCC1 and risk of esophageal and gastric cardia cancer. Cancer Lett 2004;216:157-64.

20. Capellá G, Pera G, Sala N, et al. DNA repair polymorphisms and the risk of stomach adenocarcinoma and severe chronic gastritis in the EPIC-EURGAST study. Int J Epidemiol 2008;37:1316-25.

21. Duarte MC, Colombo J, Rossit AR, et al. Polymorphisms of DNA repair genes XRCC1 and XRCC3, interaction with environmental exposure and risk of chronic gastritis and gastric cancer. World J Gastroenterol 2005;11:6593-600.

22. Huang SP, Huang CY, Wang JS, et al. Prognostic significance of p53 and X-ray repair cross-complementing group 1 polymorphisms on prostate-specific antigen recurrence in prostate cancer post radical prostatectomy. Clin Cancer Res 2007;13:6632-8.

23. Engin AB, Karahalil B, Karakaya AE, et al. Association between XRCC1 ARG399GLN and P53 ARG72PRO polymorphisms and the risk of gastric and colorectal cancer in Turkish population. Arh Hig Rada Toksikol 2011;62:207-14.

24. Lee SG, Kim B, Choi J, et al. Genetic polymorphisms of XRCC1 and risk of gastric cancer. Cancer Lett 2002;187:53-60.

25. Geng J, Zhang YW, Huang GC, et al. XRCC1 genetic polymorphism Arg399Gln and gastric cancer risk: A metaanalysis. World J Gastroenterol 2008;14:6733-7.

26. Wang S, Gong Z, Chen R, et al. JWA regulates XRCC1 and functions as a novel base excision repair protein in oxidative-stress-induced DNA single-strand breaks. Nucleic Acids Res 2009;37:1936-50.

(译者：刘静，中国医科大学附属一院肿瘤内科，
沈阳 110001。Email：liujing_cmu@hotmail.com)

Cite this article as: Engin AB. Evaluation of JWA and XRCC1 expressions in gastric cancer. Transl Gastrointest Cancer 2013;2(S1):94-97. doi: 10.3978/j.issn.2224-4778.2013.05.27

第八十四章：Xu等：SDO2和GSTP1基因多态性在中国胃癌患者中的临床意义

Maria Gazouli

Department of Basic Medical Science, Laboratory of Biology, School of Medicine, University of Athens, Athens, Greece
Correspondence to: Maria Gazouli, PhD, Assist Prof of Molecular Biology. Dept of Basic Medical Science, School of Medicine, Michalakopoulou 176, 11527 Athens, Greece.
Email: mgazouli@med.uoa.gr.

View the English edition of this article at: http://www.amepc.org/tgc/article/view/1886/2873

    Xu等(1)的文章描述了SDO2和GSTP1的基因多态性与中国病人中胃癌的发病率、预后、进展之间的联系的研究。作者报道了SDO2 rs4880和GSTP1 rs1695基因型与淋巴结转移、肿瘤大小、进展、肿瘤侵袭性有紧密联系。更有趣的是，SOD2 rs4880 CT和CC基因型与总体生存期变短有显著联系。作者没有调查其他基因如SOD2 T5482C的基因多态性，而研究发现该基因型与不同人群如韩国人对胃癌进展及分化的易感性逐渐增加的现象紧密相关(2)。之前已经发现GSTP1的多态性与用于不同癌症(3,4)[包括胃癌(5)]的以铂为基础的化疗疗效相关，揭示了它们作为一个预测铂相关的化学敏感性的生物标志物的临床潜能，那么进一步评估这些基因多态性的功能作用将是有意义的。尽管如此，该文章还是很有趣的，因为它指出了肿瘤或/和病人的基因背景，而不是仅仅指出了癌症特征，这可能在肿瘤的生物学进展方面发挥作用。人类癌症的逐步进展已经在临床上得以认可。SOD2已经被认为是最重要的抗氧化酶之一，在正常或者致癌环境下都可以调节细胞内的氧化还原状态。有研究表明，SOD2水平的改变可能通过激活分裂素激活蛋白激酶(MAPK)以及调节基质金属蛋白酶(MMP)基因家族成员(包括MMP-1和MMP-9)的表达来影响肿瘤细胞的转移潜能(6)。虽然SOD2在肿瘤发生中的作用被广泛研究但仍然不够明确(7)。关于GSTP1，已发现一些GST同工酶可以调节细胞增殖和细胞死亡(凋亡)的信号通路(8)。在人类各个部位的癌症中，包括乳腺、结肠、肾脏、肺、卵巢，与周围组织相比通常表达高水平的GSTP1。所以，GSTP1的表达已经被认为是癌症进展的一种标志。在接受化疗的病人中，GSTP1的高水平表达，不仅与疾病进程有关，还与药物耐受有关。

　　癌症研究者的一个挑战性的问题是鉴别癌症进展的特异性标志物。大多数研究已集中于肿瘤细胞的遗传特点的鉴别，它可用于预测肿瘤的进展、转移和/或转归的风险。那么这些预后的标志物可以在临床上用以制定病人的个体化治疗方案。这些标志物中有一部分可以预测某癌症对某种特殊治疗的应答。目前，基因表达和基因单核苷多态性(single nucleotide polymorphisms，SNPs)序列分析已经识别了大量的基因表达方式或者SNPs，这些是有前景的预后或者标志物，但仍需找到方法以用于普遍性的临床应用。这些都基于癌细胞的"分子特征"。

　　Xu等(1)的文章和其他研究者的研究，都指出一些关于肿瘤和/或宿主遗传背景促进癌症进展的潜能的有趣发现。这些发现的类型需要扩展，以便于进一步评价遗传背景对胃肠道癌症或其他恶性肿瘤的转移的影响。

致谢

声明：作者声称无任何利益冲突。

参考文献

1. Xu Z, Zhu H, Luk JM, et al. Clinical significance of SOD2 and GSTP1 gene polymorphisms in Chinese patients with gastric cancer. Cancer 2012;118:5489-96.

2. Han L, Lee SW, Yoon JH, et al. Association of SOD1 and SOD2 single nucleotide polymorphisms with susceptibility to gastric cancer in a Korean population. APMIS 2013;121:246-56.

3. Stoehlmacher J, Park DJ, Zhang W, et al. Association between glutathione S-transferase P1, T1, and M1 genetic polymorphism and survival of patients with metastatic colorectal cancer. J Natl Cancer Inst 2002;94:936-42.

4. Lu C, Spitz MR, Zhao H, et al. Association between glutathione S-transferase pi polymorphisms and survival in patients with advanced nonsmall cell lung carcinoma. Cancer 2006;106:441-7.

5. Li QF, Yao RY, Liu KW, et al. Genetic polymorphism of GSTP1: prediction of clinical outcome to oxaliplatin/5-FU-based chemotherapy in advanced gastric cancer. J Korean Med Sci 2010;25:846-52.

6. Wu WS, Wu JR, Hu CT. Signal cross talks for sustained MAPK activation and cell migration: the

上(7)。

许多研究证明，遗传和表观遗传学的改变在胃癌发展过程中起了重要的作用。尽管遗传学改变的作用早已得到了人们的认识，在最近10年里，表观遗传学的修饰也被认为是胃癌分子通路重要的影响者(7)。越来越多的证据证实，启动子甲基化异常是胃癌最常见的分子改变，是早期诊断的敏感且非常有前途的分子标记物(8)。许多肿瘤抑制剂相关基因，包括APC、CDH1、MHL1、CDKN2A、CDKN2B和RUNX3在胃癌中常常被甲基化(6)，提示DNA甲基化在胃癌风险预测和判断预后中潜在的临床价值(9)。这些基因中，CDH1值得被特别注意，因为它被广泛报道在胃癌中表达沉默，并且主要在弥漫型胃癌中，尤其是通过启动子甲基化的方式(被沉默)(10-12)。

CDH1，一个位于16q22.1染色体上的抑癌基因，APC通路的成员，编码E-cadherin蛋白，属于细胞表面糖蛋白家族，主要介导细胞-细胞粘附，在维持组织结构中有重要的作用(13,14)。E-cadherin的失活导致细胞间粘附下降，细胞移动动力和异常极性的增加，而最终诱导肿瘤浸润和转移(8,15,16)。

CDH1启动子CpG岛上的多种程度的甲基化和随后的E-cadherin表达失活在胃癌中已被报道(8,17)，包括家族遗传性弥漫型胃癌(HDG)中25%~40%的病例是由于E-cadherin异质性沉默引起(12,18)。

CDH1失活的主要后果是细胞之间粘附消失，这与胃癌细胞浸润和转移能力有关(12,19)。CDH1失活与胃癌患者预后及生存密切相关，E-cadherin表达阳性的胃癌患者较阴性患者具有显著延长的3年及5年生存率(20)。

进展期胃癌患者的治疗手段常常只有手术切除(21)。考虑到这个信息和高发的远处转移，包括腹膜转移。因此对胃癌转移的早期诊断/发现的生物标记物的探索验证是胃癌防治的重要任务(22)。

腹膜转移是胃癌预后中重要的事件，它可能与胃癌多种化疗药物耐药有关，并引起腹水和肠梗阻。这种类型的转移很难明确，因其常常提示阴性的细胞学结果(23,24)研究者对腹水中一些基因的甲基化水平进行了检测，试图将其作为腹腔转移的生物标记物。腹水中的甲基化检测已经可以成功检测到腹膜上脱落的肿瘤细胞，而它的应用与细胞学检测的结合，可以增加腹水中肿瘤细胞的检出率(24)。

近年来，Yu等(25)在这方面发表了重要的文献，报道了在术前腹水中CDH1甲基化模式与腹腔转移和不良预后密切相关，提示这个生物标记物可用于肿瘤侵袭、转移和进展的诊断。

总的来说，尽管寻找胃癌腹膜转移生物标记物预测胃癌不良预后的研究还很少，但是我们可以预见，在这一领域的研究是非常重要的，因为它们在医疗社区和延长胃癌患者生存方面均有很高的应用价值。

致谢

声明：作者声称无任何利益冲突。

参考文献

1. Siegel R, Ward E, Brawley O, et al. Cancer statistics, 2011: the impact of eliminating socioeconomic and racialon premature cancer deaths. CA Cancer J Clin 2011;61:212-36.

2. Zheng L, Wang L, Ajani J, et al. Molecular basis of gastric cancer development and progression. Gastric Cancer 2004;7:61-77.

3. Jass JR, Sobin LH, Watanabe H. The World Health Organization's histologic classification of gastrointestinal tumors. A commentary on the second edition. Cancer 1990;66:2162-7.

4. Lauren P. The two histological main types of gastric carcinoma: diffuse and so-called intestinal-type carcinoma. An attempt at a histo-clinical classification. Acta Pathol Microbiol Scand 1965;64:31-49.

5. Mulligan RM. Histogenesis and biologic behavior of gastric carcinoma. Pathol Annu 1972;7:349-415.

6. Yamamoto E, Suzuki H, Takamaru H, et al. Role of DNA methylation in the development of diffuse-type gastric cancer. Digestion 2011;83:241-9.

7. Nagini S. Carcinoma of the stomach: A review of epidemiology, pathogenesis, molecular genetics and chemoprevention. World J Gastrointest Oncol 2012;4:156-69.

8. Yu QM, Wang XB, Luo J, et al. CDH1 methylation in preoperative peritoneal washes is an independent prognostic factor for gastric cancer. J Surg Oncol 2012;106:765-71.

9. Sapari NS, Loh M, Vaithilingam A, et al. Clinical potential of DNA methylation in gastric cancer: a meta-analysis. PLoS One 2012;7:e36275.

10. Borges Bdo N, Santos Eda S, Bastos CE, et al. Promoter polymorphisms and methylation of E-cadherin (CDH1) and KIT in gastric cancer patients from northern Brazil. Anticancer Res 2010;30:2225-33.

11. Leal M, Lima E, Silva P, et al. Promoter hypermethylation of CDH1, FHIT, MTAP and PLAGL1 in gastric adenocarcinoma in individuals from Northern Brazil. World J Gastroenterol 2007;13:2568-74.

12. Nobili S, Bruno L, Landini I, et al. Genomic and genetic alterations influence the progression of gastric cancer. World J Gastroenterol 2011;17:290-9.

13. Gervais ML, Henry PC, Saravanan A, et al. Nuclear E-cadherin and VHL immunoreactivity are prognostic indicators of clear-cell renal cell carcinoma. Lab Invest 2007;87:1252-64.

14. Rodriguez FJ, Lewis-Tuffin LJ, Anastasiadis PZ. E-cadherin's dark side: possible role in tumor progression. Biochim Biophys Acta 2012;1826:23-31.

15. Ghaffari SR, Rafati M, Sabokbar T, et al. A noveltruncating mutation in the E-cadherin gene in the first Iranian family with hereditary diffuse gastric cancer. Eur J Surg Oncol 2010;36:559-62.

16. Mateus AR, Simões-Correia J, Figueiredo J, et al. E-cadherin mutations and cell motility: a genotypephenotype correlation. Exp Cell Res 2009;315:1393-402.

17. Barber M, Murrell A, Ito Y, et al. Mechanisms and sequelae of E-cadherin silencing in hereditary

　　肿瘤微环境由免疫细胞、肿瘤细胞、基质细胞和细胞外基质等组成。肿瘤微环境是肿瘤发展，以及为肿瘤细胞的增殖、生存和迁移提供营养的最佳场所。虽然炎症与癌症之间的关系已经探讨了几十年，但是科学家一直没有解释清楚肿瘤微环境内部复杂的相互关系。最近，杂志Gastroenterology中的一篇文章为这个命题提供了强有力的证据(1)，Zhuang等人证明分泌IL-17的CD8$^+$T细胞在胃癌的发病过程中起着重要作用。他们提出了一个模型，宿主免疫系统与肿瘤细胞之间相互作用，从而导致内部分泌IL-17的CD8$^+$T细胞的发展和髓源性抑制细胞调节的免疫抑制。

　　分泌IL-17的CD8$^+$T细胞是由Liu等人第一次于2007年提出的(2)，其作为一种CD8$^+$T细胞的亚群，与典型的细胞毒T淋巴细胞(Tc)有着本质上的区别。由于它们的低细胞毒性，分泌IL-17的CD8$^+$T细胞亚群最开始被当作非细胞毒性T17细胞(Tnc17) (2)。一些彼此独立的实验表明分泌IL-17的CD8$^+$T细胞具有相反的或者低细胞毒性的标志物(3-5)。为了与细胞毒T淋巴细胞、Tc1或者Tc2细胞相区别，分泌IL-17的CD8$^+$T细胞目前被认为是Tc17细胞。Tc1细胞主要分泌IFN-r并通过穿孔素或者Fas调节的机制杀死肿瘤细胞，与此不同，Tc2细胞分二级IL-4、IL-5、IL-6和IL-10以及通过穿孔素途径杀死肿瘤细胞(6)。相反，Tc17细胞分泌IL-17，而且由于减少了T盒转录因子脱中胚蛋白、IFN-r和溶细胞分子颗粒酶B，从而降低了细胞的细胞毒效应功能(4)。

　　Tc17细胞存在了多种类型的肿瘤(1,4,7-13)、自身免疫性疾病(14-16)和感染性疾病中(3,17)。我们相信Tc17细胞具有增强抗感染能力(3,17)和抗肿瘤免疫作用(10,11)。一项在B16黑色素瘤模型中过继转移实验结果表明，Tc17细胞具有显著的抗肿瘤免疫作用，并可以降低肿瘤生长(11,12)。但是，越来越多的研究也说明随着疾病的进展，Tc17细胞会逐渐在体内集聚(7-10)，或者由于表达低水平的穿孔素、颗粒酶B和IFN-r，反而促进了肿瘤的进展(4,7)。

　　肿瘤微环境中的细胞因子对肿瘤生长和生存中起着关键作用。TGF-b、IL-6以及前列腺素E2在肿瘤病人的胸腔积液中的表达水平是较高的(18)。TGF-b和IL-6对合成IL-17的T细胞的诱导是必需的(2,19)。另外，前列腺素E2可以诱导IL-23的生成(20,21)，而IL-23对合成IL-17的T细胞的生存和扩增是至关重要的(19)。包含这些细胞因子的肿瘤微环境有利于合成IL-17的T细胞的分化。值得强调的是，Zhuang等人证明起源于肿瘤相关单核细胞的一系列关键细胞因子(IL-6、IL-1B和IL-23)在诱导Tc17细胞的过程中发挥重要作用(1)。与Kuang等人的研究结果相似，在肝癌中的肿瘤活化单核细胞通过分泌IL-6、IL-1B和IL-23启动Tc17细胞的扩增。总而言之，以上这些结果表明存在于各种肿瘤的微环境中的细胞因子对合成IL-17的T细胞的发展起着重要作用。

　　Zhuang等人发现胃癌患者存在大量的可以生成IL-17的CD8$^+$T细胞(1)。综合性分析暗示随着胃癌进展，生成IL-17的CD8$^+$T细胞百分比也相应增加，而且这个百分数与总生存期有关。另外，这些瘤内生成IL-17的CD8$^+$T细胞分泌较少的IFN-γ、IL-4、IL-10和IL-9。这些结果表明在胃癌中生成IL-17的CD8$^+$T细胞亚群既不是Tc1，也不是Tc2细胞亚群，而是可以归到Tc17细胞亚群。进一步对Tc17细胞的特征分析发现，Tc17细胞表达最小数量的穿孔素、颗粒酶B、FoxP3或者程序性死亡受体1。这些特征暗示Tc17细胞的作用很可能主要是分泌IL-17，而不是直接发挥效应功能，如：细胞毒性作用或者免疫抑制。

如果Tc17细胞没有直接效应功能，那么Tc17细胞分泌IL-17的作用是什么呢？Zhuang等人的最主要发现就是Tc17细胞分泌IL-17后的下游机制(1)。IL-17刺激肿瘤细胞，使后者分泌CXCL12，从而招募髓源性抑制细胞进入肿瘤微环境并促进胃癌的发展。事实上，IL-17在肿瘤发展中的作用仍然存在争议(22)。但是Zhuang等人的研究强烈地支持这样一个观点(1)：单核细胞与肿瘤细胞之间的相互作用创造了一个适合Tc17细胞发展的环境；Tc17细胞分泌的IL-17吸引髓源性抑制细胞促进胃癌细胞的免疫逃脱。当细胞毒性CD8$^+$T细胞不再发挥杀死癌细胞的作用，而是发挥欺骗宿主免疫系统的作用，那么肿瘤的生长就不可避免了。

调节性T细胞发挥抑制抗肿瘤作用，而且它与Tc17细胞的相互作用是不容忽视的。

Tsai等人证明调节性T细胞的存在以及IL-2的大量消耗，维持或者促进了Tc17细胞的分化(13)。这些结果表明调节性T细胞对Tc17细胞起着一种积极的作用。那么Tc17细胞是一种"炎性"调节性细胞吗？为了解决这个问题，Kryczek等人在溃疡性结肠炎和结肠癌中鉴别了一种表达IL-17和FoxP3的IL-17$^+$调节性T细胞(23)。结果发现这些细胞群在慢性炎性环境中发挥作用。Zhuang等人(1)也检测了这些瘤内Tc17细胞是否表达调节性T细胞传统的标记分子，但是结果发现这些细胞缺乏表达穿孔素、颗粒酶B、程序性死亡受体1和FoxP3等细胞标记分子。这些结果暗示这些细胞的主要作用是产生IL-17，而不是发挥直接的效应功能。

综合最近的实验研究结果，我们提出了一个肿瘤免疫编辑模型，此模型涉及Tc17细胞、调节性T细胞、肿瘤细胞、单核细胞、髓源性抑制细胞、细胞毒T淋巴细胞和它们相关的细胞因子，以及其他调节因子(图1)。死亡和即将死亡的肿瘤细胞激活单核细胞从而创造一种独特的微环境，其中包含TGF-β、IL-6和IL-1β，这些因子诱导天然的CD8$^+$T细胞活化为Tc17细胞。前列腺素E2和IL-23对Tc17细胞的生存和扩增起着重要作用。调节性T细胞通过消耗IL-2维持Tc17细胞的生存。Tc17细胞分泌IL-17(Th17细胞或许也产生IL-17)刺激肿瘤细胞释放CXCL12。因此，表面装载CXCR4髓源性抑制细胞移向肿瘤细胞。这些招募的髓源性抑制细胞发挥免疫抑制作用，并抑制细胞毒T淋巴细胞的杀伤活性。最后，肿瘤的生长就不可避免地发生了。

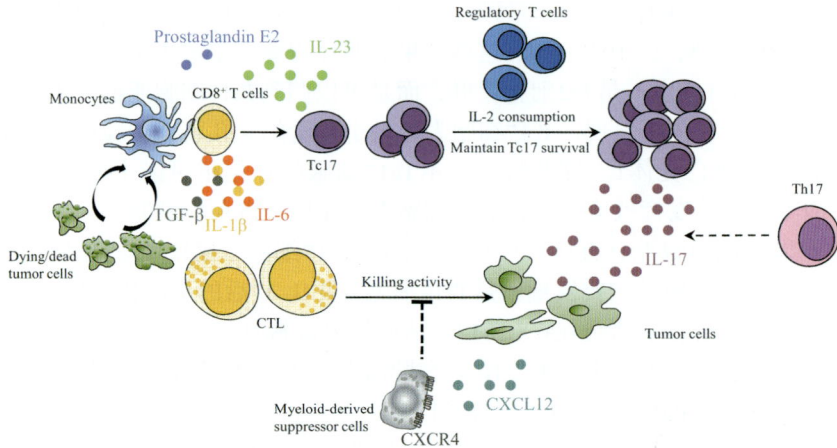

图1 Tc17细胞调节的肿瘤免疫抑制机制学说。 死亡或即将死亡的肿瘤细胞激活单核细胞，从而创造一种独特的微环境，其中包含TGF-β、IL-6和IL-1β，这些因子诱导天然的CD8⁺T细胞活化为Tc17细胞。前列腺素E2和IL-23对Tc17细胞的生存和扩增起着重要作用。调节性T细胞通过消耗IL-2维持Tc17细胞的生存。Tc17细胞分泌IL-17(Th17细胞或许也产生IL-17)刺激肿瘤细胞释放CXCL12。因此，表面装载CXCR4髓源性抑制细胞移向肿瘤细胞。这些招募的髓源性抑制细胞发挥免疫抑制作用，并抑制细胞毒T淋巴细胞的杀伤活性。

致谢

本文受国家卫生研究院和长庚纪念医院基金(基金号：CMRPD180402和BMRP440)支持。

声明：作者声称无任何利益冲突。

参考文献

1. Zhuang Y, Peng LS, Zhao YL, et al. CD8(+) T cells that produce interleukin-17 regulate myeloid-derived suppressor cells and are associated with survival time of patients with gastric cancer. Gastroenterology 2012;143:951-62.e8.

2. Liu SJ, Tsai JP, Shen CR, et al. Induction of a distinct CD8 Tnc17 subset by transforming growth factor-beta and interleukin-6. J Leukoc Biol 2007;82:354-60.

3. Hamada H, Garcia-Hernandez Mde L, Reome JB, et al. Tc17, a unique subset of CD8 T cells that can protect against lethal inflenza challenge. J Immunol 2009;182:3469-81.

4. Huber M, Heink S, Grothe H, et al. A Th17-like developmental process leads to CD8(+) Tc17 cells with reduced cytotoxic activity. Eur J Immunol 2009;39:1716-25.

5. Kondo T, Takata H, Matsuki F, et al. Cutting edge: Phenotypic characterization and differentiation of human CD8+ T cells producing IL-17. J Immunol 2009;182:1794-8.

6. Carter LL, Dutton RW. Relative perforin- and Fasmediated lysis in T1 and T2 CD8 effector populations. J Immunol 1995;155:1028-31.

7. Zhang JP, Yan J, Xu J, et al. Increased intratumoral IL-17- producing cells correlate with poor

survival in hepatocellular carcinoma patients. J Hepatol 2009;50:980-9.

8. Kuang DM, Peng C, Zhao Q, et al. Tumor-activated monocytes promote expansion of IL-17-producing CD8+ T cells in hepatocellular carcinoma patients. J Immunol 2010;185:1544-9.

9. Lee MH, Chang JT, Yu FW, et al. The Prevalence of IL-17+ Producing Cells in Patients with Nasopharyngeal Carcinoma. J Biol Lab Sci 2011;23:30-7.

10. Hinrichs CS, Kaiser A, Paulos CM, et al. Type 17 CD8+ T cells display enhanced antitumor immunity. Blood 2009;114:596-9.

11. Yu Y, Cho HI, Wang D, et al. Adoptive transfer of Tc1 or Tc17 cells elicits antitumor immunity against established melanoma through distinct mechanisms. J Immunol 2013;190:1873-81.

12. Yen HR, Harris TJ, Wada S, et al. Tc17 CD8 T cells: functional plasticity and subset diversity. J Immunol 2009;183:7161-8.

13. Tsai JP, Lee MH, Hsu SC, et al. CD4+ T cells disarm or delete cytotoxic T lymphocytes under IL-17-polarizing conditions. J Immunol 2012;189:1671-9.

14. Huber M, Heink S, Pagenstecher A, et al. IL-17A secretion by CD8+ T cells supports Th17-mediated autoimmune encephalomyelitis. J Clin Invest 2013;123:247-60.

15. Ortega C, Fernández-A S, Carrillo JM, et al. IL-17- producing CD8+ T lymphocytes from psoriasis skin plaques are cytotoxic effector cells that secrete Th17-related cytokines. J Leukoc Biol 2009;86:435-43.

16. Tzartos JS, Friese MA, Craner MJ, et al. Interleukin-17 production in central nervous system-infitrating T cells and glial cells is associated with active disease in multiple sclerosis. Am J Pathol 2008;172:146-55.

17. Yeh N, Glosson NL, Wang N, et al. Tc17 cells are capable of mediating immunity to vaccinia virus by acquisition of a cytotoxic phenotype. J Immunol 2010;185:2089-98.

18. Tsai JP, Chen HW, Cheng ML, et al. Analysis of host versus tumor interaction in cancer patients: opposing role of transforming growth factor-beta1 and interleukin-6 in the development of in situ tumor immunity. Immunobiology 2005;210:661-71.

19. Veldhoen M, Hocking RJ, Atkins CJ, et al. TGFbeta in the context of an inflmmatory cytokine milieu supports de novo differentiation of IL-17-producing T cells. Immunity 2006;24:179-89.

20. Sheibanie AF, Khayrullina T, Safadi FF, et al. Prostaglandin E2 exacerbates collagen-induced arthritis in mice through the inflmmatory interleukin-23/interleukin-17 axis. Arthritis Rheum 2007;56:2608-19.

21. Sheibanie AF, Tadmori I, Jing H, et al. Prostaglandin E2 induces IL-23 production in bone marrow-derived dendritic cells. FASEB J 2004;18:1318-20.

22. Murugaiyan G, Saha B. Protumor vs antitumor functions of IL-17. J Immunol 2009;183:4169-75. Kryczek I, Wu K, Zhao E, et al. IL-17+ regulatory T cells in the microenvironments of chronic inflmmation and cancer. J Immunol 2011;186:4388-95.

(译者：陈相军，四川大学华西医院，
成都 610041。Email: drchan_hxyy@mcwcums.com)

Cite this article as: Shen CR, Chen HW. Fatal attraction: tumor recruitment of myeloid-derived suppressor cells is mediated by IL-17-producing CD8+ T cells. Transl Gastrointest Cancer 2013;2(S1):119-122. doi: 10.3978/j.issn.2224-4778.2013.05.25

高。其中Huang和同事们对211例淋巴结阴性的胃癌患者的研究发现：分期为pT1和pT2的患者，其淋巴结切除数≥15个可以提高生存率，而pT3和pT4则需要清扫≥20个淋巴结(3)。Smith团队利用SEER数据发现淋巴结被检出的个数与生存率的提高之间呈现出近线性趋势(4)。Cut-point分析显示淋巴结被检个数达10个时生存差异最显著，但当检出数目达40个时才能提高生存率。Giuliani研究团队报道在淋巴结切除数≥23个的淋巴结阴性患者中未出现死亡病例(5)，而Vople等人的结论是接受胃癌D2根治术的患者在淋巴结切除数≥15个时可以看到生存率的提高(6)。但为了获得准确分期所需要切除的淋巴结数目这一问题并没有在这些研究中得到解决。

借鉴食管癌的经验可以帮助我们解决研究者们的两个目标。首先，为了尽可能延长总生存数，需要切除的淋巴结数目与T分期之间存在相关性：pT1期需要检出10个淋巴结，pT2期需要20个，pT3期需要≥30个(7)。其次，为了充分预测淋巴结(pN+)的转移程度以达到准确分期，所切除的淋巴结数目其实是一个范围，而且取决于所需要的确定性程度。虽然进行pN+分期的敏感度可以持续增加直到检出100个淋巴结，然而当清扫的淋巴结数从0增加到6时敏感度增加幅度是最大的，当达到12个淋巴结时敏感度可超过90%(8)。因此，在食管癌中能尽可能延长总生存的——那个最适淋巴结数目——是12个。但需要注意的是，这不是一个单一的数目，而是根据T分期得到的。

3 结论与展望

综上所述，一个单纯的淋巴结清扫的数目是不能定义为最理想的胃癌淋巴结清扫术的。Xu和他的团队所声明的研究目的概述了在肿瘤淋巴结清扫过程中外科医生的双重职责。外科医生们必须充分地清扫淋巴结才能对肿瘤进行准确的分期并尽可能地提高生存率。我们预测胃癌很可能像食管癌一样，存在可以最大限度延长总生存的淋巴结个数。可是，这将不是一个单纯的数目，是会根据肿瘤的其他特点而变化的。

外科医生应当尽可能清扫区域淋巴结才是最安全可行的，并且越多越好。临床实践中并不存在所谓的最理想的数目。

致谢

声明：这篇评论未在其他杂志发表或投稿。作者声称无任何利益冲突。

参考文献

1. Xu D, Huang Y, Geng Q, et al. Effect of lymph nodenumber on survival of patients with lymph node-negative gastric cancer according to the 7th edition UICC TNM system. PLoS One

2012;7:e38681.

2. Available online: www.medical-dictionary.thfreedictionary.com

3. Huang CM, Lin JX, Zheng CH, et al. Prognostic impact of dissected lymph node count on patients with node-negative gastric cancer. World J Gastroenterol 2009;15:3926-30.

4. Smith DD, Schwarz RR, Schwarz RE. Impact of total lymph node count on staging and survival after gastrectomy for gastric cancer: data from a large USpopulation database. J Clin Oncol 2005;23:7114-24.

5. Giuliani A, Caporale A, Corona M, et al. Lymphadenectomy in gastric cancer: influence on prognosis of lymph node count. J Exp Clin Cancer Res 2004;23:215-24.

6. Volpe CM, Driscoll DL, Douglass HO Jr. Outcome of patients with proximal gastric cancer depends on extent of resection and number of resected lymph nodes. Ann Surg Oncol 2000;7:139-44.

7. Rizk NP, Ishwaran H, Rice TW, et al. Optimum lymphadenectomy for esophageal cancer. Ann Surg 2010;251:46-50.

8. Dutkowski P, Hommel G, BG, et al. How many lymph nodes are needed for an accurate pN classification in esophageal cancer? Evidence for a new threshold value. Hepatogastroenterology 2002;49:176-80.

（译者：李晶晶，安徽医科大学第二附属医院肿瘤科，

合肥 230601。Email: natalie_li@126.com）

Cite this article as: Rice TW, Blackstone EH. Optimal lymphadenectomy for gastric cancer: is there a magic number? Transl Gastrointest Cancer 2013;2(S1):123-125. doi: 10.3978/j.issn.2224-4778.2013.05.10

及治疗方法如表1所示。

4.2 转移性胃癌患者的年龄和种族

在18~44岁的转移性胃癌患者中，白种人比例为5.5%，非裔美国人为10%，亚裔为11%，拉美裔为19%。36%的白种人、29%的亚裔、27%的亚裔、20%的拉美裔胃癌患者在诊断时超过75岁。

4.3 肿瘤部位：贲门与非贲门

贲门癌和非贲门肿瘤的发病率根据性别和种族背景的不同而有显著差异。30%男性患者及14%女性患者的肿瘤起源于贲门。贲门癌发病率的跨种族差异也日益显著。32%白种人、13%非裔美国人、11%亚裔、14%拉美裔的肿瘤原发于贲门。

4.4 生存分析

转移性胃癌患者中位总生存期(OS)仅为4个月。按照性别、人种、肿瘤部位、肿瘤分级/分化、组织学分层，中位总生存期无明显差异，因而限制了某些临床及肿瘤特征的预后意义(表1)。

然而，年龄、局部治疗方法、肿瘤分化及肿瘤部位具有显著的临床意义。分组年龄最小(年龄≤44岁)患者的中位OS为6个月，较年龄较大患者(≥75岁)更长，后者仅为3个月(表1)。每个连续年龄等分组的生存期显著缩短。曾接受过治疗的患者的生存率显著提高。接受胃切除术或局部手术的患者中位OS约8个月，未接受手术或放疗的患者中位OS为3个月 [HR =0.600 (0.561~0.643)] (表1)。同样，接受放疗的患者有生存获益[HR =0.802 (0.746~0.862)]。

肿瘤特征对生存有显著影响。正如预期的那样，低分化肿瘤的患者较中高分化肿瘤患者的生存期更短[HR =1.19，$p<0.001$ (1.139~1.250)]。我们同时发现贲门癌较非近端肿瘤表现出更好的生存获益[HR =0.945，$p<0.001$ (0.904~0.989)]。

在多变量分析中，性别、年龄、治疗方法和肿瘤特征与总生存显著相关。女性比男性的死亡风险低(HR =0.916，CI 0.881~0.952)，病死率随诊断年龄增加而增加($p<0.001$，表1)。人种/种族间的总生存无明显差异($p=0.16$，表1)。

4.5 性别、人种、肿瘤分级/分化

性别对于OS的影响由于患者人种和肿瘤分化类型不同而存在显著差异(相互作用p值分别为0.003、0.005(表2)。在白种人和非裔美国人中，女性较男性的

表2 不同性别的胃癌患者的总生存期，1988~2004年SEER数据

类别	男性			女性			
	N	中位生存期（置信区间）（月）	风险比（置信区间）*	N	中位生存期（置信区间）（月）	风险比（置信区间）*	风险比（置信区间）†
人种							
白种人	5,373	4 (4~4)	1（参考值）	2,908	4 (3~4)	1（参考值）	0.907 (0.862~0.956)
非裔美国人	1,129	3 (3~4)	1.082 (1.006~1.165)	652	4 (4~5)	0.977 (0.884~1.079)	0.818 (0.729~0.918)
亚裔	1,039	4 (4~5)	0.892 (0.819~0.972)	731	4 (4~5)	1.077 (0.968~1.199)	1.027 (0.918~1.150)
拉美裔	1,095	4 (4~4)	1.031 (0.955~1.114)	785	4 (4~5)	1.052 (0.953~1.161)	0.925 (0.827~1.034)
美国本土人	74	3 (2~4)	1.036 (0.749~1.433)	54	3 (2~5)	1.304 (0.866~1.963)	1.016 (0.536~1.927)
p值*					0.003		
肿瘤分级/分化							
高/中分化	1,990	5 (4~5)	1（参考值）	884	4 (4~4)	1（参考值）	1.009 (0.917~1.112)
低/未分化	4,965	4 (4~4)	1.231 (1.162~1.303)	2,952	4 (4~4)	1.130 (1.037~1.231)	0.913 (0.867~0.961)
未知	1,755	4 (3~4)	1.105 (1.028~1.187)	1,294	4 (3~4)	0.956 (0.864~1.057)	0.870 (0.797~0.950)
p值*					0.005		

*基于不同性别、年龄、婚姻状况、原发肿瘤部位、治疗方法、组织学、肿瘤分级、肿瘤大小、淋巴结受累情况的Cox比例风险模型；†不同种族或肿瘤分级/分化女性、男性(参照组)性别之间总生存的风险比，基于年龄、婚姻状况、原发肿瘤部位、治疗方法、组织学、肿瘤分级、肿瘤大小、淋巴结受累情况的Cox比例风险模型。

死亡风险显著降低。在亚裔、拉美裔、本土美国人中，男性和女性的生存大致相等(表2)。同样，在低/未分化或未知肿瘤分级的患者中，女性较男性的死亡风险显著降低(表2)。

5 讨论

　　SEER数据库中转移性胃癌患者代表了具有多样社会经济和种族背景的广泛患者。我们的分析也包括病理的多样性，这比临床试验或病例报道更具代

第八十九章：胃癌——一项三级医疗中心对印度东北部的临床病理研究

Arun Kumar Barad[1], Sanjeet Kumar Mandal[2], Hiriyur S. Harsha[3], Birkumar M. Sharma[1], Th Sudhirchandra Singh[1]

[1]Department of General Surgery, [2]Department of Radiotherapy, RIMS, Imphal, Manipur, India; [3]Department of General Surgery, JSS Medical College, Mysore, Karnataka, India

Correspondence to: Dr. Arun Kumar Barad, Post Graduate. Department Of General Surgery, Rims, Lamphelpat, Imphal, Manipur PIN-795004, India. Email: arunkumarb23@gmail.com

背景：胃癌的发病率在世界不同的地区和民族各部相同。胃癌在印度的发病率在男性位居第五位，在女性位居第七位。

材料与方法：分析从2009年7月~2013年6月外科系的地区癌症中心，RIMS，曼尼普尔邦，印度数据库中158例原发性胃癌，并对其进行回顾性研究。

结果：胃癌患者中，我们的研究显示男女比例为2.16:1，年龄分布为28~91岁。大多数男性发病年龄在60岁以上(45.37%)而女性则为51~60岁(44%)。近7.6%患者有阳性家族史。67.7%的患者存在摄取盐腌、发酵鱼的历史，77.8%的患者存在进食烟熏肉的历史。我们的研究显示只有27.8%的患者经常食用新鲜水果。约35.4%的患者饮用水水源差。其中67.6%的男性、44%的女性有吸烟史。33.5%的患者存在酗酒和吸烟的消费。61.4%的患者最常见的症状是腹部隐痛不适。在我们的研究中，胃癌最常见的部位是胃窦(50.6%)，其次是贲门(17.1%)。最常见的病理类型是腺癌(95.6%)。大多数患者诊断时为局部晚期(62.7%)。

结论：我们的分析表明，在印度的东北部地区不良的饮食习惯，如吸烟、食用干鱼和过度使用烟草与胃癌的高发生率相关。普通人群应该提高对疾病病因预防的意识，而健康服务工作者应该对疾病的临床表现早发现、早治疗。

关键词： 胃癌；印度东北部；鱼干；烟熏肉

View the English edition of this article at: http://www.thejgo.org/article/view/2326/2907

1 引言

　　癌症是现代社会的一个最大的负担，它是全世界继心血管疾病之后的最常见的第二大死亡疾病(1)。胃腺癌是全球第二大癌症死亡原因。胃癌的发病率在世界不同地区和族裔群体均有差别。在印度胃癌的发病率位居男性癌症的第五位，女性的第七位(2)。然而，相对于全球来说印度的胃癌总体发病率较低，在印度的低发病率地区，胃癌的发生率明显下降。胃癌在印度的发病率低于全球水平。印度属于胃癌的低发病率地区。由于多元文化及相关食品的习惯各地区存在很大差异，所以胃癌的发病率在印度也有很大区别。来自2010年国家癌症登记计划(National Cancer Registry Programme，NCRP)的报告显示，在印度城市的胃癌年龄标准化率(age-adjusted rate，AAR)为3.0~13.2，最高的率值显示记录在金奈(3-5)。

　　然而，在印度东北部地区胃癌的发生率要高得多。目前，Manipur以46.3~70.2的率值位居东北部地区之首、全球第五的位置。

　　在Manipur地区胃癌的发病率也很高。2012年基于我们医院癌症登记处(Hospital Based Cancer Registry，HBCR)的统计数据显示在男性患者中胃癌成为第二大常见癌症，其中男性为6.1%，女性为2%。胃癌病因有很多种，饮食与环境因素较为确切。饮食被认为在胃癌的发生发展中发挥了重要作用。众所周知，进食高盐、烟熏或腌制、硝酸盐、亚硝酸盐与胃癌发生率增加有关。相反，进食生蔬菜、新鲜水果(含维生素C、抗氧化剂)可以降低胃癌发生风险(7-9)。幽门螺旋杆菌感染可以使胃癌发生风险增加2倍(10-12)。国际癌症研究机构将幽门螺旋杆菌H归类为"第1类人类致癌物"。烟草在胃癌发生中的作用不能忽略(6)。

　　位于印度与缅甸接壤的东北部地区Manipur，与全国其他地区相比有不同的风俗、饮食习惯、生活方式、多元族群以及烟草的使用。这个地区的大部分人广泛食用咸鱼，发酵熏腌肉和烟草。我们进行人口模式、临床表现、病理特点和阶段表现分析的胃癌研究的地区癌症中心、医学科学院区域研究所(Regional Institute of Medical Sciences，RIMS)，坐落于英帕尔，曼尼普尔州，是在于缅甸接壤的位于印度东北部最大的转诊中心。

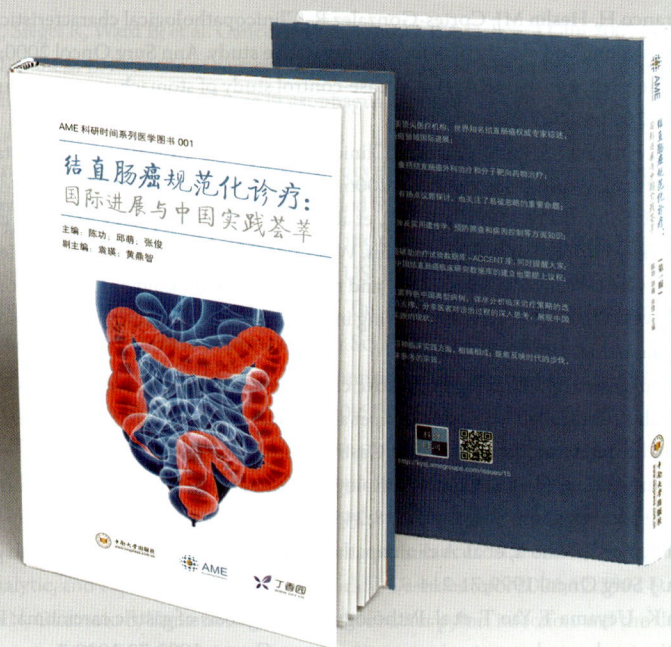

腹腔镜胃肠手术笔记

主编： 李勇 臧潞 李子禹

副主编： 臧卫东 李智 郑朝辉 朱甲明 余江 刘凤林

这不仅是一本书，更是一本图册，一个录像集

荟萃了一线临床工作者在腹腔镜胃肠手术过程中的见解与感悟

总结了30位优秀外科医生经过反复思考与探索后的手术经验与技巧

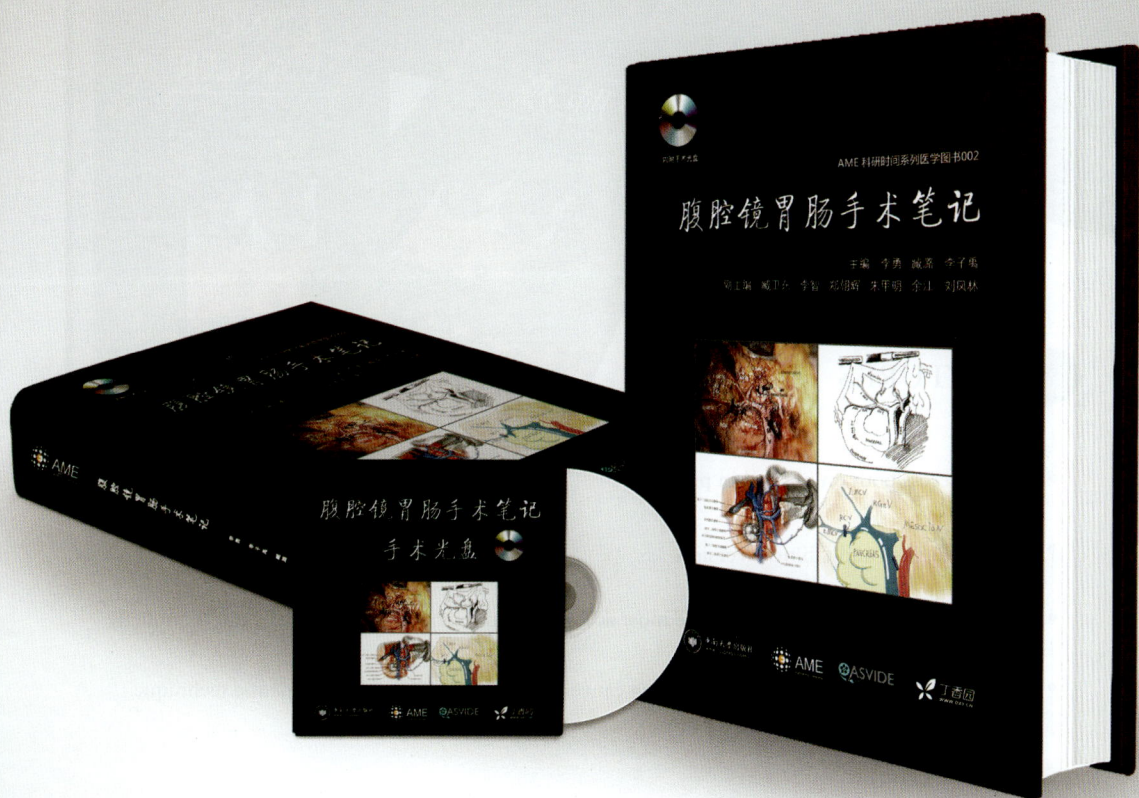

扫一扫，给自己一个学习的机会

LUNG
CANCER

Honorary Editors: Jie He, Rafael Rosell, Nanshan Zhong

Editors: Jianxing He, Thomas A. D'Amico, Xiuyi Zhi

Associate Editors: Qun Wang, Tristan D. Yan, Calvin S.H. Ng, Caicun Zhou,
Heather A. Wakelee, Wenhua Liang

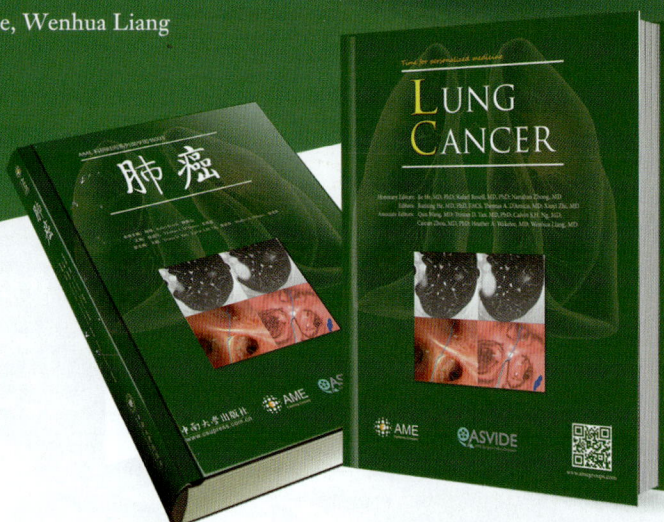

FEATURES

- Easy access both online and in print

- With English and Chinese version

- Comprised of contributions by the most accomplished scientists and clinicians internationally

- Illustrate from the basic science of lung cancer to the most advanced therapeutic technique

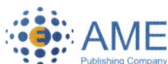

AME Publishing Company

ASVIDE
AME Surgical Video Database

www.amegroups.org

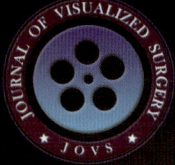

JOVS
JOURNAL OF VISUALIZED SURGERY

EDITOR-IN-CHIEF: ALAN D. L. SIHOE

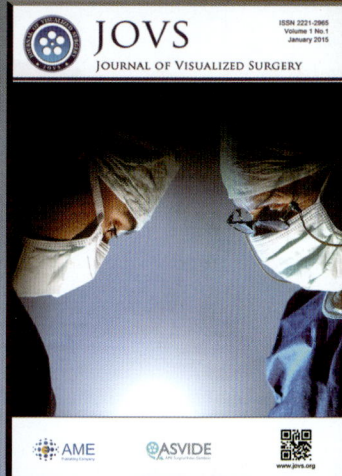

The Journal of Visualized Surgery (ISSN 2221-2965; J Vis Surg; JOVS) is an international, Open Access, multi-media periodical focusing on instructional and educational video clips, photos, schematics of Visualized Surgical procedures, rather than lengthy text.

Features of JOVS

· Highlights the roles of each member of the multi-disciplinary surgical team

· Represents a source of the latest developments in video-enabled operations

· Serves as an archive of video instructions from the masters of such surgery from around the globe

JOVS is embarking on an exciting expedition into the hugely important world of Visualized Surgery. We warmly welcome you to join this voyage as an author, a reader, a reviewer … and as a friend !

www.jovs.org

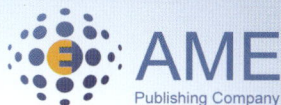

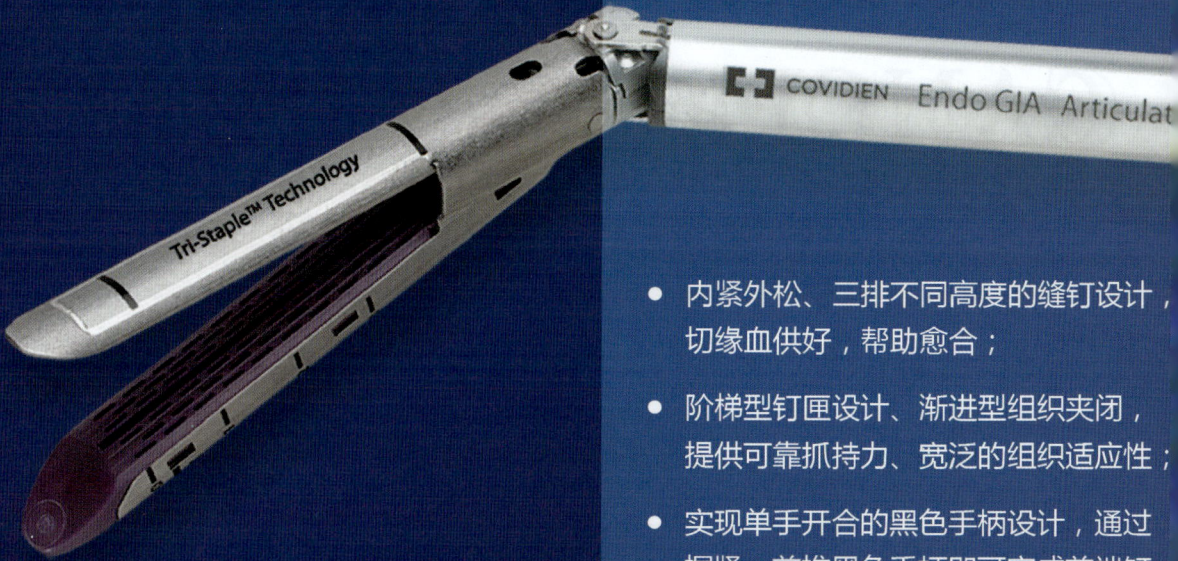

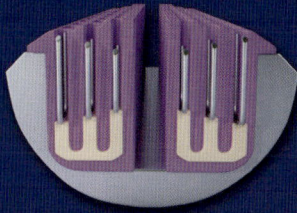

TRANSLATIONAL GASTROINTESTINAL CANCER

Print ISSN 2224-476X
Online ISSN 2224-4778

Editor-in-Chief: Jiafu Ji, MD, FACS, Professor,
Peking University of School of Oncology & Beijing Cancer Hospital, Beijing, China.

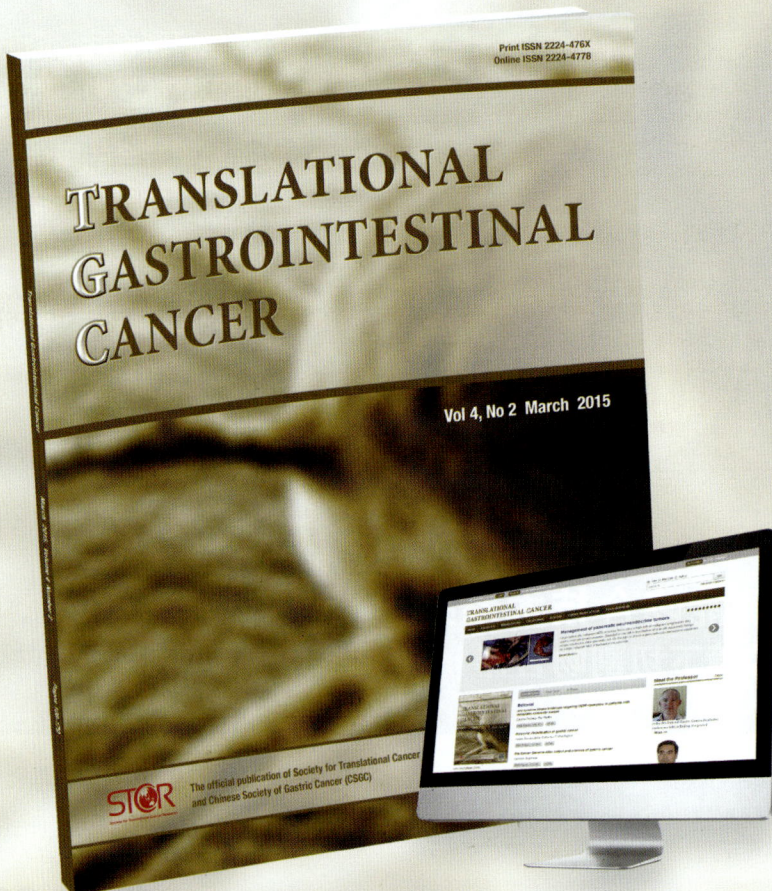

Print ISSN 2224-476X
Online ISSN 2224-4778

TRANSLATIONAL GASTROINTESTINAL CANCER

Vol 4, No 2   March   2015

STCR

The official publication of Society for Translational Cancer
and Chinese Society of Gastric Cancer (CSGC)

www.amepc.org/tgc

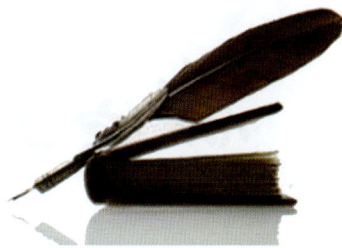

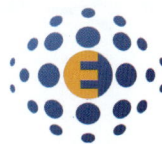

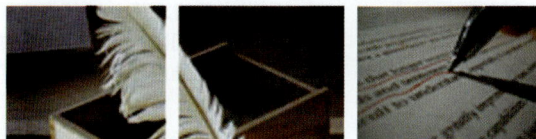

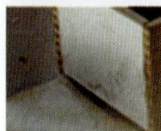

Academic Made Easy

Excellent & Enthusiastic

欲穷千里目
快乐搞学术

| 学术期刊 | 医学图书 | 学术会议 |

AME专注于医学期刊与书籍的出版和医疗科研资讯成果的推广，经过五年的积累，目前出版近20本涵盖肿瘤、心血管、胸部疾病、泌尿外科等不同领域的学术期刊，40余本医学图书，主办100余场线下学术会议。其中，两本杂志 [Journal of Thoracic Disease（《胸部疾病杂志》，简称JTD杂志），和Chinese Journal of Cancer Research（《中国癌症研究杂志》，简称CJCR杂志）] 被SCI收录，JTD 杂志、CJCR 杂志、Annals of Cardiothoracic Surgery（《心胸外科年鉴杂志》，简称ACS杂志）、Journal of Gastrointestinal Oncology（《胃肠肿瘤杂志》，简称JGO杂志）、Cardiovascular Diagnosis and Therapy（《心血管诊断与治疗杂志》，简称CDT杂志）、Quantitative Imaging in Medicine and Surgery（《定量影像学杂志》，简称QIMS杂志）、和HepatoBiliary Surgery and Nutrition（《肝胆外科和营养杂志》，简称HBSN杂志）、 Gland Surgery（《腺体外科杂志》，简称GS杂志）、Annals of Translational Medicine（《转化医学年鉴杂志》，简称ATM杂志）、和Translational Lung Cancer Research（《肺癌转化研究杂志》，简称TLCR杂志）等10本杂志被PubMed收录。

在当今互联网时代，AME积极探索采用互联网的思维和角度来推动医学科研工作，努力做好三件事（学术期刊、医学图书和学术会议）。2014年4月24日，AME微信公众号上线，取名为"科研时间"。"爱临床，爱科研，也爱听故事。我是科研时间，这里提供最新科研资讯，一线报道学术活动，分享科研背后的故事。用国际化视野，共同关注临床科研，相约科研时间。"

AME精心打造的"科研时间"平台，让广大医务科技人员能够在一个平等、开放的学术平台上，平等交流，畅所欲言，相互协作；也能够成为帮助中青年医务科技学者成长的舞台，同时也是一座医疗科研的国内外学术交流的桥梁，实现国内外专家和科研学者之间的良性互动，迸发出新的火花！AME拥有高效的内容采编团队、专业的出版发行团队和运营推广团队，更结合了互联网的优势。

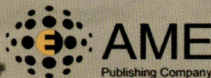

AME
Publishing Company

AME Journals

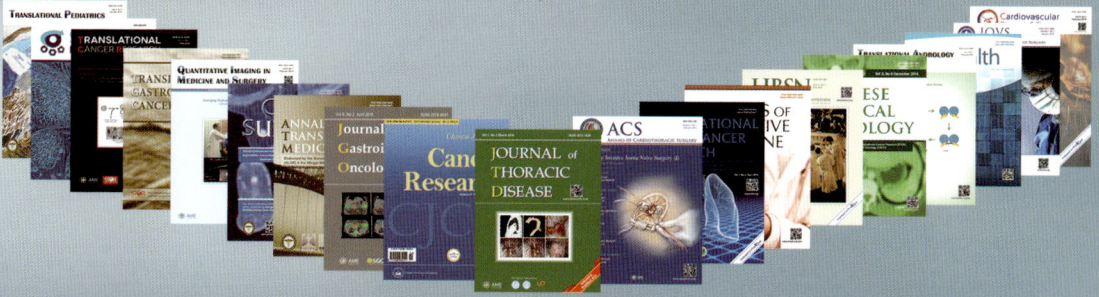

AME Books

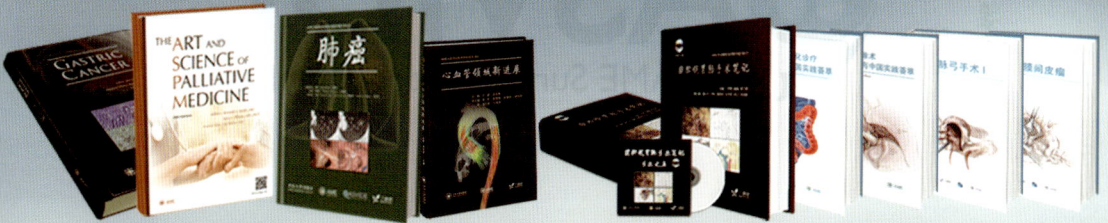

AME Conferences

The 93rd annual meeting of American Association for Thoracic Surgery

Panhellenic Congress News innovation in the academic world

The 14th Central European Lung Cancer Conference (CELCC)

The 15th World Conference on Lung Cancer

The 22nd European Conference on General Thoracic Surgery

AME Database

www.amegroups.com

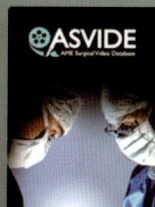

AME Wechat